妇产科

常见病症防治图解

马偕医院妇产科
医师团队主编

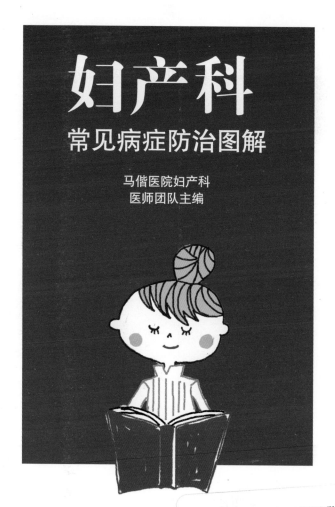

U0342314

新疆人民出版总社
新疆人民卫生出版社

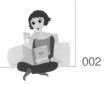
推荐序

妇女保健
需要主动的态度和正确的知识

多年前我所尊敬的黄崑巖医生在其著作《一位医生作家的人性关怀：医生不是天使》中，有两篇文章颇发人深省。其一为《勿盼医生成天使》，另一篇为《良医与好病人》。他在前一篇文章中提醒我们，我们身为医者，固然要自我期许成为良医，然而在大环境的价值观影响下，病人仍无法期待每次就诊都遇到天使；在第二篇文章中谈及，不仅许多病症是生活上的问题累积而来，病人需洞察这种因果关系而自助才能人助，因此讨论如何做一个好病人就成为此文的中心议题。

在现有医疗服务的制度及医患关系现况之下，如何在就诊前、后，有一本深入浅出又能令人充分信赖的医学常识性书籍，提供正确的知识，一定能帮助需要者在最短的时间，与医生做最切题的讨论，并达到疾病相关的预防和治疗目标。

三年前我与马偕纪念医院妇产科的同事一起合作出版这本《妇产科常见病症防治图解》，大受欢迎，不仅因为马偕纪念医院妇产科声誉卓着，素来深受妇女朋友之信赖，也因为书中收录之题目皆为妇女朋友热切关注的问题，而提供的知识又皆能符合当代之主流论点而非陈旧的老生常谈。为了维持读者这样的信赖，本书编者李国光医生更积极主导此次的增订版，与妇产科同仁一起将三年来妇产科学上的新进展皆囊括于新书中，期能提供良医与好病人沟通的好桥梁，并使妇女朋友能在妇女预防保健和疾病治疗当中有主动的态度和正确的知识。

本人身为马偕纪念医院妇产科一份子，乐见此书的再版，并肯定此书能给妇女朋友充分而正确的妇女健康知识，深愿为之推荐。

马偕纪念医院院长 杨育正

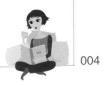

增订版序

 常言成功的男人背后一定有一位伟大的女性，可见女性同胞维持身心的健康对于社会的稳定和发展是何等的重要。女性的生理有别于男人，同时又肩负怀孕和生产的重大责任，因此平时如何做好预防保健，女性同胞将比男人面对更多和更特殊的挑战。基于这个理由，身为妇产科医生义不容辞地拜托妇产科同仁收集最新的医学资料，选择妇女平常可能面对的保健课题，以深入浅出的笔法写出易懂的短文，同时也让妇女同胞了解各种常见的妇科疾病和最新的治疗方式。

 初次怀孕的年轻妇女，对于怀孕和生产的过程一知半解，难免会产生焦虑，例如如何度过初期妊娠的不适、妊娠中期的胎儿遗传疾病筛检和畸胎评估，以及生产期间的准备事项和早产的预防。阅读本书后，新手妈妈将了解如何准备怀孕和做好产前检查，以及坦然面对生产的挑战，以欢喜的心情迎接健康宝宝的诞生。

感谢读者的捧场，本书初版和再版销售一空，读者的反应给我莫大的鼓励，因此决定将最近的医学新知收纳入这次的增订版，包含抽母血的非侵入性胎儿染色体检查、可以避免抽羊水的流产风险并且有99%准确度、达尔文机器手臂微创手术和妇癌标靶治疗、冷冻卵子的进展可以延长妇女怀孕生子的年龄、年轻不孕症妇女选择单一胚胎植入仍有高怀孕率并且避免多胞胎早产的风险，此外子宫内胎儿的治疗手术也有效的进行中。这些医学新知将让妇女同胞对于妇女预防保健的常识和妇产科疾病的认识与时俱进，期望本书能帮助妇女同胞拥有更健康的未来。

主编 李国光

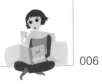

主编简介

李国光医生

现职
1. 马偕纪念医院妇产科不孕症科主治医生
2. 台湾生殖医学会荣誉理事
3. 马偕纪念医院医学研究部生殖与内分泌研究组主任
4. 台北医学院部定副教授

妇产专长领域
1. 人工生殖技术（试管婴儿）　2. 生殖内分泌　3. 不孕症手术
4. 更年期障碍　　5. 胚胎学

经历
1. 马偕纪念医院妇产部主任
2. 马偕纪念医院不孕症科主任
3. 台湾生殖医学会（TSRM）理事长
4. 美国加州大学长堤医学中心研究员

学历
高雄医学大学医学系毕业

编辑
《马偕纪念医院妇产部发展史：一甲子的回顾》

得奖
2009年台湾生殖医学会（TSRM），优秀论文奖
2010年台湾生殖医学会（TSRM），优秀临床医学研究奖
2013年台湾生殖医学会（TSRM），临床医学研究论文首奖

网址：www.mmh.org.tw/ivflab/index.html

监修者简介

胡玉铭医生

现职

1.马偕纪念医院妇产部不孕症科主治医生

2.马偕纪念医院妇产部主任

3.教育部定副教授

4.马偕医学院医学系兼任副教授

5.台湾生殖医学会理事

妇产专长领域

1.不孕症   2.人工生殖试管婴儿   3.生殖内分泌

经历

马偕纪念医院妇产部不孕症科主任

学历

1.台北医学大学医学系毕业

2.英国诺丁汉大学人工生殖医学硕士毕业

14　第一章　产妇的保健常识和生产须知

16　怀孕前的检查

18　产检流程新趋势

20　为孕妇设想的居家环境

22　怀孕初期常见的问题

25　产前营养素的补充

30　孕期贫血

32　怀孕中服用药物对胎儿的影响

35　怀孕照X光，怎么办？

37　高龄产"父"

39　妈妈、宝宝与宠物的三角关系

41　早期妊娠超声波诊断与唐氏综合征风险评估

44　抽羊水知多少

46　孕妇对羊膜腔穿刺术的迷思

48　羊水晶片Q＆A

51　浅谈非侵入性唐氏综合征检查新工具

54　你是高危险妊娠的孕妇吗？

56　胎儿立体超声波面面观

59　产前检查的好帮手——多卜勒超声波

61　评估胎儿是否健康的利器

63　超声波测量与胎儿的大小

65　产前检查与早产防治之间的关系

68　子宫颈长度与早产

70　　安胎药物新知

73　　怀孕过程中阴道出血

75　　常见妊娠感染性疾病

78　　妊娠高血压

80　　孕妇的肚子大小和宝宝体重与羊水多寡有关吗？

82　　子宫内胎儿治疗

84　　产兆认知与生产准备

87　　倾听产妇的声音

90　　生产何必痛得死去活来

93　　认识水中生产的风险

95　　子宫肌瘤和子宫腺肌症会影响怀孕和生产吗？

97　　早产儿生产需要剖腹生产吗？

99　　非必要性剖腹产的利弊得失

102　剖腹生产预防性抗生素使用时机的改变

104　产后疼痛常见的原因和处理方式

108　哺乳期的避孕

110　产后减肥不再是难事

112　了解疫苗注射对怀孕的影响

114　浅谈乙型链球菌的筛检

118　第二章　妇女常见的困扰

120　以阴道分泌物变化为特征的疾病

123　不正常阴道出血，怎么办？

125　吾家有女初长成

128　流产容易发生吗？

130　人工流产的危害

133　更年期荷尔蒙治疗指引

136　植物性雌激素——停经妇女的救星？

139　认识经前症候群

141　认识目前常用的避孕方式

147　避孕药的简介

150　令人闻之色变的子宫外孕

154　子宫角怀孕，一定要开刀吗？

156　经血过多的治疗

158　妇女下腹痛

160　骨盆腔炎

163　子宫肌瘤与子宫腺肌症的非手术疗法

166　第三章　不孕症的新知

168　常见女性不孕症的原因

170　你的卵子库存量足够吗？

172　高龄妇女的受孕能力知多少？

175　为什么会出现习惯性流产？

178　手术后沾黏形成和预防的方法

183　太太不孕，匹"夫"有责

186　精子的形态关系着怀孕的成败

188　精子DNA缺损与男性不孕症的关系

190　什么是抗精虫抗体检测？

192　令人忧心的子宫内膜异位症

196　卵巢子宫内膜瘤并发不孕症，该开刀吗？

199　子宫肌瘤与不孕症

202　多囊性卵巢症候群与二甲双弧

205　现代生殖医学对人类不孕症治疗的贡献

207　妇女的年龄对试管婴儿成功率的影响

210　血清抗穆勒氏管荷尔蒙值对卵巢中卵子的库存量之预测能力

212　抗穆勒氏管荷尔蒙是可以预测未来卵巢老化的水晶球吗？

217　协助胚胎孵化的新方法——透明带激光打薄技术

219　纺锤丝观测仪

222　胚胎着床前基因诊断以及染色体晶片筛检

226　成熟卵子的冷冻保存要存几颗才够？

229　囊胚期的胚胎解冻植入后怀孕率的大幅提升

231　双胞胎妊娠——不应该忽视的课题

236　单一胚胎植入的好处

240　世界卫生组织2010年最新精虫分析标准

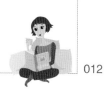

242　第四章　妇科癌症的预防和诊断

244　人类乳突病毒与子宫颈癌

246　子宫颈癌的预防——谈人类乳突病毒的预防型疫苗

250　如果子宫颈抹片异常该怎么办？

254　2011年后美国子宫颈癌筛检准则现况介绍

258　认识阴道镜检查

261　如何早期发现卵巢癌？

266　什么是上皮细胞卵巢癌？

270　腹腔镜手术治疗妇科癌症

272　外阴部白斑是癌症的前兆吗？

274　既期待又怕受伤害——妇科癌症病人还可能生育吗？

278　浅谈治疗性的癌症疫苗

283　浅谈妇科癌症标靶治疗

286　第五章　妇女排尿的困扰

288　骨盆松弛与尿失禁

290　医生如何帮助妇女解决尿失禁的问题

292　尿失禁治疗新趋势

295　尿失禁一定要开刀吗？

297　骨盆腔脱垂治疗新趋势

299　骨盆腔脱垂手术前接受尿流动力学检查的临床意义

301 妇女泌尿道感染

304 恼人的尿频该怎么解决?

306 间质性膀胱炎为什么会发生?

308 妊娠期间常见的泌尿问题

311 协助高龄妇女处理解尿困难的问题

313 高龄妇女大便失禁的治疗方法

315 附录　孕产妇营养滋补食谱

315 豆浆红枣南瓜羹

315 黑豆核桃乌鸡汤

316 茶树菇炖老鸭

316 小米山药粥

317 荷叶菜心蒸牛肉

317 虾仁鸡蛋卷

318 玉米胡萝卜鸡肉汤

318 豆腐香菇鲫鱼汤

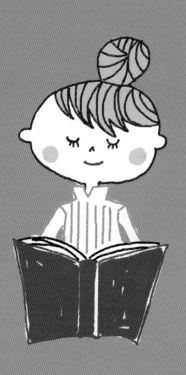

产妇的保健常识
和生产须知

怀孕前的检查

林虹宏医生

生育健康的宝宝是每一对父母的心愿。大多数的人都是在怀孕后接受常规产前检查，但是有些疾病等到产前检查筛检出来时，往往令准父母手足无措，甚至影响胎儿的健康。面对生育问题，最好在怀孕前就做好周全的计划和身心的调适，并接受孕前检查，以确保孕妇和胎儿的健康。

孕前检查主要分成三部分，其一为男女双方本身的身体健康，其二为感染性疾病治疗和预防注射，其三为遗传性疾病的筛检。

唯有健康的母体才能孕育健康的胎儿，患有糖尿病或甲状腺疾病的妇女要控制好病情才可以怀孕，以期减少妊娠合并症。传染性疾病如乙型肝炎、德国麻疹及水痘等，如果没有抗体的妇女必须在孕前施打疫苗，以免影响怀孕的过程或垂直传染给胎儿。性传染病如艾滋病和梅毒等，早发现早治疗。烟酒要避免，药物则必须谨

慎使用。怀孕前也要做口腔检查，以减少妊娠期牙龈炎的发生。

男性除身体检查外，额外要做精液分析和精虫检查，因为精虫数目、形态与活动力是顺利受孕的必要条件。根据现有年度婚后孕前健康检查的资料分析，男性检查异常项目以精液异常率29.8%占大多数，显示进行精液分析检查的重要性。

俗话说"龙生龙，凤生凤"，由此可知遗传的重要性。男女双方要知道自己的家族史，看看是否有先天性异常或遗传性疾病。"显性"遗传疾病指的是亲代本身带有疾病，并有一半的几率传给下一代；"隐性"遗传疾病是指亲代带有隐性基因，本身为带原者不会发病，若夫妻都带有隐性基因的话，每次怀孕的子代却有四分之一的几率得到两个隐性基因而发病。隐性遗传疾病目前可供大众筛检的检查有地中海型贫血和脊髓性肌肉

萎缩症（SMA），因为这两项疾病的发病率较高，若夫妻双方均为带因者，怀孕后就要以绒毛膜取样或羊膜腔穿刺术确定胎儿是否罹病。智能障碍当中，X染色体脆折症的发生率是仅次于唐氏综合征的，而且是有高度遗传性的一种智能障碍的疾病。若家族有智能障碍的病史，可以考虑抽血接受X染色体脆折症的筛检。若女方为带因者，怀孕后就要以绒毛膜取样或羊膜腔穿刺术来送验，以确定胎儿是否罹病。若家族有染色体异常的病史可以接受染色体检查，其他就要视家族病史寻求遗传咨询的协助和基因检测。

孕前检查的项目

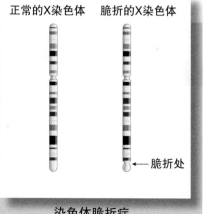

正常的X染色体　脆折的X染色体

←— 脆折处

染色体脆折症

1. 个人健康咨询：职业、药物史、吸烟史、饮酒史、个人过去病史以及家族遗传疾病。
2. 基本健康检查：量身高、体重、血压、视力、色盲、听力鉴定、内外科身体检查，胸部X光检查、血液、尿液、粪便、血清生化、血清免疫、心电图、超声波（肠胃道以及妇科）、甲状腺功能检查、精液分析、子宫颈抹片检查、口腔检查。
3. 遗传性疾病检查：地中海型贫血、脊髓性肌肉萎缩症、X染色体脆折症和其他基因筛检、染色体检查、基因晶片检查。
4. 传染性疾病检查：结核病、梅毒、淋病、乙型肝炎、德国麻疹、水痘、艾滋病等。
5. 精神疾病的评估：通过身心评估以确认是否有精神方面的问题。

　　如果你已经准备好想要怀孕，可以先向各地的行政机关询问孕前检查的相关事宜，再到有进行检查的医疗单位接受检查。事前的充分准备，可以让你的当个安心的孕妈咪。祝你好孕喔！

产检流程新趋势

陈震宇医生

随着医学的进步，从婚前检查、婚后孕前检查到产前检查，一关衔接一关，希望能顺利怀孕，并减少怀孕过程的并发症和危险性，让孕妇和胎儿能在生产时平安顺利。目前现行的产检模式是沿用1929年英国卫生署的建议：怀孕初期每个月产检一次，28周之后每二个星期产检一次，36周之后每星期产检一次（图一）。在这样的产检模式下，如果第一次产检在十周以前就发孕妇健康手册（妈妈手册），则足月生产时产检的次数可能超过十次。

传统的产检模式强调妊娠愈后期愈需要密集的检查，是因为妊娠的并发症随着周数的增加可能一一浮现（如妊娠毒血症、妊娠糖尿病等）。如果早期能够将高危险妊娠的孕妇先筛检出来并建议她们密集产检，那么低危险妊娠的孕妇产检次数就可以减少，将医疗资源有效地运用在需要的患者身上。

在英国，新的倒金字塔型产检模式已渐渐成型和推广（图二）。英国胎儿医学基金会（TheFetalMedicineFoundation）Nicolaides教授，自上世纪90年代提倡第一孕期利用超声波测量胎儿颈部透明带、鼻骨等特征合并抽血来筛检唐氏综合征以来，接着一系列的研究发现，在第一孕期（约11周至13周）综合评估孕妇本身的病史、超声波检查、和母体的血液生化指标，可以筛检出更多高危险妊娠的孕妇，包括流产、死产、早产、妊娠毒血症、妊娠糖尿病、胎儿成长迟缓以及巨婴等。于是，新的倒金字塔型产检模式应运而生。

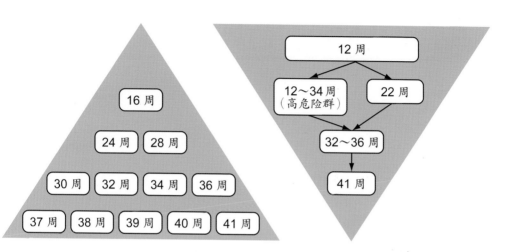

图一、目前普遍采用的金字塔型产检模式

图二、新型倒金字塔型产检模式

在倒金字塔型产检模式中，第一孕期筛检出来为高危险妊娠的孕妇，在12周至34周之间建议接受密集产检和特别照护，必要时给予药物治疗，如黄体酮避免早产的发生，阿斯匹林降低妊娠毒血症的几率和严重性，降血糖药物控制妊娠糖尿病等。

至于第一孕期筛检出来为低危险妊娠的孕妇，产检次数可减少至三次。下一次产检在22周，此时安排一次详细的胎儿超声波检查，并再次评估早产及妊娠毒血症的风险。没有异状的话32或36周再评估孕妇和胎儿的健康状况，并讨论生产的适合时机和方式（阴道生产或剖腹生产）。如果41周时，孕妇仍没有产兆则再产检并进一步评估催生的必要性。

当今我国的母胎医学发展迅速，与先进国家的衔接没有太大的鸿沟。省思国内目前的金字塔型产检模式和新型倒金字塔型产检模式之差异处，我们缺少的在于没有普遍提供多样化的母体血液生化指标，这也是我们未来努力的方向。

为孕妇设想的居家环境

林珍如医生

挺着大肚子的准妈咪们辛苦了！在自己熟悉的居家环境中，是否注意到一些可能会危害宝宝和母体的小地方呢？

孕妇在妊娠期需要的是稳定、安全和宁静的环境，以利胎儿正常的生长与发育。如果身处地震频繁地区的准妈咪们，更要注意居家环境的安全。平时应多留意自己周遭的环境和地形，经常使用的用品和家具应该摆放在容易拿取的地方，以避免常常要爬上爬下，容易发生滑倒或跌倒的意外。另外，家中若有未固定的摆设，应当要减少或是加强固定，以防止在碰撞时或地震来临时倒塌或掉落，以减低受伤的几率。

传统说法中，孕妇若在怀孕期间搬家、搬动床位、衣柜等，会惊动到"胎神"，因而动到胎气造成胎儿易

流产或早产。以目前医学角度来看，还是颇有意义的。因为当孕妇们在搬重物时，下腹部用力可能会引起早发性子宫肌肉收缩。若不小心碰撞到腹部，还可能导致出血或胎盘早期剥离。因此，怀孕期间如果有搬家、搬重物等粗重工作，千万不可以让准妈咪们自行为之，应该要找家人或朋友帮忙，以确保母体和胎儿的安全。

此外，在我们现代化的生活中，电器用品无所不在，只要有使用就会有电磁波的产生，至于多大的电磁波剂量对人体细胞会有影响呢？依据世界卫生组织的建议值，一般民众在24小时连续所处的环境中，以不超过883毫高斯为标准。通常在家中所测量到的电磁波大都不超过20毫高斯。因此在一般情况下，只要和家电用品保持50厘米以上距离，电磁波多半可

以保持在10毫高斯以下。比如说看电视时保持50厘米以上的距离，大约只会有2毫高斯的暴露量。而我们使用的微波炉、手机、电脑等家用电器，所发出的电磁波并没有超过足以影响到母体和胎儿健康的剂量。但是，最近几年智能手机当道，几乎是人手一机，无线上网几乎是到了无所不在的地步。因此，在手机进行上网时，其电磁波是增强的；就算自己不使用，可能周遭的人都在用，还是会接受到一旁的电磁波。因此，建议孕妇最好不要长时间使用手机或用手机上网，并且与用手机通话或用手机上网的人保持距离。

当然，有些家电的电磁波特别强，尤其是有转动的马达，电磁波就比较强，包括冰箱、冷气机、洗衣机、果汁机、吸尘器、除湿机和电风扇等，如果要避免这

些比较强的电磁波，请务必在使用这些电器用品时，尽量要保持50厘米距离为安全原则，才能将电磁波控制在10毫高斯以下。但是，如果准妈咪的工作环境是必须长期暴露在电磁波的威胁中，或是住家处于较高剂量的电磁波暴露之下，适当的防护措施还是必要的。例如使用防电磁波的防护衣物，以减少暴露时间和机会。虽然我们的生活环境中已经离不开电磁波，但只要掌握一些保护原则，其实都是很安全的。

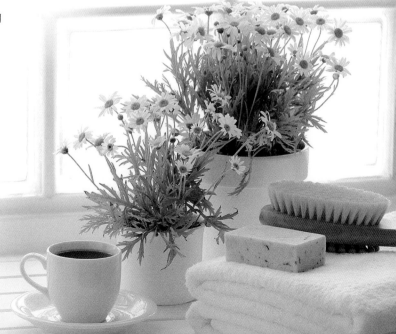

怀孕初期常见的问题

吴嘉训医生

在怀孕初期，常有一些身体的变化或不适伴随着怀孕的喜悦而来。这些现象有些只是生理上的自然反应，有些却代表着某些需要积极治疗的问题。我们将针对这些怀孕初期常见的问题做简单的介绍。

一、月经过期（异常）——确定怀孕的第一步

目前的验孕试剂已经有很高的准确度，在正常月经周期的情况下，若发现月经该来而未来，或只有极少量的点状出血，就可由验孕试剂来检验是否受孕。但是，妇女月经周期不规则是一个常见的现象，当怀疑有受孕的可能，验孕却呈现阴性反应，可以再观察几天。若月经还是没有来，就应该再检验一次。

二、当知道怀孕后

第一个问题便是要确定胚胎着床的位置，排除子宫外孕的可能。目前阴道超声波检查，在妊娠5周（以最后一次月经的第一天来推算）便可以确定是否为正常的子宫内受孕，并可藉由测量胚囊、胚胎的大小来推算预产期。对于月经不规则的妇女，早期藉由超声波测量来确定怀孕周数和推测预产期是非常重要的。在确定胚胎着床于子宫内之后，最好能在妊娠8周前后再做一次超声波检查，确定胚胎的发育与心跳，因为异常的胚胎常在这个周数前后发生胎死腹中的现象。

三、异常出血

怀孕初期发现有阴道出血的情况，可能包括以下几个问题，应立即

就医检查。

1.外生殖道问题：如阴道创伤、子宫颈发炎、子宫颈息肉，甚至子宫颈癌等。

2.泌尿道问题：有时泌尿道发炎合并有血尿，可能误以为是阴道出血。

3.异常怀孕：如子宫外孕、葡萄胎。

4.流产：先兆性流产、不完全性流产等。先兆性流产是初期很常见的现象，而且休息与安胎药物（黄体酮）治疗会有不错的效果。不完全性流产代表的是妊娠组织已经部分排出，这时应尽快使整个流产过程完全结束，利用药物或手术让妊娠组织完全排出子宫外，以避免随之而来的大量出血或是感染等问题。

四、感染

有些孕妇在妊娠期间的分泌物可能会增加，但不一定是感染现象。所以，发现有异常分泌物时应检查是否有感染现象，并根据感染类型给予治疗。

五、孕吐

是一个很常见的问题，与怀孕初期体内的内分泌变化有关，3~4个月后就会自行缓解。但仍有少数孕妇会有严重的呕吐现象，称为妊娠剧吐症，会造成体内脱水和代谢异常现象，需以静脉点滴治疗。

六、肠胃道症状

除上述孕吐现象外，常会并发有一些非特异性的肠胃不适现象，如胀气、排便习惯改变等，多半藉由饮食习惯的调适就可改善。

七、尿频

因子宫逐渐涨大压迫到膀胱，尤其于妊娠12周前后最为明显，属于一种正常的生理现象。当怀孕16~20周以后，子宫会离开骨盆腔而进入腹腔，尿频的症状会逐渐消失。但要注意的是，如果并发有泌尿道感染的症状，如解尿灼热、下腹背酸痛甚至发烧，则应作尿液检查并给予药物治疗。

八、非特异全身性症状

例如倦怠、头晕、头痛、情绪不佳等各式各样的症状，多半不需药物治疗，只要多休息，并通过了解怀孕初期的生理变化以及常会面临的症状，减少本身焦虑，以期度过这些阶段性的不适。但是，如果状况严重且持续时应进一步咨询，以便发现是否有其他潜藏的病因。

九、妊娠并发有其他骨盆腔疾病

怀孕并发有子宫肌瘤、卵巢肿瘤等问题，应依个别情况与医生讨论可能的影响以及处理方式。

十、过去疾病史

有些孕妇在怀孕前就有某些全身性疾病，例如高血压、糖尿病、气喘、甲状腺等问题。这些准妈妈最好在知道怀孕后尽快与医生咨询，以便了解并拟订怀孕过程中要特别注意的事项，以及调整治疗方法和药物的剂量。

依照目前医疗的方便性，大部分怀孕初期的孕妇都可以很容易地得到医疗上的咨询、检查与治疗。只要了解上述这些常见的问题，减少不必要的焦虑，就可以轻松地度过初期的不适。

产前营养素的补充

黄建霈医生

怀孕是妇女一生中极为重要的时期，而且在准备怀孕到胎儿出生后的哺乳期，适当的营养也极为重要，有时候错过了适当的时机，要再给予补充就来不及了。许多人常问："我怀孕了要多吃什么？"其实，饮食均衡才是最重要的原则，并不在于多吃什么补品，反而是每天均衡且适量摄取五大类食物才是最为理想。但现代人生活忙碌，食物来源丰富，但营养却不一定均衡，如何简单有效地摄取到充足且均衡的营养是每个妇女应该关心的议题。但是，市面上的食物、营养补给品众多，如何选择非常重要。原则上，新鲜、安全、富营养价值最重要，贵的不一定就比较好，如有适当检验把关的通常安全性较高。

孕妇需比一般妇女每天多300大卡热量

怀孕妇女的孕前平均理想体重及每天应摄取热量值（请参考下

身高 （厘米）	孕前平均理想体重 （公斤）	孕期适当热量值 （大卡／天）
145	42	1750
150	45	1900
155	48	2000
160	51	2100
165	54.5	2200
170	58	2300

表）。平均会在孕期增加体重10～15公斤，对原本正常体重妇女是最佳体重增加值，若原本稍胖则体重增加应稍微少一些较好，若原本过瘦的则可多一些。双胞胎妇女则应每天再多300大卡。

怀孕初期就要开始补充营养

怀孕初期胎儿体内各系统即开始形成，此时有许多细胞快速分裂分化；其中维生素A对大量细胞的分裂分化有帮助，但摄取过多有导致畸胎的疑虑，维生素中脂溶性维生素A、D、E也都与身体免疫能力有关，而充足的水溶性维生素B群和C则对维持正常人体功能也都很重要，尤其是B群中的叶酸能大幅降低胎儿发生神经管缺陷的风险。以矿物质而言，铁对孕妇来说最容易摄取不足，许多因素都会对人体的铁质平衡造成影响，其中包括体内铁储存量、饮食中铁的摄取量以及所摄取铁质的形式都有关。目前认为怀孕初期充足的铁质储存量，对维持怀孕三个月后的铁质平衡有关键性的影响，所以孕妇在怀孕初期就开始补充营养十分重要。

充足的叶酸可减少胎儿神经管病变

在B群中跟孕妇关系最密切的即维生素B_9（叶酸）。多摄取含叶酸量高的绿色花椰菜、芦笋、柑橘类水果，可以有效预防胎儿神经管病变发生。依资料显示，在美国每年大约有2500名婴儿罹患脊柱裂或是无脑症，若提供充足的叶酸将可大幅降低胎儿发生神经管发育缺陷的问题，最好于准备怀孕期间就开始使用。依照卫生部门最新的国人建议叶酸日摄取量为400微克（μg），怀孕期间建议量为600微克（μg），至于哺乳期间则为500微克（μg）。

（参考资料：美国药物食品管理局网站）

孕妇发生贫血的几率很高

目前一些地区孕妇发生缺铁性贫血的盛行率大约有20％，怀孕后期更高达40％，而贫血对孕妇和胎儿健康都有不好的影响。有调查研究，经分析2346名孕妇血液，发现有叶酸、维生素B_1、B_2、铁等缺乏情形，其缺乏情形随孕期增加而加大，尤其是在怀孕第三期（≥28周）叶酸的缺乏率约4%、维生素B_1的缺乏率达37%、维生素B_2的缺乏率达14%、铁的缺乏率高达50%。因此，适当地补充铁质以及各项造血原料是非常重要的。

目前国人的铁质建议摄取量如下表：

2009年加拿大临床报告显示，除了特殊情况外，每天提供铁16mg给所有孕妇怀孕过程使用为有效且安全的做法。（参考资料：ApplicationoftheDietaryReferenceIntakesindevelopingarecommendationforpregnancyironsupplementsinCanada,AmJClinNutr2009;90:1023-8）

部分地区孕妇缺钙的比例很高

根据国内流行病学的调查，部分地区的孕妇钙质摄取不足，虽孕期所需量与平时相同，但大多数人平时就不够，即使在孕期也没增加摄取量，因此常有半夜腿部抽筋等情况发生，应考虑在饮食中添加钙质含量充足的食物，像豆类、奶制品、芝麻、小鱼干等，都有丰富的钙质，或适量补充钙片达每日500毫克（mg）以上较好。

孕妇要不要补充DHA？

有研究显示，适量补充DHA可能有利胎儿脑部和神经系统发育，但目前仍无足够证据来建议孕妇全面使用此类补充品，若能适量食用鱼类和海带或坚果类食物应也有足够的DHA。但是，市面上DHA产品大都来自鱼油，内常含有EPA成分，若过量长期使用较易导致凝血功能下降，有出血

种类	生理功能	怀孕准备期间	孕期DRI每天建议摄取量			哺乳期DRIs建议摄取量
			第1期	第2期	第3期	
铁	含铁酶素、血红素组成分	15mg	15mg	15mg	15mg +30mg	15mg +30mg

情况的孕妇或即将生产者不宜迳自使用，应请医生看看预服用的产品并讨论后决定。若从天然食物来摄取则较少引起此问题。

临床上重点

（1）适宜的脂溶性维生素。维生素A每天不应超过10,000国际单位（IU），否则会增加胎儿畸形比率。

（2）需有足够的叶酸，每日600微克（μg）以上，双胞胎建议增为每日1毫克（mg）以上。

（3）因孕期的不同，有适当的铁质补充量。初中期为15mg、后期为45mg，双胞胎则建议于后期增为60～100mg。但是，过多或不吸收的铁质可能使孕期妇女的恶心、孕吐、便秘、胃肠道刺激更加厉害。据研究显示，铁质补充的量愈高或愈频繁，孕妇有副作用的几率就愈大。一些孕妇补品因为含铁质较

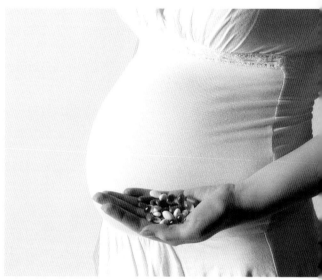

高，所以大都在怀孕达四个月以上才建议使用。而少许补品的铁质含量能达到每克含有较易吸收的铁质来源10mg（约可达到相当于一般锭剂20mg的人体吸收量），可不受任何时期限制在孕期全程使用，使用的孕妇应于第三孕期时，在每日饮食中增加摄取天然铁的来源即可。

（4）各种孕补锭中钙的含量普遍不足，因若要加至足够的钙质会使药锭过大，不易吞服。建议另外补充钙片，每日500mg左右较好。

附录：如何选择适当的维生素及矿物质补充品

不同品牌的孕妇维生素和矿物质含量略有不同，以下表格中有比较资料提供你参考：

怀孕及授乳期营养需求与常见市售营养补充品对照表

	一般妇女	孕妇	授乳妇女	市面上常见的孕妇营养补充品		
	一日所需	一日所需	一日所需	（一粒）新XX能	（一粒）新XX多	（一粒）盼X补
维生素A（IU）＊＊	约2000	约2000	3000	2000	1500	4000
贝他-胡萝卜素（IU）	无标示	无标示	无标示	1000	1500	无
维生素D（IU）	200-400	200-400	400	（D2）250	（D）250	（D3）400
维生素E（IU）	12	14	15	30	30	无
维生素B$_1$（毫克）	0.9	1.1	1.2	3	3	3
维生素B$_2$（毫克）	1	1.2	1.4	2	3.4	2
维生素B$_6$（毫克）	1.5	1.9	1.9	10	10	5
维生素B$_{12}$（微克）	2.4	2.6	2.8	10	12	3
烟碱酰胺（毫克）	无标示	无标示	无标示	10	20	无
尼古丁胺（毫克）	无标示	无标示	无标示	无	无	10
泛酸（毫克）	无标示	无标示	无标示	10	10	1
生物素（微克）	无标示	无标示	无标示	20	30	无
叶酸（微克）	400	600	500	800	1000	1000
维生素C（毫克）	100	110	140	60	100	100
维生素K（微克）	90	90	90	无	无	无
钙（毫克）	1000	1000	1000	130	250	250
镁（毫克）	320	355	320	50	50	无
铁（毫克）	15	15及45	45	10	60	60
铜（毫克）	无标示	无标示	无标示	1	2	0.15
碘（微克）	140	200	250	115	150	100
锰（毫克）	无标示	无标示	无标示	0.1	5	无
锌（毫克）	12	15	15	15	25	无
钼（微克）	无标示	无标示	无标示	无	25	无
钾（毫克）	无标示	无标示	无标示	1.02	无	无
铬（微克）	无标示	无标示	无标示	25	25	无
磷（毫克）	1200	1200	1200	无标示	无标示	无

孕期贫血

王有利医生

对妊娠妇女而言，除了自身的基本需求外，尚需负担胎儿成长所需的一切养分，因此较一般人容易有贫血的状况。孕妇长期贫血会使腹中胎儿养分供应受阻，而产生胎儿生长迟滞以及易引发早产等情形产生。

缺铁性贫血

对一般正常孕妇而言，每天约需30mg的铁质（未怀孕妇女每天约需15mg）。若孕妇本身在妊娠前即有血色素低、双胞胎妊娠、怀孕末期或妊娠中未规则补充铁质者，则其每日铁质需求应提高至60～100mg。就整个孕期而言，妊娠前4个月铁质需求只需稍微增加，此时还不需额外补充，且妊娠前4个月补充铁质可能使孕妇恶心、呕吐的情形加重。

慢性疾病有关的贫血

妊娠期间有些慢性疾病可能引起孕妇贫血，包括慢性肾脏病、发炎性肠疾病、全身性红斑狼疮、恶性肿瘤等，这些病人的贫血并非只是单纯的铁质补充所能矫正，应根据各种慢性疾病加以治疗。

巨幼细胞贫血（Megaloblastic Anemia）

巨幼细胞贫血乃因DNA合成障碍引起，先前曾被称为恶性贫血，主要成因是因叶酸或维生素B_{12}缺少所造成的。

妊娠期间叶酸需求量会由以往每日50～100μg增加至每日400μg。叶酸缺乏所造成的恶性贫血，大部分因妊娠妇女的饮食中缺乏新鲜深绿色蔬菜所致。这类巨幼细胞贫血会使妊娠妇女恶心、呕吐、厌食等情形加重，进一步造成叶酸缺乏情形加剧。

另一种可能引起巨幼细胞贫血的原因是维生素B_{12}缺乏，但是对妊娠妇女而言，这种状况相当罕见。一般而言，这类病人都发生于先前接受过胃部部分切除或全切除的患者，治疗时需每月给予维生素B_{12}的肌肉注射。

地中海贫血

地中海贫血是一种基因缺陷造成血色素合成上的缺失。根据统计，妊娠妇女并有地中海贫血约占1/300～

1/500。此疾病最怕的是夫妻双方为同一型的地中海贫血，会影响胎儿日后的生长状况，有1/4的机会可能产生胎死腹中或出生后发生严重贫血现象。

目前地中海贫血已列为产前检查的重要项目一。若产检中发现孕妇的红血球MCV小于80，则建议先生也须做MCV检查。若先生的MCV也小于80，则夫妻双方皆须进一步检查是否为同一型的地中海贫血。

妊娠贫血的原因很多，各有其治疗方法，最重要的是每个产妇应重视自己的营养状况，同时接受规则产检，以便早期发现问题早期处理，确保胎儿及母体健康。

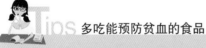

多吃能预防贫血的食品

对孕妇来说，最容易缺乏的成分就是铁。如果缺铁，就容易导致贫血，并会增加生产的风险。虽然大部分孕妇会服用补铁营养品，但是怀孕初期还不需要服用。如果怀孕初期服用补铁营养品，反而容易加重恶心和呕吐症状，所以应该尽量通过食物摄取铁质。

富含铁质的食品有猪肝、鸡肝、牛肝等，而且人体对于这些食品的吸收率也很高。此外还有鲜鱼、贝类、牡蛎等水产类，豆类，绿黄色蔬菜，海藻类等。吃这些食物时，最好同时食用有助于铁质吸收的蛋白质、维生素B群、维生素C等。

怀孕中服用药物对胎儿的影响

林珍如医生

"医生，我怀孕了，但是我吃了药，怎么办？小孩子会不会有问题？"在门诊我们常碰到着急的孕妇前来咨询的情形。的确，有许多药物是可以通过胎盘进入胎儿体内，对胎儿产生不良影响，有些药物则可能直接导致胎盘功能降低，影响胎儿正常发育。

一般民众最担心的，不外乎胎儿是否会因为药物的影响而导致畸形。药物对胎儿的影响程度，主要取决于药物的性质、剂量、疗程长短、毒性的强弱、胎盘的渗透性，以及胎儿对药物的敏感性等因素，更重要的是服用药物的妊娠周数更是有决定性的影响。因为由药物引起的胎儿损害或畸形，一般都发生在妊娠期的前三个月内，特别是前8个星期内最明显。

如果是在受孕后的前两周（着床前期及胚胎前期），此时期药物对胚胎的影响通常不是导致死亡就是没作用，因为药物对未分化的组织不具有任何亲和力。但是，在受孕后的第三周，着床后的受精卵已开始分化，并逐渐形成不同的组织和器官的雏形。在这个器官形成的重要阶段，如果孕妇用了某些药物，会导致某一些组织和器官的细胞就会停止生长发育或异常生长，而使胎儿出现先天性异常。

因此，如果在这个时期服用药物，那就要慎重地评估其影响胎儿的可能性。在怀孕次3个月及后3个月的胎儿时期，大结构的畸形已不可能发生，但药物仍会影响胎儿的生长和器官的发育，特别是中枢神经系统。

对于孕妇的用药，美国药物食品管理局（FDA）将药品依其对胎儿的安全性分为A、B、C、D、X五个等

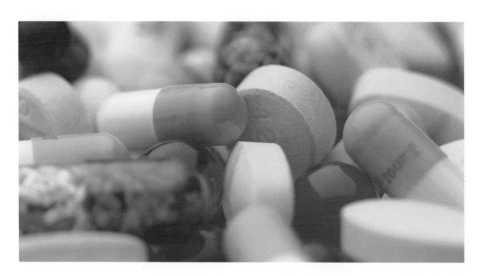

级。其中A、B是绝对安全的药物，大部分的药物属于C级，一般也可由医生依病情的需要判断后处方使用，D级则表示在人体试验中有出现畸形的状况，X级则是在人类及动物试验使用后有畸形胎儿的报告，是孕妇不应该使用的。但是，某些X级荷尔蒙，经医生评估以后，仍然可以安全使用，例如动情激素、黄体酮。例如在吃了事后避孕药（高剂量的黄体酮为X级）却还是怀孕了，若经由专业医生的药物咨询与怀孕周数的评估后，还是可能在不影响胎儿健康之下，继续怀孕的。

胎儿先天性畸形发生率占所有新生儿的3%～5%，但是确定由药物引起的畸胎约占所有致畸胎因素的1%左右，因此呼吁全天下所有孕妇们，切勿怕胎儿受到药物影响而拒绝服用应该使用的药物，有些疾病延误治疗或停止服用药物不但会危害到母体健康，甚至母体的疾病也有可能造成胎儿畸形。因此，在得知怀孕后，若需要使用药物治疗时，一定要告知医生自己有孕。

经医生判断后，选择适宜的药物服用。如果是在服用药物后才发现怀孕，则可以到医院或药局查询药品的分级，经由妇产科医生详细评估及咨询，才能确保自己与腹中胎儿的健康。

级数	美国FDA定义
A	对怀孕第一期的孕妇对照研究中，显示该药物对胎儿无害，且无证据显示对怀孕后三期产生危险性。
B	在对照的人体怀孕妇女的研究试验中，未显示该药有胚胎毒性。
C	在对照的动物研究试验中，显示对胚胎有不良影响，但未进行人体怀孕妇女研究；或者尚无对照的人体怀孕妇女或动物研究试验。只有在可能利益大于潜在危险，才可使用此药物。
D	在对照的人体试验中显示，该药对胚胎有不良影响，若此药能带来的效益远超过其他药物的使用，即使存在危险，仍可接受此药物用于怀孕妇女身上。
X	不论是动物或人体的研究试验中均显示该药有不良影响，且药物对怀孕妇女所产生的效益很低，则此药对妊娠妇女或可能怀孕的妇女为禁忌使用。

级数	药物种类
A	维生素类
B	多数胃肠系统及肝胆系统、抗生素、抗病毒、糖尿病药
C	多数心血管和造血系统用药、多数呼吸系统用药、多数神经肌肉系统用药、荷尔蒙制剂、抗生素、抗结核病药、抗病毒、糖尿病药、降血脂
D	部分神经肌肉系统用药、荷尔蒙制剂、抗生素、抗肿瘤药、抗甲状腺药
X	某些特定荷尔蒙制剂、抗肿瘤药、降血脂

PS：针对常用药物做一个简单的归类，详情需参照仿单上的内容。

怀孕照X光，怎么办？

林珍如医生

在妇产科门诊，我们常常会遇到一进到诊间就非常焦虑的孕妇，她们劈头第一句就问到："医生我在不知道怀孕的情况下照X光，怎么办？小孩子是不是会有问题？是不是不能生下来？"到底X光对胎儿会有什么样的影响呢？

许多文献报导，高剂量的X光放射线会影响胚胎的神经系统、造血系统等器官发育，甚至会影响胎儿的生长速度，因此计划生育的妇女最好避免非必要的X光照射。但是，并非照了X光就会造成胎儿的伤害，其中涉及的因素包括妊娠周数、X光种类、照射部位、使用剂量等。比如说，在排卵受精后两周内，原始的胚胎尚未进入所谓的器官分化期，倘若有外来因素的影响，像是X光放射线的影响，将导致胚胎全体细胞产生变化而

流产，与器官的畸形比较没有直接关系。因此，如果早一点知道怀孕，或是自觉有受孕的可能，就应该避免接触可能有害的东西，或是在接受必要X光检查时，多加一些防护措施。

对于人类胚胎而言，25rads以上的放射线会危害胚胎的神经系统，而小于5rads被认为是安全剂量。一张X光片的剂量约为0.3～2rads，并不足以对胚胎造成危害。根据美国妇产科医学会的建议，在考量母体与胎儿接受辐射剂量可能造成的影响之下，若是胎儿接受5rads以上的辐射剂量，可以考虑中止妊娠。但是，在一般的医疗放射线检查，很少有单一次剂量就超过5rads的。只有少数骨盆腔的电脑断层，才有可能达到2～8rads的高剂量。或是像日本福岛核灾的辐射剂量就极可能会超出这个剂量而影响胎

儿。但是，像是一般孕妇最常接受的X光检查，以胸部最多，其次为牙齿部分和四肢，当然还有最令孕妇担忧的腹部和骨盆腔也不在少数。胸部X光影响腹部胎儿的剂量不算多，若是有穿上铅衣作为屏障，应该不至于增加胎儿异常的危险性。

因此，若怀孕照过X光，应咨询妇产科医生。在详细的病史询问、确认胎儿周数以及放射线的剂量和部位之后，再讨论是否有增加胎儿异常的危险性，而不是过于焦虑，产生是否要放弃腹中胎儿的念头。

以下表格引用自周产期医学会会讯

妊娠周数	胎儿的致死剂量	妊娠周数	严重影响胎儿智力
4周	2～10rad	16周以前	35～50rad
18周	500rad	16周以后	150rad
足月	2000rad		

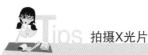 拍摄X光片

辐射线是导致先天性畸形的主要原因之一，但是胸部X光透视中使用的辐射线，诱发畸形的几率只有一万分之一，所以不用担心。

牙科中使用的X光也不会影响胎儿。但是计划怀孕或怀孕中的女性应当尽量防止受到辐射线的照射。

高龄产 "父"

林珍如医生

你一定听过高龄产妇，也知道35岁以上的孕妇为高龄产妇，生下有问题小孩子的几率比年轻妈妈高一些。但是，你知道也有所谓的高龄产"父"吗？到底多大年纪才算高龄产"父"呢？

我们周遭常听到老来得子（女）的例子，像是中东巴解组织的领袖阿拉法特六十多岁才得子。老夫少妻的例子自古就不算少数，加上精子是不断地制造，都是新鲜货，不像女性的卵子，自从出生之后数目就固定了，容易随着岁月增长不断地受到外界的破坏与影响。因此，大部分的人会认为男人的年龄对生育下一代没有太大影响，其实并不尽然。

根据美国和英国的多篇研究发现，男性的年纪愈高，对于精虫方面有相当负面的影响。随着男性年纪增

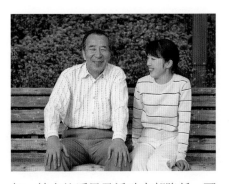

加，精虫的质量及活动力都降低，可能造成男性在50岁以后让太太的怀孕率下降23%～38%。此外，大部分的研究显示，高龄产妇会增加胎儿的流产率；同样的高龄父亲也会因为品质不良的精虫，而使太太的怀孕流产率稍微升高。

那么，到底男性要多大年纪才算高龄呢？许多研究发现，40岁以上的男人较容易有基因突变的精子产生，因此让太太生下自体显性遗传性疾病的孩子几率会增加，像是侏儒、神经

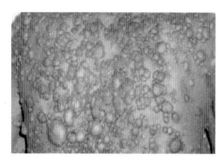

神经纤维瘤

纤维瘤、马凡氏症候群等。最新的研究报告指出，高龄的父亲的确容易造成一些基因突变的相关疾病，一些骨骼肌肉异常的自体显性疾病最明显，例如侏儒症。在25～29岁的父亲所产下侏儒症的几率约1/15,000；但是，如果父亲的年龄大于50岁，则几率将会提升到7.8倍，大约为1/1,900。至于神经纤维瘤，在25～29岁的父亲所产下的几率约1/4,000；但是，如果父亲的年龄大于50岁，则几率将会提升到3.7倍，大约为1/1,000；若父亲的年龄大于40岁，则几率也会提升到2.9倍，大约为1/1,200。另一篇研究结果简单的告诉我们，父亲的年龄每增加1岁，可能会增加2种新的突变基因，而且大约每经过16.5年会增加1倍的突变几率，也就是说，47岁父亲所生的

小孩，带有新基因突变的几率，比30岁父亲的小孩多1倍。

至于对后代染色体异常的影响，男人的年龄对胎儿影响比女性小，但有许多研究告诉我们，有些新生儿的染色体异常与高龄父亲也有相关。例如唐氏综合征，在20～29岁的父亲所产下唐氏综合征宝宝的几率约1/1,200（以母亲年龄为20～29岁计算）；但是，如果父亲的年龄大于50岁，几率也会提升到4.5倍，大约为1/260；如果父亲的年龄为45～49岁，则几率将会提升到2.68倍，大约为1/440。如果父亲的年龄为40～44岁，则几率稍微提升到1.37倍，大约为1/870。

以目前的社会形态来看，生育下一代大都是以重质不重量为原则，优生保健的概念也极为普遍。若你准备迎接下一代又是属于高龄的一群，密切地与产科医生合作，搭配适当的产前检查与产前遗传诊断是孕育健康下一代的重要方法。如果想年纪大一点才准备要生小孩的男性，也可以考虑在年轻时先将精子冷冻起来，以降低遗传性突变的几率。

妈妈、宝宝与宠物的三角关系

林珍如医生

谭太太是一位爱猫人士，她养了一只有着漂亮长毛的波斯猫，名叫小咪。心爱的猫咪已经陪伴她5年多，最近她发现自己怀孕了，谭先生因为怕猫咪会对胎儿造成不良的影响，希望她将小咪送给别人。面对自己心爱的小咪和肚子里一天天长大的小宝贝，夹在两者之间的谭太太，面对这样的三角关系，实在难以抉择，该怎么办呢?

谭先生的顾虑是有道理的，猫咪们很容易受到弓浆虫的感染。这是一种人畜共通的传染病，弓浆虫常通

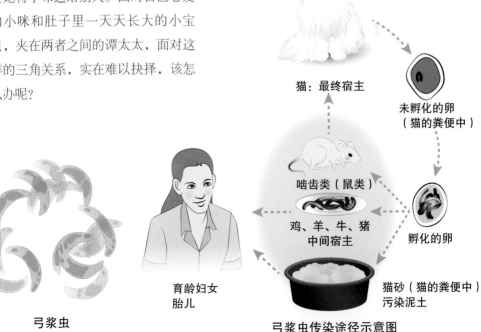

弓浆虫

育龄妇女
胎儿

猫：最终宿主

未孵化的卵
（猫的粪便中）

啮齿类（鼠类）

鸡、羊、牛、猪
中间宿主

孵化的卵

猫砂（猫的粪便中）
污染泥土

弓浆虫传染途径示意图

过未煮熟的食物，或是受到虫卵污染的土壤经过口腔而传染人类、禽畜、鸟类或爬虫类，其中又以猫为最终宿主。因此，人类在接触含有病菌或虫卵的粪便或是生肉都可能会受到感染，弓浆虫的感染症状与一般感冒的发烧、全身无力、肌肉酸痛等症状很类似，甚至可能没有任何症状。但是，如果孕妇受到感染，则可能会引起流产、早产、胎死腹中等并发症，令人担忧的是弓浆虫可能会入侵胎儿的中枢神经系统，使胎儿出现脑炎、水脑、脑部钙化、脑麻痹、先天性畸形、视力与智力的先天性障碍等问题。如果谭太太有这样的疑虑，可以到妇产科的门诊接受弓浆虫抗体的抽血检验，必要时，接受羊膜穿刺与高层次超声波来进行产前胎儿诊断，以确认胎儿是否有受到感染，或是有先天性异常的现象。

另外，小咪那一身漂亮的长毛可能会带有许多过敏原，不只可能会让身为准妈妈的谭太太产生过敏，也可能会让她肚里的小宝宝成为过敏儿的机会大为提高。因为猫狗鸟类身上的皮毛、皮屑，都是容易造成过敏的重要因素，因此若是家中有成员对宠物过敏或是准妈妈对宠物过敏，则应该在怀孕期间避免饲养宠物，以减少怀孕期间持续接触环境中的过敏原，才能避免经由胎盘传给宝宝。

面对心爱的宠物与肚子里的宝宝这种难以抉择的三角关系，着实会带来不少困扰。如果无法狠下心，将心爱的宠物交给别人，就要多加注意下列事项，以减少对准妈妈与宝宝的不良影响：

1.每次接触完宠物后尤其进食前一定要洗手。

2.避免接触或吃到未煮熟的肉类。

3.尽量不要接触宠物用过的东西，包括排泄盆、饭碗等，更不要接近猫咪的粪便。

4.不得已要清理宠物的排泄物时，最好带上口罩，以防吸入病菌，并在清理之后立即洗净双手。

5.定期帮宠物洗澡，保持毛发干净，并请兽医检查或除虫。

早期妊娠超声波诊断与
唐氏综合征风险评估

蔡金翰／陈宜雍医生

超声波在早期怀孕诊断上扮演愈来愈重要的角色。目前早期妊娠超声波主要目的：1.胎儿解剖构造及生长环境评估；2.早期唐氏综合征风险评估。

早期胎儿解剖构造与生长环境（母亲的子宫及卵巢）评估内容及目的包括：

1.妊娠周数评估：确认怀孕的周数，以此为基点作为胎儿以后生长发育参考。

2.早期胎儿解剖评估：早期发现胎儿构造重大异常（例如无脑儿、头盖骨未发育以及腹裂等），而详细胎儿构造检查受限于胎儿大小和器官发育，目前仍建议于妊娠中期时再做评估。

3.子宫及卵巢评估：检查是否并发子宫肌瘤或卵巢囊肿。

4.多胞胎的绒毛膜和羊膜数目评估：确认多胞胎的绒毛膜和羊膜数目提供后续产检参考，预测合并症的风险。

早期妊娠超声波除了可以早期诊断严重的胎儿异常，还可以藉由胎儿颈部透明带的检查作为胎儿唐氏综合征风险评估。研究发现，胎儿颈部透明带增厚者除了罹患染色体异常（特别是唐氏综合征）比例较高外，其他如先天性心脏病、胎儿畸形和少见遗传疾病的机会都会比颈部透明带未增厚者高。因此，早期唐氏综合征风险评估是在妊娠满11周至14周时，藉由测量胎儿颈部透明带（nuchaltranslucency，NT），合并孕妇的年龄、人类绒毛膜激素（β-HCG）和妊娠相关血浆蛋白质A（PAPP-A），来筛检唐氏综合征的风险。所有的产妇在妊娠早期以超

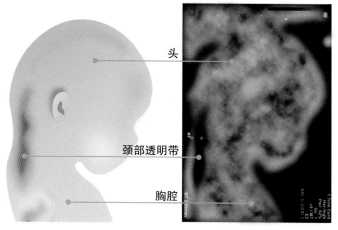

头

颈部透明带

胸腔

胎儿颈部透明带

声波筛检，其中5％有胎儿颈部透明带厚度异常。如果以孕妇的年龄和胎儿颈部透明带（NT）来筛检，大约七成的唐氏综合征胎儿可以被筛检出来，再加入两个血清中筛检的参数（β-HCG、PAPP-A）后，唐氏综合征胎儿筛检的正确率可以从七成提高到八至九成。

研究也发现唐氏综合征的胎儿在早期超声波检查中，胎儿鼻骨缺失、静脉导管血流异常、心脏三尖瓣逆流的发生率比正常胎儿高出许多。因此，如果我们面对发生唐氏综合征风险较高的孕妇时，针对胎儿鼻骨有无、静脉导管血流是否异常、心脏三尖瓣有无逆流等作为辅助因子筛检，更可以将胎儿筛检的正确率提高到九成以上。早期唐氏综合征风险评估除

了筛检外，也可以同时筛检第13或第18对染色体数目异常的发生几率，增加产前诊断的范围。因此，胎儿颈部透明带较厚的产妇，除了可能要做进一步的染色体检查外，在之后的产检也要特别注意，是否并发先天性心脏病和胎儿畸形的情形。

早期超声波及唐氏综合征风险评估在运用上，除了可以早期诊断严重胎儿异常及筛检出唐氏综合征，甚至第13或第18对染色体数目异常的高风险产妇，提供给产妇更多的资讯，让产妇可以依据这些资讯做出最适当的选择，例如中止妊娠或是进一步的染色体检查。而在妊娠初期可以藉由绒毛膜穿刺来做胎儿的染色体检查，早期确定诊断并提早做适当的处理。

关于妊娠中期的母血唐氏综合

征筛检，目前较常使用的方法为二指标筛检。在妊娠16～20周时，检查母亲血液中人类绒毛膜激素（beta-HCG）及胎儿蛋白（alpha-fetoprotein, AFP）浓度来筛检，五至六成的唐氏综合征胎儿可以被筛检出来，另外也可以筛检神经管缺损的风险。四指标筛检是最近推广的方法，除了人类绒毛膜激素及胎儿蛋白外，再加上非结合型雌三醇（estriol: E3）及InhibinA，其筛检的正确率约可达到八成，和早期唐氏综合征筛检率差不多。由于后者可以在妊娠初期筛检，有需要时并可以提早做染色体的分析，降低产妇的焦虑。国外研究更有合并妊娠早期及中期唐氏综合征筛检的复合检查，其筛检率可高达九成以上，只是费用较高而且会增加伪阳性。

不论是早期或中期的唐氏综合征筛检，其实就是要筛检出染色体异常的高危险群，即便是高危险群也并不代表胎儿就一定是异常。但是，筛检可以帮助医生及产妇决定是否要做进一步的检查（如绒毛膜穿刺、羊膜穿刺术等），取得胎儿的细胞做染色体的分析，以便确定诊断。不过，因为这些染色体检查都属于侵入性的检查，会有一定程度的风险（流产几率约为0.5%）。因此，如果筛检唐氏综合征风险值大于1/270时，妇产科医生才会建议做染色体分析，并且在做这些检查前都需要和产妇做充分的沟通和咨询，以避免不必要的风险。

最近产前染色体异常筛检已有新的突破。自香港中文大学教授DennisLo发现母亲血液中会有游离胎儿DNA后，愈来愈多研究显示藉由检测母亲血液中游离胎儿DNA可筛检染色体数目异常（如唐氏综合征）。此种检验方式对于唐氏综合征筛检率几乎等同于羊膜穿刺且可避免流产的风险，可期待会是未来筛检唐氏综合征的趋势。不过，目前费用仍偏高还无法普及而且只能针对染色体数目异常做筛检，目前仍无法取代羊膜穿刺。

随着超声波解析度的提升及产前诊断技术的进步，妇产科医生对于早期诊断胎儿异常及唐氏综合征筛检的能力都显著增加，可以提供给产妇更多的资讯，让产妇能依据这些资讯做出最适当的选择。

抽羊水知多少

陈持平医生

在当今资讯发达的社会中，抽羊水也就是医学上所说的"羊膜腔穿刺术"，应该是大部分民众都听过的一个名词，只是绝大部分的人对这个名词似懂非懂，甚至有不正确的认知。

所谓的抽羊水是在超声波导引之下，将一根细长针穿过孕妇的肚皮、子宫壁，进入羊膜腔，抽取一些羊水的过程。整个检查在有经验的妇产科医生执行下是相当简易且费时短。抽羊水属于侵入性检查，还是具有危险性，除会稍微提高流产几率（约0.5%），对胎儿本身并无伤害。尤其目前大部分医院已使用超声波探头同步监测的方法来进行穿刺，可以一面照超声波，一面穿刺，算是相当安全的一种方式。比起其他侵入性检查，如绒毛膜采样、脐带血抽取术等，抽羊水的安

全性较高且得到的结果较为准确。

羊水大都是来自胎儿的小便。怀孕中期时，羊水量都在200毫升以上。一般我们会抽取20毫升左右的羊水来检查，大约只占整体羊水量不到10%，羊水很快会得到补充，因此不需要担心羊水过少或是影响胎儿发育等问题。

为什么要抽羊水呢？有什么好处呢？藉由抽取羊水，我们可以获得浸泡在羊水里面的一些成分做进一步的分析，分析的结果可以告诉我们关于胎儿健康很重要的资讯。最常从羊水中被分离的成分就是羊水细胞，分析这些细胞的染色体，就可以得知胎儿的染色体是否异常。如果染色体异常，可能会引起各种胎儿先天性的畸形，如唐氏综合征，即第21对染色体多一条。所以，经由分析这些细胞的染色

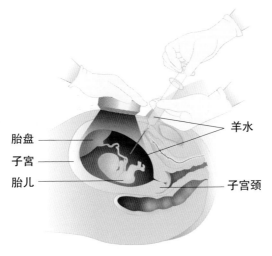

胎盘

子宫

胎儿

羊水

子宫颈

羊膜腔穿刺术示意图

体，就可以排除染色体异常所带来的先天性疾病。大约有95%的个案，抽取羊水的目的是要分析胎儿的染色体组成，算是抽羊水最主要的目的。

利用羊水还能检查哪些其他的胎儿疾病？其实有些单基因疾病，例如海洋性贫血、血友病等，可以检验羊水细胞内的基因（DNA组成）而得到诊断。

此外，有一些胎儿体表面的重大缺陷，例如脊柱裂、脑膜膨出、脐膨出、腹壁裂开等，可经由测量羊水内的甲型胎儿蛋白浓度及超声波于产前诊断出胎儿神经管缺损和腹壁缺损等异常。

有时候，我们也会利用抽取的羊水来分析胎儿体内释放到羊水中的一些物质，如果这些物质比正常浓度太高或太低，可以据以推测可能的疾病。羊膜腔感染发炎的病人，羊水中白血球指数会升高，葡萄糖浓度降低，可以帮助产科医生找出某些潜在感染原因；测定早产孕妇的羊水中磷脂质的浓度，可以作为肺部成熟度的指标，这些都是抽羊水带给我们的宝贵资讯。

总而言之，虽然抽羊水是有些微危险性的产前检查，但以目前的设备与技术来说，是相当安全而且可靠的一项检查。虽然接受抽羊水的妈妈多少会有点心理负担和害怕，但是有需要接受检查的准妈妈们在充分的咨询之后，还是可以安心地接受检查。

孕妇对羊膜腔穿刺术的迷思

陈持平医生

贾小姐，38岁，结婚8年一直未能受孕。直到去年底接受试管婴儿后总算成功受孕，她和先生非常开心，准备迎接这个得来不易的心肝宝贝。由于贾小姐为高龄产妇，所以怀孕4个多月时，她的产科医生建议她接受"羊膜腔穿刺检查"，但她非常担心抽羊水会对胎儿造成伤害，所以她决定不抽羊水。在产前她接受其他各项非侵袭性的检查，如高层次超声波、4D超声波以及唐氏综合征筛检等，结果都没有发现异常。足月生产后，宝宝的眼距看起来比较宽而且有断掌。小儿科医生怀疑为唐氏综合征，经由血液染色体的检查后，确定诊断为唐宝宝。贾小姐又伤心又懊悔，不停地怪自己当时为什么没有听取医生的建议接受羊膜腔穿刺检查。

魏小姐，30岁，是一位在医院工作的医护人员，她平日在医院看过许多新生儿先天性疾病或畸形的案例，所以自己于年初怀孕后为自己宝宝的健康感到忧虑，因此，她决定在怀孕第17周时，主动要求自费的羊膜腔穿刺检查。但是，在抽完羊水数天后，她感到腹部疼痛，接着有液体流出，医生告诉她已经破水了，胎儿很可能会流产，结果在第二天宝宝就流掉了。两周后，羊水报告出炉是正常的。伤心欲绝的魏小姐不停地责怪自己，为什么要接受羊膜穿刺这种具危险性的检查。

以上两个例子，是我们产科医生在临床上可能会遇到的情形，虽然大部分的宝宝都能顺利健康地诞生，可是无可避免的，先天异常的胎儿还是占有3%～5%的比例。身为医生，我们当然希望在产前尽可能将这些异

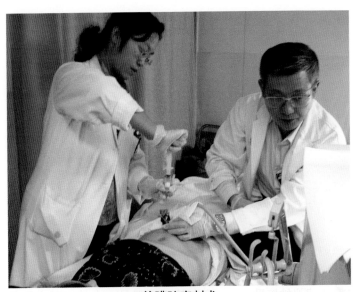

羊膜腔穿刺术

常找出来。"羊膜腔穿刺术"是属于侵入性的产前遗传诊断检查，在超声波的导引下执行，算是相当安全的技术，且有非常高的准确度。但是，在统计上仍有约0.5%的危险性，可能导致早产、流产、破水等情况发生，甚至胎死腹中。因此，在面对抽不抽羊水这个问题时，许多准妈妈都会感到非常疑惑及忧虑，担心会有上述贾小姐与魏小姐类似的遭遇：抽羊水怕影响宝宝，不抽羊水，又怕宝宝有问题，真的是很难下决定。

目前羊膜腔穿刺术仍是产前诊断胎儿唐氏综合征最为准确的工具，但是其侵入性的风险还是无法完全避免。有适应症的准妈妈们，包含高龄产妇、唐氏综合征筛检异常、超声波发现胎儿异常等，经产科医生适当咨询后，仍应考虑接受此项检查。若是不想承担羊膜穿刺的风险，又非常担心胎儿是否患有唐氏综合征，非侵入性的母血胎儿DNA的染色体检测是一个替代方案，其检测唐氏综合征的准确度可以媲美羊膜穿刺。但是，它对于多胞胎无法检测，也无法检测所有的染色体异常，而且费用很高（800～1000元），因此决定检测前，一定要与产科医生做完整的咨询。

羊水晶片Q & A

羊水晶片是什么?可以检查什么?

林珍如医生

在我的产科门诊,有许多孕妇在接受羊膜穿刺前,并不清楚抽了羊水到底是做什么检查,有的知道自己接受的是唐氏综合征的检查,有的认为抽了羊水就可以知道宝宝健不健康、有没有异常,还有孕妇认为只要抽了羊水后,就能确保胎儿是正常健康的。只有比较少数的孕妈咪,很清楚地知道抽羊水主要是检验染色体有没有异常。

一般传统的羊膜穿刺,是将抽到的新鲜羊水送到实验室,将羊水离心后,进行羊水细胞培养,8~10天后收成细胞,再将细胞处理,喷片染色,再经由专业的技术人员判读,最快也要2周左右的时间,才可以有初步的报告出炉。这个检查结果,可以告诉我们胎儿的染色体有没有数目的异常、染色体大片段的构造异常、平衡性转位和镶嵌型异常等。

然而,每个人身上有将近三万个基因,这些基因分散在46条染色体上,传统的染色体检查,主要是侦测染色体数目的异常以及染色体大片段的构造异常,对于单一基因疾病几乎是不可能诊断,而对于微小片段的染色体缺失,也无法从传统染色体检查中发现。因此,羊水晶片检查成了弥补传统染色体检查不足的好帮手。羊水晶片刚好可以用来检查染色体的基因量增加或减少,也就是可以检测出传统染色体检测无法看到的微小缺失或复制的小片段染色体异常。

羊水晶片也是基因晶片的一种,全名是晶片式全基因体定量分析(array CGH-comparative genomic hybridization),是以DNA为检测材料,羊水、血液、组织等,都可以作

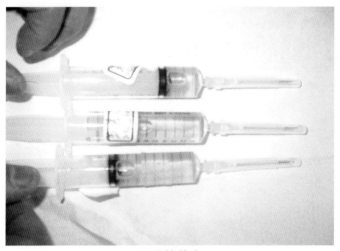

宝宝的羊水

为萃取DNA的材料，再藉由高密度探针的晶片与实验技术，提供快速、高准确度与全面性的扫描全基因体和染色体（基因）套数的变化，可检查出微小片段的染色体缺失或复制。目前的技术，已可以利用未培养的极少量新鲜羊水细胞来进行基因晶片检测，以达到更快速、更准确的分析，因此报告常常3～7天就出来了，比传统染色体检测快。

在过去，微小片段的染色体缺失或复制的患者可能已经在产前接受了羊水染色体检查，但是还是没被诊断出来，常常都是出生之后，才因为发育异常而被诊断出来，像是自闭症、过动儿、发展迟缓、智能障碍的小孩有可能是染色体微缺失所造成。因此，羊水晶片可以针对这些微小片段缺失症候群在产前提供诊断的机会。

那么，所有抽羊水的孕妈咪都需要加做羊水晶片检查吗？

每个孕妈咪都希望自己的宝宝健健康康，但是某些地区的妇女晚婚再加上高龄怀孕的比率愈来愈高，这也的确会增加胎儿染色体异常的几率。若是已经决定要抽羊水的孕妈咪只要在进行羊膜穿刺时，再多抽10毫升的羊水，即可加做"羊水晶片"检查。一般羊水染色体检查约抽取20毫升的羊水，羊水晶片须额外再抽10毫升，只占整体羊水量约一成，并不会对胎儿造成影响。而且羊水是胎儿的尿液，胎儿持续产生尿液很快就会补回来了。

若是在接受羊膜穿刺时可以顺便多抽一点羊水似乎非常容易，那是不是每个孕妈咪都需要做呢？羊水晶片的确对于已经要接受羊膜穿刺的孕妈咪来说并不会增加任何风险，但仍旧会有一般羊膜穿刺相同的风险，需增加额外检测费用500～800元。

建议要接受晶片检查的情况如下：

1.传统的染色体检查已经发现异常，但无法确定异常结构发生的位置或有无基因剂量的增减者。

2.胎儿超声波检查有构造异常，但染色体检查正常。

3.有先天性异常的家族史或是已经生过先天性异常的宝宝，却无法由传统染色体检查找到原因者。

4.希望接受高解析度染色体检查者。

5.接受羊膜穿刺的高龄孕妇族群。

羊水晶片可以检查所有异常吗？

由于基因晶片主要是检查基因剂量的改变，对于某些种类的染色体构造异常无法侦测得到，例如：

1.染色体平衡性转位；

2.染色体倒转；

3.染色体镶嵌型；

4.单基因疾病（像是地中海型贫血、脊髓性肌肉萎缩症等）。

因此，羊水晶片检查并无法完全取代传统染色体检查和一些相关的分子生物学检查。

浅谈非侵入性唐氏综合征检查新工具

抽母血的胎儿染色体检测 ｜林珍如医生

这一两年来，有愈来愈多的孕妈咪在讨论有关唐氏综合征的最新检方式，也就是所谓的非侵入性唐氏综合征筛检，或非侵入性胎儿染色体检测（non-invasive prenatal diagnosis or test, non-invasive fetal trisomy test）。这个检测方式虽然和之前大家所熟知的母血唐氏综合征筛检看起来差不多，尤其对孕妈咪而言都只是抽个血，很安全，没有流产风险，似乎没什么差别。但是，这些孕妇的血液接下来的检测方式却是大大的不同，费用也有10倍之差。

我们所熟知的母血唐氏综合征筛检（费用约400～600元）是检验血液中的一些生化指标的浓度，再去推算出胎儿得到唐氏综合征的风险值，准确度为81%～83%，其检测时间在妊娠中期（15～20周）。

但是，最新的非侵入性胎儿染色体检测（费用800～1000元）则是怀孕初期（10周起）抽取孕妇血液离心后，取血清的部分，经由特殊处理后，将母体血清中的小片段游离胎儿DNA放大，利用次世代基因定序的方式，再通过电脑重组与数据的判读，可以针对染色体数目异常进行诊断，目前的诊断主要是针对第13、18、21对染色体的数目异常做诊断，例如三染色体21（唐氏综合征）、三染色体18（爱德华氏症）、三染色体13（巴陶氏症）等，其敏感度与精确度都非常高，在卢煜明教授（Dennis Lo）即非侵入性产前染色体检测的创始人的最新统计报告，对于单胞胎唐氏综合征的检查敏感度可以达到99.5%以上，精确度亦可以达到98.9%，也就是说几乎等于侵入性的绒毛膜采样或

非侵入性产前染色体检测
Non-invasive Prenatal Screening (NIPS)

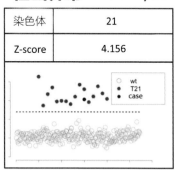

未检出异常 WT	
染色体	21
Z-score	1.067

检出异常 Trisomy21	
染色体	21
Z-score	4.156

非侵入性产前染色体筛检（Non-InvasivePrenatalScreening,NIPS）图说示意图
非侵入性产前染色体筛检是一项安全、快速且准确的新世代胎儿染色体检测方式，只要10毫升的妈妈血液，就可以检查胎儿是否患有唐氏综合征（T21）、爱德华氏症（T18）、巴陶氏症（T13）等染色体疾病。以唐氏综合征为例，当代表检体的黑点落在蓝色区时，代表宝宝患有唐氏综合征的几率极低（图左）；而当黑点在红色区时，宝宝罹患唐氏综合征的可能性极高（图右）。

羊膜穿刺术对于唐氏综合征诊断的准确度。

这样一个非侵犯性的检测方式，让我们产科医生的眼睛为之一亮！想起1997年，卢教授刚发表第一篇论文时，当下拜读的我心里想着：若是未来能真正临床应用，一定是明日之星啊！这个检测的主要理论基础是胎儿跟母体之间的血液循环是相互流通的，所以会有一部分的胎儿小片段DNA会经由脐带、胎盘，流到母体的血液里，这样的比例大概在妊娠10周左右就可以达到2%左右，因此只要在妊娠10周以后抽孕妇的血液，就能取得足够胎儿的DNA，那么在取得足够的胎儿的DNA之后，很多产前诊断都能做了！这个理想在15年后的现在终于实现了！目前这个检测方式已经可以准确地运用在临床上，作为唐氏综合征与三染色体18、三染色体13的检测。

但是，这样一个检测方式，虽然看来既安全又精准，但是有些孕妇并不适合接受检测的对象，例如：

1.异卵多胞胎妊娠；

2.孕妇本人有染色体异常者；

3.曾接受异体输血；

4.曾接受移植手术；

5.曾接受干细胞治疗；

6.曾接受卵子捐赠。

有些染色体的异常是目前无法以这个方式检查出来的，例如染色体的结构性异常（非数目性异常者），像是染色体缺失、复制、倒转，或镶嵌型异常，虽然相对少见，但是都无法以这个方式检测出来，还是需要以羊膜穿刺取得羊水，做传统染色体检查或羊水晶片检查，才能检查出来。因此，接受非侵入性胎儿染色体检测的孕妇，必须在接受检查前后与专业医生详细沟通咨询，以期能理解这个检测的正确资讯。

若是孕妇的检测为阴性（正常），几乎可以排除胎儿有唐氏综合征，但是并无法排除所有染色体的异常。

若是此检测结果显示阳性（异常），代表胎儿唐氏综合征的可能性极高，但还是要加做羊膜穿刺或绒毛膜采样来确认其异常。

若是孕妇的检测为阴性，但却并发有胎儿超声波异常，羊膜穿刺的染色体与晶片检查都有可能需要加做，以排除其他染色体异常的可能性。

因此，产前的遗传咨询是相当重要的。虽然这个检测并无法全然取代羊膜穿刺或绒毛膜采样等侵入性检查，但是运用在唐氏综合征与三染色体18、三染色体13的检测是相当足够的，也就是说几乎等同于侵入性的绒毛膜采样，或羊膜穿刺术对于唐氏综合征诊断的能力。

在这个少子化的年代，大部分的孕妇都有重质不重量的心态，加上生育年龄普遍高龄化，许多人愿意多一些花费，接受更准确更安全的检测，因此非侵入性胎儿染色体检测，是一个不错的选择。如果在不久的将来，其检测费用降低，也许母血唐氏综合征筛检就会被取而代之了！

此外，在卢教授最新的发表文献上，成功的运用这个检测方式来检验单基因遗传疾病中的地中海贫血了，我们可以期待，在不久的将来，它会大量应用到各项产前诊断项目上，让我们拭目以待！

你是高危险妊娠的孕妇吗？

陈震宇医生

随着社会环境的变迁，妇女愿意生产的人数降低，怀孕照护趋向一个精致化的路线。你也许愈来愈常听到"高危险妊娠"这个名词，但是高危险妊娠的定义是什么？又该如何预防和治疗？

广义地说，高危险妊娠是指在怀孕过程期间母亲或胎儿有潜在的危险性，可能会影响到母亲的健康或生命安全，或导致胎儿的异常或死亡。我们将高危险妊娠的种类分成母亲、胎儿和羊水胎盘三方面。

母体：怀孕时出现并发症（如早产、子宫颈闭锁不全、妊娠毒血症、妊娠高血压、妊娠糖尿病等）；母亲本来就并发有内科疾病（如红斑性狼疮、气喘、癫痫、甲状腺、心脏、肝脏、肾脏、血小板病变等）；怀孕时并发有感染疾病（如梅毒、淋病、疱疹、菜花、艾滋病等）；子宫以前曾接受过手术（如前胎剖妇产、子宫肌瘤切除手术、子宫颈锥状切除手术、子宫整型手术等）；母亲年纪太小或太大（小于16岁或大于40岁）等，都是属于高危险妊娠的范畴。

胎儿：早产、未足月早期破水、多胞胎、胎位不正、胎儿生长迟缓、胎儿过大、妊娠过期、胎儿畸形、胎儿窘迫缺氧等。

羊水胎盘：前置胎盘、胎盘植入、胎盘早期剥离、羊水过少或过多等。

如果你是属于高危险妊娠的准妈妈也不要过于担心，平常除了注意营养的均衡和多休息之外，应特别注意胎动，并遵循医生的建议和定期的产检。有很多检查可以提早发现属于高危险妊娠的孕妇，例如高层次超声

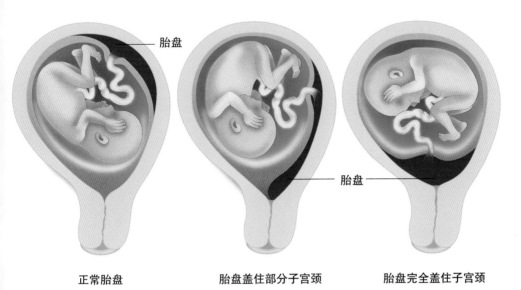

| 正常胎盘 | 胎盘盖住部分子宫颈 | 胎盘完全盖住子宫颈 |

胎盘

胎盘

正常胎盘（左）与前置胎盘（中、右）示意图

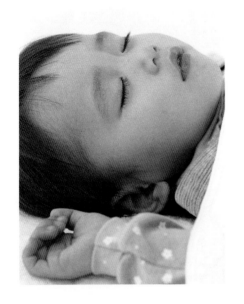

波、产前遗传咨询、胎儿心音监测等，都是产前诊断的利器，必要时我们也会和其他科的医生一同会诊共同照顾。此外高危险妊娠的孕妇，其胎儿的并发症和死亡率较高，所以生产时最好选择有新生儿加护病房设备的医院，让宝宝有更完整的照护。

胎儿立体超声波面面观

陈震宇医生

随着时代的进步和超声波机器的发达，在妇产科门诊常有准妈妈咨询我有关立体超声波的问题。立体超声波包括3D和4D两种。有很多准妈妈常分不清楚"3D"和"4D"超声波、"高层次超声波"和"立体超声波"的差别。

产科超声波历史的演进，可从上世纪50年代的一维线条超声波、60年代的二维平面超声波（2D超声波，图一）、70年代的实时间二维平面超声波（会随时间而动态呈现的2D超声波）、多卜勒彩色血流超声波（图二）。90年代开始有3D立体超声波的问世（图三），1996年随着时代进步发展出实时间3D立体超声波（会随时间而动态呈现的3D超声波），即4D立体超声波。

现行健保制度下的产检给付共有十次，只有在第三次产检（怀孕20周左右）给付一次例行性产前的超声波检查【又称第一级（levelⅠ）超声波检查】，是否需要另外安排或增加超声波的检查，则由医生视产检当时的情况而定。

第一级的超声波检查范围包括胎儿大小、胎儿数目、胎盘位置、羊水量、预估胎儿体重以及明显的胎儿畸形。有的准妈妈不放心只做一次例行性的超声波检查，或是有家族病史，或前一胎有胎儿结构上的异常，想要更仔细地检查胎儿器官有无严重的异常，则可以安排高层次超声波检查【又称第二级（levelⅡ）超声波检查】。

高层次超声波检查的最佳时机在妊娠20至24周，由受过训练的专科医生执行，其检查范围除了第一级超声

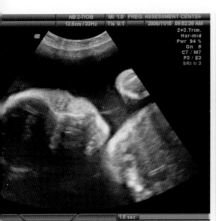

2D平面超声波

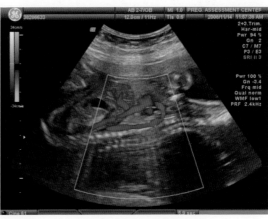

多卜勒彩色血流超声波

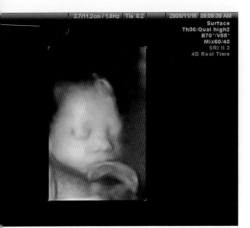

3D立体超声波

有60%的侦测率，而高层次超声波则约80%的侦测率。无论例行性产检的超声波或是高层次超声波，都是以2D超声波的检查为主。

而3D立体超声波，是将一张张的二维平面影像，经过电脑处理重新组合后，产生立体的超声波影像。早期的3D立体超声波，是经由手动探头的方式来获取影像（free-hand acquisition），以平行或扇形的方式移动传统2D探头取得体积资料。由于手移动的速度不一定，产生的影像容易受到人为因素的影响而失真，不易进行定量分析，而且电脑重组的速度很慢，常要费时好几分钟才能产

波的检查项目之外，还包含胎儿的全身器官，从脑部、脸部、胸腔心脏、腹腔、生殖泌尿系统、脊椎、四肢做详细的扫描检查。一般而言，对于胎儿器官畸形，例行性产检的超声波约

生一个立体超声波影像。后来发展出自动体积扫描（automatic volume scan）的超声波探头，产生的立体超声波影像稳定许多，可作精确的定量分析以及进一步的影像后处理。4D立体超声波的发展，除了能够看到立体静态画面外，每秒可以撷取6～16张以上的影像，从萤幕上看到胎儿的动态画面。随着科技的进步，超声波的探头愈做愈小，电脑重组的速度也愈来愈快。

2D超声波只能提供平面的影像，一般民众比较难以想象胎儿在子宫内的模样；3D超声波提供静态的立体成像，可以清楚地看到胎儿的外观构造，提供不同的诊断价值；4D超声波，也就是动态的3D超声波，可以看到胎儿在母亲子宫里活动的模样，一下子手舞足蹈、一会儿打哈欠伸懒腰，很可爱，让准爸爸、准妈妈们有更多想象的空间，增加怀孕期间的亲子关系。

立体超声波在临床应用方面，除了可以让产妇更理解胎儿在妈妈子宫里活动的情形，还可以测量胎儿各器官的体积，更能准确地预估胎儿的体重。立体超声波还可以测量子宫和子宫颈的立体结构，评估是不是有子宫畸形或子宫颈闭锁不全，评估流产和早产的危险性。立体超声波配合多卜勒血流造影，血管分布的架构在三维空间中立体呈现，可以评估妇科肿瘤的恶性程度和追踪其治疗效果。在不孕症生殖医学的应用方面，还可以测量血流指数和子宫内膜体积，来预测怀孕的成功率。

立体超声波发展至今已超过20年，但是立体超声波仍然不能完全取代2D超声波。一个优秀的超声波医生必定先受过完备的二维平面超声波训练，才能够对立体超声波驾轻就熟。此外，近年来流行用立体超声波机器来拍摄胎儿照片和VCD作为纪念，最适合的时间在妊娠26至30周，一般设定在只做胎儿写真，不做诊断的用途。不管是2D、3D或是4D超声波，都会受到怀孕周数、胎儿姿势、羊水多寡的影响，这是目前无法完全克服的盲点，也是未来努力突破的方向。

产前检查的好帮手——多卜勒超声波

王国恭医生

常常在门诊遇到准妈妈询问我："请问医生，我需要做彩色超声波检查吗？""彩色超声波就是立体超声波吗？"有很多孕妇误解"彩色超声波"这个名词，她们以为彩色超声波像彩色照片，可以看到黑头发、黄皮肤、红嘴唇等，结果大失所望，只看到原来的黑白超声波影像上夹杂着蓝色和红色的讯号。

一般所谓的彩色超声波即是指"多卜勒超声波"（Doppler），是把物理上的多卜勒效应应用在超声波的影像上。多卜勒超声波也不是"立体超声波"，立体超声波就是所谓的3D和4D超声波。3D超声波是将超声波的影像藉由电脑的重组来提供立体的成像，一般在第二孕期后期或第三孕期前期施行，配合宝宝的姿势，就可以清楚地看到胎儿的外观构造（例如

胎儿的脸、生殖器等）。4D超声波其实就是会随时间移动的3D超声波，可以看到胎儿在母亲子宫里活动的模样（例如胎儿活动、表情变化等）。3D和4D超声波的影像都是单色的（一般是土黄色的影像），当然也无法看到黑头发、红嘴唇等。

所谓的多卜勒效应，是指两个移动的物体所发出的波长和频率会因为两者有相对运动而改变。当两者靠近时，所测得的波长会变短，频率会变高；当两者远离时，所测得的波长会变长，频率会变低。利用这个原理，我们可以使用超声波来观察血流的变化。超声波的探头会发出某种频率的超声波，在打到血流后会反射回来，再由超声波探头收集这些反射波后，由机器做进一步的分析后成像。当血流的方向是朝向探头时，会出现红色

的讯号；当血流的方向是远离探头时，会出现蓝色的讯号，那些红色和蓝色的讯号即是表示血流的存在和方向。此外，把频率的改变和时间的关系用血流波型图来表示，还能进一步评估血流的速度和阻力等参数，做定量的分析。

在产前诊断上，常用来测量多卜勒血流的地方有脐动脉、胎儿大脑中动脉、子宫动脉、胎儿心脏、胎儿静脉导管等。利用多卜勒超声波的检查，评估各个血管血流的速度、阻力等参数，可以帮助我们了解胎儿、子宫、脐带和胎盘血流灌注的情形，并

且用来诊断和追踪高危险妊娠的产妇（如妊娠毒血症、胎儿生长迟缓、胎儿先天性心脏病、过期妊娠等）。

当临床上产检医生发现产妇或胎儿处于高危险妊娠的状况时，我们会视情况安排多卜勒超声波血流检查，评估胎儿在子宫内的健康状况，以便医护人员采取必要的紧急处置。

近年来，彩色多卜勒超声波在临床上已经广泛使用，更是一项非侵袭性产前检查的利器，目前在很多医院的高层次超声波也已列入为必要检查项目之一。

以多卜勒超声波测量胎儿脐动脉血流为范例

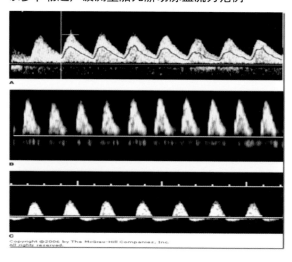

A图：为正常情况下，血管舒张期仍有血液持续流向胎儿。

B图：血管舒张期阻力增大，没有血液流向胎儿。

C图：血管舒张期阻力极大，没有血液流向胎儿，甚至有逆流情形。

评估胎儿是否健康的利器

记录宝宝胎动　　　　　　　　　王国恭医生

准妈妈常会担心如何知道宝宝在子宫里是不是健康，其实，怀孕期间除了定期接受产前检查之外，其他用来侦测子宫内胎儿健康状况的方法还有很多种，平常准妈妈在家里可以做的就是记录每天宝宝的胎动次数。在医院我们则可以利用"胎心音监测器"（Fetal monitor）来记录宝宝的心跳。

怀第一胎的孕妇，大概在怀孕20周就可以感觉到宝宝在肚子里移动；怀第二胎的孕妇则可以更早感觉到胎动，大概在怀孕16周时候。注意胎动是一件很重要的事情，尤其是属于高危险妊娠的孕妇（如妊娠毒血症、妊娠糖尿病、羊水过少、胎儿过小、过期妊娠、过去有不明原因的胎死腹中等）更是不可忽视！那么，准妈妈要如何记录宝宝的胎动呢？胎动要多少才算是健康呢？胎动的频率与周数有密切的关系，随着胎儿长大，胎动会越明显和密集。29～38周为胎动最为频繁的时期，接近足月时则略微减少。根据统计，在20周时，12小时的平均胎动为200次，在32周时则增加到575次，在40周时则减少为282次。原因是羊水量在34周是高峰期，至此则逐渐减少，到足月以后羊水减少速度变快，再加上胎儿于此时活动空间相对缩小所致。而一天正常的胎动频率和次数，一般为每小时3～5次，12小时内胎动为50～70次。

准妈妈每天自我测量3小时的胎动，分别在早上、中午、晚上各测1小时。将3次测得胎动的总数乘以4，当作12小时的胎儿运动纪录。当产妇感觉胎动减少时，可以稍微轻拍肚子或是进食，看看胎动是否改善。

若每小时少于3次，则需延长其测量时间至每日6至12小时。胎动减少或停止，可能表示子宫内的胎儿正处于缺氧的状态。若12小时内没有感到胎动，或1天内胎动少于4次，或与前一天相比减少一半以上，就应该赶快到医院求诊。

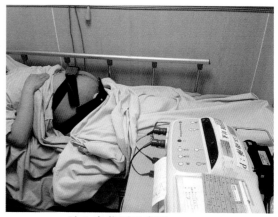

胎心音监测示意图

胎心音监测器是一种可以侦测和记录胎儿心跳和子宫收缩的仪器，在监测过程中，不但可以观察到胎儿心跳的频率和形状，而且可以测出子宫收缩的次数和强度。平常产检时，如果有早产现象或是属于高危险妊娠的孕妇，我们会视情况安排胎心音监测器的检查。侦测的方法是让产妇平躺，手握持胎动按钮器，若有胎动则将按钮按下，记录器即可显示有胎动迹象。在20分钟内若有两次胎动，且伴随胎儿心跳的加速达每分钟15次以上，持续至少15秒则为正常；若胎动过少或无，则表示胎儿可能正在睡觉，或是处于一个缺氧的状态，临床医生会视情况给予适当的处理。

准妈妈在进入产程阵痛之后，胎心音监测器更可藉由胎心音和子宫收缩的变化来评估下列异常的情况，如胎头受压迫、子宫胎盘功能不足、脐带受压迫、胎盘早期剥离、胎儿窘迫等，提前侦测胎儿在子宫内的健康状况，适时采取应变的措施。

了解胎动纪录及胎心音监测器的重要性后，准妈妈更应该时时注意宝宝胎动的情形。如有需要，应尽速回医院检查，必要时会安排胎心音监测器的检查，让我们为宝宝的健康把关，使整个怀孕和生产的过程更安心顺利。

超声波测量与胎儿的大小

王亮凯医生

在做超声波检查时，最常听到产妇询问的问题就是："医生，请问我的宝宝现在有多重？"一般超声波测量胎儿大小时，会根据不同的周数，而有不同的测量方法。由于测量时是经由孕妇的肚皮，如果孕妇肚皮较厚或怀孕周数较大、子宫内空间狭窄时，测量出来的胎儿体重有时也有可能会有较大的误差。

测量方法

通常在怀孕的前三、四个月，我们会测量胎儿的头臀距（CRL）来评估胎儿的大小，因为此时的胎儿还很小，此外四肢的发育及活动的角度都容易会造成测量的误差，在此时头臀距（CRL）提供了我们对早期胎儿成长的评估。此外，有些孕妇的月经周期如果不规则，容易造成预产期的误

差，此时就会依据超声波测量胎儿的头臀距，来对预产期做一个修正。但是，到了怀孕中后期，胎儿器官已足够让我们仔细看清楚，因此之后我们都以俗称的"三围"，即头部的顶骨径（BPD）、腹围（AC）以及大腿股骨长度（FL）来做一个估算，而腹围（AC）的大小又是怀孕后期决定胎儿是否过重的一个重要指标。以上这些数值经程式计算后，可得知胎儿目前的预估体重，一般而言误差通常在10%左右。但是，胎儿接近足月时，又会因为子宫内空间不够，有时量测到的预估体重，会与出生体重有较大的差距。

测量标准

怀孕早期测量出来的胎儿大小，换算成周数后，应该会与实际怀孕

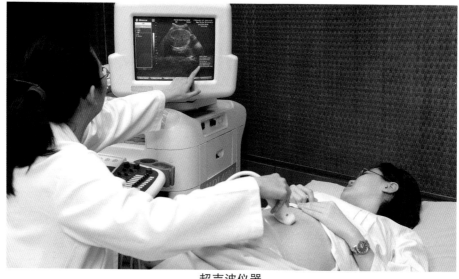

超声波仪器

周数差距在一周内。有时候因为妈妈的月经周期不正常，造成预产期的估算不正确，这些都会在前三个月，测量胎儿大小时，对预产期做一个调整。若在怀孕中期以后，测量出来胎儿的体重与实际周数的标准体重差距二周以上时，此时就要小心是否有其他问题。胎儿过小时，除了要先确定预产期是否正确外，还要小心妈妈是否有并发的内科疾病（如妊娠糖尿病，妊娠毒血症等）、胎儿是否有先天性的感染或染色体异常，还要考虑胎盘的功能是否正常。至于胎儿过大，则要小心妈妈是否有妊娠糖尿病的可能。此外，胎儿过大，在生产时也容易会有难产或并发症的产生。一

般而言，胎儿体重在六个月时约有510克，七个月约1000克，八个月约有1800克，九个月约重2500克。但是，男宝宝与女宝宝之间，实际预估体重也会有些许差别（通常女宝宝会轻50～100克左右）。

结语

胎儿随着周数会有一定的生长速度，一般由于超声波测量的误差，有时会有一些差距产生，准妈妈不必过度紧张，交给医生找找看是否有不正常的原因造成生长速度改变，若没有不正常的病因，也许只是量测的误差或胎儿本身的体型所致，此时应该定期追踪检查。

产前检查与早产防治之间的关系

黄建霈医生

所谓早产是指怀孕20周到未满37周即生产者。一般来说，早产的发生率为5％～10％，目前每年在20万新生儿中，即有一两万名为早产儿，更有三四千名早产儿因此死亡。大多数的早产在宝宝出生前均有征兆，若能加以注意，经过适当的处理，大都能避免早产发生，或至少延后发生，减少不幸的后遗症。许多早产都发生在孕妇不注意或认为没关系之后，所以临床上不乏许多前一、两胎为正常生产者，结果本次怀孕却发生早产。希望通过此篇文章，能使大家更注意早产、认识早产，而避免早产，以减少日后的不幸。

一、产前检查

1.抽血：项目中包含梅毒和艾滋病检查，若为阳性必须加以治疗，因为梅毒会造成新生儿先天性畸型、早产和胎死腹中等问题。艾滋病可能造成先天性感染以及早产和胎儿过小等问题。另外，若白血球过多，则须小心有无感染发生。

2.验尿：可知道泌尿系统是否有感染，或蛋白尿、血尿等可能隐藏的肾脏疾病。尿道感染可能并发子宫内感染引起早产，也可能引起肾盂炎产生发烧、畏寒，诱发早产，甚至母体发生菌血症或败血病，而造成死亡等严重后果。肾脏疾病与高血压可能相关，常造成胎儿生长迟缓、羊水过少胎盘早期剥离等与早产相关的问题。

3.病史：如曾有早产分娩者、早产阵痛者、安胎治疗者、抽烟、酗酒、使用毒品、生活紧张、工作压力大等，也与早产有关。

4.骨盆检查： 可发现是否有破水、生殖道感染、子宫颈闭锁不全、子宫肌瘤、子宫畸形，或做过子宫颈锥状切除等与早产相关的情况。

5.优生保健相关检查： 如绒毛膜取样，羊膜穿刺或脐带血抽取术，可用来检查胎儿是否有先天畸形或疾病，但这些胎儿也是较容易面临早产的问题。

6.超声波检查： 可用来判断是否有多胎妊娠、先天畸形，羊水过多、过少，胎儿过大、过小，胎盘功能异常、前置胎盘、子宫肌瘤、子宫畸型、子宫颈长度，子宫颈口是否扩张等，与早产相关的情况。

7.糖尿病筛检： 可用来看孕妇是否有妊娠糖尿病，以早期控制，避免产生胎儿畸型、过大，羊水过多等与早产相关的问题。

8.体重： 应适度增加，一般孕妇整个怀孕期增加10到15公斤最理想，体重过轻（小于40公斤）或过重（大于80公斤）都容易早产。

9.血压： 一般孕妇收缩压大多介于90～130毫米汞柱，舒张压大多介于50～80毫米汞柱之间。若收缩压大于140毫米汞柱、舒张压大于90毫米汞柱，则为高血压。若又有厉害的水肿与蛋白尿，则须小心是否为子痫前症，又叫做妊娠毒血症，可能引起早产或其他严重并发症。

10.子宫收缩及胎儿监视器： 可知道是否有过密的子宫收缩。

11.新型自费破膜试剂检查： 临床上怀疑为破水且传统检查如骨盆检查、超声波检查及酸碱试纸检查均无法确诊的，若产检医院有此试剂则医生可能会建议以此检查来帮助确诊。

二、产妇自觉症状

1.子宫收缩： 子宫在初期怀孕时应无收缩，若子宫出现如月经来前相似的闷痛，则为子宫收缩，此时必须休息，并密切注意。若稍事休息即可缓解通常比较无妨，若仍持续超过一小时以上，尤其有疼痛症状，则建议就医治疗。子宫到30周前后，会出现假性阵痛，此时子宫可能有不规则收缩，如每小时有一两次活动、每次数

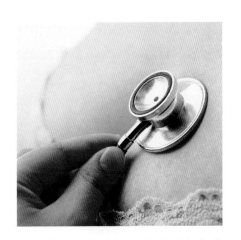

秒到十几秒的时间，有时稍有疼痛感。到生产时，则产生强而有力且规则的阵痛，此时每2到3分钟即收缩，每次收缩时间可长达60秒，且有明显的疼痛感。怀孕过程中，若感到子宫收缩间隔小于10分钟，且休息一小时仍未改善，尤其有疼痛感或并发出血，在周数未满37周时，可能是早产现象，应立即就医。而早产是否发生，与子宫收缩强度和子宫颈扩张程度有关。若能在子宫颈被明显扩张前使用药物，并有效降低子宫收缩强度，则早产可能不会发生，或至少延迟发生来减少其影响的严重度。

2.阴道分泌物：怀孕时正常分泌物应为透明或微黄且带有黏稠感，一如未煮过的蛋白。若变为黄绿色、有臭味，则为细菌感染的症状，必须加以治疗，否则可能引起子宫内感染，产生早期破水、早产等问题。若分泌物为起司或块状，并产生搔痒，大多为霉菌感染，也须治疗，但多与早产无关。若为水样分泌物，须小心是否为破水；但是破水后，胎儿原与外界隔离的状态被打破，可能产生感染，必须住院治疗。

3.产前出血、落红：怀孕时阴道有少量出血混合并入黏液似的分泌物中，则为落红，这可能为子宫颈扩张过程中小血管破裂造成，若并发子宫收缩则可能为早产前兆。若出血量更多，则为产前出血，以上两者都必须立即就医。

4.便意感、腰酸：经产妇常以此方式表现为早产的征兆，若无法分辨请尽早就医，因经产妇子宫颈更易扩张。

以上说明，希望能有助于大家认识早产，并减少早产，让我们一起努力共创健康的下一代。

子宫颈长度与早产

张东曜医生

子宫的构造可以分为子宫颈和子宫体两部分。怀孕时，子宫体会随着胎儿的生长而逐渐膨大，从还没有怀孕时约拳头般的大小，变成足月时篮球般的大小。至于子宫颈在足月时会开始变软和变薄，阵痛时则会开始扩张，让胎儿得以通过子宫颈，经阴道产出。

随着我们对早产的进一步了解，发现子宫颈的长度和早产有密切的关系，不论引起早产的原因和机制为何，子宫颈在早产实际发生之前就会有变化。在过去，医生只能利用内诊来检查子宫颈是否已经变软、变薄或开始扩张。但是，近年来由于超声波的普及，医生也可以使用阴道超声波来检查子宫颈的长度，以预测早产发生的机会，并决定是否做进一步的检查和治疗。

研究发现，单胞胎孕妇于妊娠中期的子宫颈长度平均约为3.6厘米，一个标准差约为0.8厘米，子宫颈长度小于2厘米就算是"过短"（即平均值减两个标准差）。进一步的研究发现，随着子宫颈的长度变短，发生早产的几率将逐渐增加。小于2厘米时，则会迅速往上飙高。另外，发生早产的孕妇和不发生早产的孕妇，在妊娠早期时，子宫颈长度并没有明显的差异，而且子宫颈长度如果开始变化，时间点大约在18周后。因此，于妊娠中期（即20至24周时）测量子宫颈长度，是筛检早产高危险群的有效方法之一。

如果不幸发生早产宫缩而住院安胎，我们也可以利用子宫颈长度来预测安胎成功的几率。如子宫颈长度已小于2厘米，安胎失败的几率高；如果长度仍在3厘米以上者，安胎失败的几率就低。

在某些地区，早产的发生率大约是8％。其中有一半是发生在妊娠35至37周之间，这些早产儿的死亡率和罹病率并不高，因早产儿的死亡率和罹病率主要发生在32周以前生产者，这些早产儿约占全部早产儿的1％。子宫颈长度的筛检，对妊娠32周前发生早产者特别的敏感，是预测严重早产的好帮手。

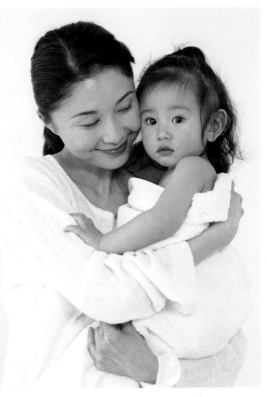

子宫颈长度过短者的最佳治疗方式仍无定论，有人主张减少活动量并多卧床休息，有人主张住院安胎，也有人主张施以子宫颈缝合手术。不论方法为何，都必须继续密集监测子宫颈的长度和子宫体的活动，以了解子宫颈是否持续在变化以及子宫体是否有在收缩，并且给予适当的处置。

子宫颈长度的测量必须使用阴道超声波才能得知，但是有些孕妇担心可能会伤到胎儿，因此不愿意接受检查，其实这样的担心并没有根据。根据研究，和内诊比较，阴道超声波的接受度与舒适度都比较高，也能得到更多的资讯（比如是否有前置胎盘）。实际上，阴道超声波探头只有停留在阴道内和轻轻碰触子宫颈，绝对不会碰触到胎儿。因此，经阴道超声波测量子宫颈长度是可行而且安全的，也是有效筛检早产高危险群的检查。

安胎药物新知

黄建霈医生

科学虽然日渐进步，但是早产发生率却仍然维持在10％左右，如果加上孕期中曾使用过安胎药物安胎的孕妇，比例更高达三成，而且早产仍是新生儿死亡原因的第一名。但是，早产的原因错综复杂，有时第一胎顺利，第二胎却不一定如此。因此安胎药物可能是每个孕妇都会用到的产品，你不可不知。

短期使用安胎药物延迟生产，使类固醇有机会发挥作用，减少新生儿呼吸窘迫的严重度和发生率，必要时则转介到有新生儿加护病房的医院以及由较有经验的产儿科医生负责生产和照护，可使早产儿预后较佳，这是医界的共识。但是，长期住院安胎，因国内外国情不同，并无一定的做法，欧美等国医学会大都不建议如此做，部分因住院费用十分昂贵，以

及认为新生儿产后并没更好，而且安胎药物也有其副作用，但是有30％～60％的医生仍然长期使用安胎药，因为愈早期的早产通常后遗症愈多，对24～28周有早产现象的妇女和胎儿，通常认为接受安胎治疗和发生早产比起来获益仍较多。此外，国人观念都希望能安胎到足月再生，而且若无子宫内感染等因素，足月儿产后的确较好，因此长期住院安胎者比国外多很多，绝大多数的医生也如此做。

常见的安胎药物

1.**黄体酮Progesterone**：可通过子宫组织上的接受器发挥作用，减少子宫收缩，有口服、阴道塞剂以及肌肉注射等剂型。过去，此药只用在先兆性流产，但是目前根据研究显示，如果有早产病史，则可在怀孕期全程

使用来减少早产，不过此药物也有其
副作用，如恶心、腹胀、嗜睡等。

2.**钙离子阻断剂Nifedipine**：可减
少肌肉细胞内钙离子浓度，以减少子
宫收缩，有口服和舌下含片等剂型。
常见副作用为血压下降、头晕等，有
心血管疾病者须小心使用。

3.**强效止痛剂Indomethacin**：
可减少子宫分泌的前列腺素所导致
的子宫收缩，常见有口服和肛门塞
剂等剂型。副作用较少，但有此类
药物过敏史、消化道溃疡、出血
体质、怀孕大于34周，或羊水过少
等，则不宜使用。

4.**柔托扒Yutopar**：通过交感神经
beta接受器作用来减少子宫收缩，有
口服和注射剂型。常见心跳加快、手
脚发抖等副作用。有心血管疾病、甲
状腺亢进、高血压和糖尿病患，或气
喘患者，均须小心使用。

5.**MgSO₄硫酸镁**：可减少肌肉细
胞内钙离子浓度，以减少子宫收缩，只
有静脉注射剂型。对24～32周早产儿
有神经保护作用，减少脑麻痹30％～

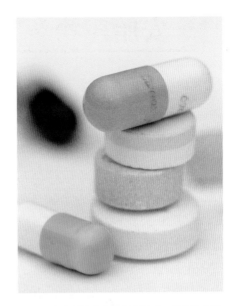

40％，如果没有使用禁忌症，可考虑使
用。但是，也有肌肉无力、呼吸抑制甚
至急性肺水肿等副作用。重症肌无力
患者不可使用，肾功能障害、高镁血
症以及心脏病患者，均须小心使用。

6.**阿托西班Atosiban**：为催产素
接受器的拮抗剂，可减少子宫收缩，
只有静脉注射剂型。为最新的安胎药
物，副作用最少，也是欧美等医学会
唯一建议为比较安全的长期安胎药
物，但费用相当高。

若需住院，大都是因状况较严重，需用到注射型安胎药物，详细介绍可参考下表：

住院病患使用之注射型安胎药物比较表

商品名	柔托扒（Yutopar）	硫酸镁（MgSO₄）	阿托西班（Atosiban）
成分/含量	RitodrineHydrochloride 10mg/ml	$MgSO_4 \cdot 7H_2O$ 100mg/ml	Atosiban 7.5mg/ml
作用机转	作用于全身交感神经系统的β-receptor，可减少子宫收缩，以避免早产。	与全身血液中钙离子形成竞争，进而减少细胞内钙离子浓度而达到减少子宫收缩以避免早产。	作用于子宫上的催产素受体，进而减少子宫收缩，以避免早产。
禁忌症	分娩前的大量出血，尤其是前置胎盘以及胎盘早期剥落引起；或子痫和子痫前症须立即分娩者；胎死腹中、绒毛羊膜炎均不可使用；已知的心脏病、甲状腺亢进、高血压和糖尿病患，或气喘患者均需小心使用。	分娩前的大量出血，尤其是前置胎盘以及胎盘早期剥落引起且须立即分娩者；胎死腹中、绒毛羊膜炎、重症肌无力患者不可使用；肾功能障碍、高镁血症以及心脏病患者，均需小心使用。	分娩前子宫出血且须立即分娩者、子痫或严重子痫前症须立即分娩者、胎儿宫内死亡和宫内感染、对药物及赋形剂过敏、胎盘早期剥离者均不可使用；胎膜早破且怀孕大于30周、怀孕不足24周或超过33周则需评估及讨论后再决定是否使用。
副作用	孕妇及胎儿心跳速率增加（80％）；颤抖、恶心、头痛及红斑（10％~15％）；神经不安、紧张、沮丧、焦虑或不适（5％~10％）；心脏不适所引起的胸痛、紧绷感及心律不整，肝功能异常（3％）；肺水肿（1％~5％，若为多胞胎或并用类固醇药则会增加其危险性），以及血压下降、血糖上升、低血钾症等。	轻微：恶心（32％）、昏睡（29％）、呕吐（26％）、躁热感（22％）、口渴、眩晕（17％）、视力模糊（13％）、头痛（12％）以及胸痛（8％）。严重：横纹肌溶解症（罕见）、镁离子中毒、中枢神经抑制（14％）、呼吸肌无力（14％）、肺水肿（3％）、血压下降（3％）。长期：骨质流失。	恶心（10％）、头痛、眩晕、潮红、呕吐、心博过速、低血压、血糖升高及注射部位过敏反应（1％~10％）；发烧、失眠、皮疹及搔痒（0.1％~1％）；子宫出血或收缩不良（<0.1％）。
自费价	数百元/天	数百元/天	平均约2000元/天

怀孕过程中阴道出血

吴嘉训医生

在怀孕过程中发生阴道出血是一个常见的问题，相信有不少的妇女曾经有这种现象。但是，除了接近生产前的落红现象外，整个怀孕过程中发生的阴道出血都是不正常的，应该立即就医。

出血的原因大都是和怀孕本身有关。但是，有部分非关妊娠的异常出血应先排除，例如生殖道外伤、子宫颈病变（发炎、息肉、癌病变等）、子宫肌瘤（尤其是粘膜下肌瘤并发凸出于子宫颈外）。在怀孕过程中发现有出血现象时，第一步应接受内诊检查，看看是否有这些问题。

与怀孕有直接关系的出血，在怀孕早期有下列各种状况：

1.**先兆性流产**：多发生于妊娠前3个月。主要症状为下腹闷痛、腰痠、背痛，并发有阴道出血。这是怀孕初期相当常见的问题，此时应该接

受超声波检查，了解胚胎的状况（例如胚囊的着床位置、形状、胚胎心跳等）。治疗包括安胎药物（黄体酮）的使用以及卧床休息，并密切观察出血现象。

2.**流产**：当发生上述现象时，有时超声波检查会发现已经流产，此时治疗方式是使用药物或手术的方式让流产完成，以期尽快止住出血，并避免进一步发生感染的现象。

3.**子宫外孕**：有时受精卵不是着床在子宫内的正常位置，就称为子宫外孕。最常见的部位是输卵管，不过也有可能着床于子宫颈、子宫角、卵巢，甚至腹腔内等。主要症状为下腹痛、阴道出血等，有点类似先兆性流产，所以利用超声波检查来鉴别是有必要的。另外，也可以抽血检查血液中人类绒毛激素（HCG）值的变化来判断，这样的检查可以在超声波还看

不到胚囊时就诊断出来。尽早诊断，尽早治疗（药物或手术）是处置子宫外孕的最重要原则。

4.异常的受孕：如萎缩卵（受精卵只发育出胚囊而没有胚胎）、胎死腹中、葡萄胎等。

怀孕中后期的阴道出血往往与胎盘有关系，最常见的有前置胎盘、胎盘早期剥离两种。

1.前置胎盘：指胎盘与子宫颈太接近，甚至直接覆盖到子宫颈。因此，到了怀孕中后期后，常会有出血的现象，有时甚至一发生就是大量血崩，因此在这阶段只要有少量出血，应即刻接受检查。如果孕妇有接受定期产检，大都可以利用超声波检查而提早知道，当阴道有不正常的出血时，孕妇可以有比较高的警觉性。

2.胎盘早期剥离：正常情况下，胎盘是在胎儿娩出后才与子宫分离、娩出。而胎盘早期剥离，顾名思义，即是指胎儿出生前胎盘过早与子宫分离开来。轻微的胎盘早期剥离可能没有什么症状，一旦剥离的面积到达一定程度后，则会使得胎盘无法提供足够的循环供应给胎儿，造成严重的胎儿窘迫，甚至胎死腹中。剥离的胎盘与子宫内壁之间因持续的出血与消耗母体内大量的凝血因子，有可能引发母体的弥漫性血管内凝血病变（Disseminated Intravascular Coagulation），导致母体的血液无法凝固而引起大出血，因而对母体的生命造成严重威胁。临床症状为严重的子宫痉挛性疼痛、压痛，并发阴道出血。但值得注意的是有1/5的胎盘早期剥离，出血均瘀积在子宫内而没有阴道出血的现象，因此被产妇所忽略。

产前出血的另外一个常见问题是早产。先前提到接近生产时，会有落红现象。一旦落红发生于足月前合并子宫早期收缩时，表示子宫颈已经开始变软、变薄，甚至是扩张，即是早产的先兆，应该要根据妊娠周数作适当的治疗。

以上简单介绍怀孕中阴道出血的常见病因，可以发现在怀孕的任何阶段，只要有出血现象就可能存在这些异常状况，有些甚至会是产科急症，因此应对这些问题保持警觉性，才能尽早诊断与处置。

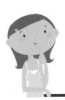

常见妊娠感染性疾病

王有利医生

妊娠中的妈妈们最担心的，除了胎儿是否有先天上的发育异常外，莫过于自己在妊娠中不小心得到感染性疾病，是否会传染给胎儿、影响胎儿健康。妊娠期间常见的感染性疾病包括：

病毒感染

水痘感染

妊娠13周前母亲如果感染水痘，大约有0.4％的胎儿可能发生先天性水痘感染症候，如果13周至20周间感染，造成先天性水痘感染症候的比率最高，约为20％。经感染水痘后，主要会造成严重的胎儿畸形，包括角膜虹彩炎、大脑皮质萎缩、水肾以及脚部皮肤和骨骼的缺损。

如果产妇在生产前、生产时且母亲抗体尚未形成之前感染水痘，可能发生新生儿水痘感染，而造成致命的脏器或中枢神经系统疾病。因此，如果产妇水痘在生产前五天内或产后两天内出现临床症状，应给予新生儿免疫球蛋白，预防新生儿感染水痘。

德国麻疹

妊娠前12周感染，胎儿畸形率达54％，即使在妊娠第二期末期感染，其畸形率仍高达25％。胎儿先天性德国麻疹症候可能包括：

1.眼睛发育异常，包括白内障、青光眼以及小眼症等。

2.心脏问题，包括开放性动脉导管、中隔缺损、肺动脉狭窄等。

3.耳聋。

4.中枢神经系统缺损，包括脑炎、脑膜炎。

5.胎儿生产迟滞。

6.血小板过低和贫血。

7.肝炎、肝脾肿大和黄疸。

8.慢性广泛间质性肺炎。

9.骨头发育异常。

10.染色体异常。

育龄妇女最好在结婚前或准备怀孕前做德国麻疹抗体筛检，凡不具抗体者都应该接种德国麻疹疫苗，且最好在接种后3至6个月内不要怀孕。

疱疹病毒感染

主要是由于生产过程中经由子宫颈和阴道脱落的病毒所感染。新生儿疱疹病毒感染后可能有三种表现：（1）散播性的症状，身体主要器官都会被侵犯；（2）局部性的症状，主要侵犯中枢神经系统、眼睛、皮肤

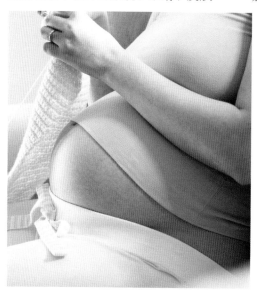

和黏膜；（3）无症状。

一般而言，散播性的全身器官疱疹病毒侵犯的新生儿预后极差，其死亡率可达60%。

新生儿因其感染来源乃是在生产过程中经由子宫颈和阴道脱落的病毒所导致，因此当接近生产时程时，如果孕妇有病兆发现，应采取剖腹生产以预防新生儿感染。

流行性感冒病毒

母亲于妊娠中如果感染流行性感冒病毒是否会影响胎儿？截至目前为止，并无任何肯定的证据显示会造成胎儿的先天性畸形。

麻疹病毒

大部分成年人对于麻疹都有免疫力。麻疹病毒并不会造成畸形发生，如果母亲于妊娠中感染麻疹，会增加流产以及婴儿体重过轻的危险。如果产妇在生产前三天出现麻疹症状，则新生儿感染和死亡的危险性增加。

细菌感染

B（乙）型链球菌

　　新生儿感染B型链球菌的危险因子包括早产、早期破水、破水时间过长（超过18小时）、前一胎有B型链球菌感染症状经确定诊断者，以及母亲于生产过程中有发烧者。

　　因此，如果有上述危险因子，医生会建议给予预防性抗生素。另外，对于准备接受阴道生产的孕妇应于妊娠35至37周时接受B型链球菌培养的筛检。如果筛检结果为阳性，则于生产时应接受预防性抗生素治疗，以减少新生儿感染。

梅毒

　　梅毒检查是产前检前的例行项目之一，梅毒感染的治疗以青霉素（penicillin）为主。育龄妇女如果经确定诊断为梅毒感染，一定要配合医生做梅毒治疗与追踪，以避免新生儿产生先天性梅毒感染。

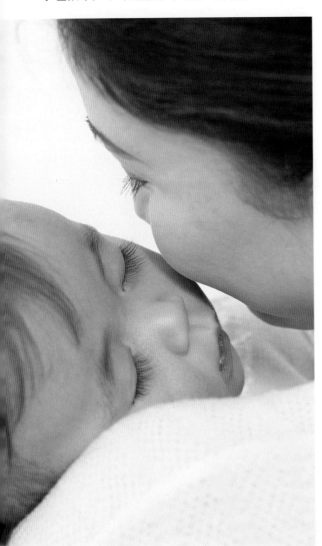

妊娠高血压

陈治平医生

怀孕并发高血压的几率大约在1%～5%之间。一般而言，高血压经常会造成母亲和胎儿的罹病率和死亡率增加。高血压发生的原因为决定母亲及胎儿预后的重要因素之一。高血压经常会引起母亲发生子癫前症或子癫症、肾脏功能病变，或一般高血压的并发症，例如心血管或脑血管障碍等。对胎儿而言，母亲的高血压常会造成胎盘血流阻力增加、胎盘功能不良、胎盘梗塞、羊水减少、胎儿生长迟滞、早产或胎儿死亡。

妊娠高血压一般可分为四类：（1）妊娠引起的高血压：通常这类病人的高血压不太严重，大都没有蛋白尿，在怀孕中期后有高血压发生，但于生产后即改善痊愈。（2）慢性高血压：这类病人在怀孕前或怀孕早期即有高血压，而生产后高血压也不会痊愈，通常会有持续血压高，需要以药物控制。这类病人在怀孕过程中，甚至产后也容易有母亲或胎儿的并发症。（3）子癫前症或子癫症：这类病人怀孕前血压正常，但是怀孕中会有较严重的高血压、蛋白尿以及水肿，称为子癫前症，其中有些病人会发生痉挛，即子癫症。高血压的发生通常在妊娠20周以后，其严重程度与发生并发症的可能性，母亲和胎儿的预后将随不同病人和子癫前症发生的妊娠周数而有很大的差异。其高血压及并发症的控制也较前两类困难，通常要在病人生产后才会改善。（4）慢性高血压并发子癫前症或子癫症：子癫前症在有慢性高血压病人里就是一个常见的并发症。因此，治疗原则还是以母亲和胎儿预后，以及发生高血压的病因为主要考量。

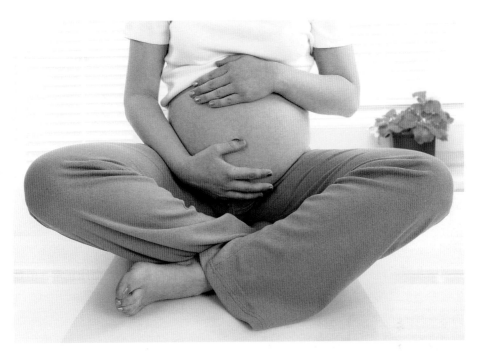

治疗的原则，首先要控制使用抗高血压的药物，其使用种类和剂量须依医生指示调整，一般在怀孕期的高血压控制都比较困难。另外，要预防患有子痫前症病患发生痉挛，因此需要依病情给予病人硫酸镁等药物。其次，要依病人的高血压、子痫前症或并发症，以及胎儿的健康状况和成熟度来计划生产时间。因为子痫前症或子痫症只有在母亲生产后才可能治愈，一般妊娠期的高血压或其他并发症在产后才比较好控制。最后，再依病人和胎儿状况，并配合麻醉科医生指示决定生产方式。

妊娠高血压病人产后的24至48小时仍须严密预防痉挛发作或其他高血压的并发症。注意抗高血压药物于产后和哺乳期的适用性，并依病情调整剂量。最后，仍须考量病人状况施以定期追踪检查，提供适切的咨询以作为未来生育计划的参考。

孕妇的肚子大小和
宝宝体重与羊水多寡有关吗?

陈震宇医生

　　"医生，我的肚子好大，宝宝会不会太大，或是羊水太多了？""请问医生，同样是怀孕33周，为什么我的肚子比同事的肚子小很多？"在门诊时常有孕妇担心自己的肚子太大或太小会不会影响胎儿。虽然孕妇肚子的大小与胎儿大小和羊水多寡有其相关性，但并非绝对的。在医学上，我们有很多方式可以评估胎儿的大小和羊水量的多寡，其中主要还是藉由超声波的辅助来诊断，而妈妈的肚子大小只是一个参考。

　　在超声波的评估下，我们有一系列的统计数字所组成的参数表，可以评估胎儿的体重。既然是统计数字就有其误差存在，根据美国超声波医学会（American Institute of Ultrasoundin Medicine, AIUM）的资料，超声波评估胎儿体重的误差范围在15%左右。

　　举例而言，一个预估2500克的胎儿，其体重可能在2,050～3,050克之间。

　　胎儿体重在新生儿出生体重分布曲线最轻的10%以下，称为"胎儿过小"，最重的10%以上，则称为"胎儿过大"。如果生出来大于4000克的宝宝，我们又称为"巨婴"。至于是单纯的"胎儿过小"，或是有并发其他病因造成的"子宫内胎儿生长迟缓"（如妊娠毒血症），单纯的"胎儿过大"，或是并发其他病因（如妊娠糖尿病），则必须做进一步的评估。

　　羊水的多寡可由超声波下的"羊水指标"来评估。羊水指标是以肚脐为中心将子宫分为四个象限，测量四个象限中每一个羊水囊和身体纵轴垂直的最大径总和（以"厘米"为单位）。当羊水指标在5～24之间，即表示羊水量正常。羊水指标小于5，称为"羊水过少"；羊水指标大于24，则称为"羊水过多"。大部分的羊水过少或羊水过多，可能都找不到原因，找得到原因的可能是胎儿生殖泌尿道阻塞异常（导致胎儿无法排出羊水造成羊水过少）或是胎儿胃肠道阻塞异常（导致胎儿无法吞咽羊水造成羊水过多）。另外，染色体异常、双胞胎之间输血症候群等其他原因也会造成羊水过少或过多。

单纯的羊水稍多，一般不需要任何治疗，只要先检查有无前面所提的问题，如果无特殊原因则继续追踪即可。若是羊水过多已造成准妈妈不适，医生也许会考虑将部分的羊水抽出来，避免因羊水过多刺激子宫收缩造成早产。若是羊水过少，医生会先评估有无破水或胎儿异常。愈早发生羊水过少，胎儿的预后愈不好。若是羊水持续减少而造成胎儿情况不佳，有时必须提早生产。

每次例行性的产前检查都会测量孕妇的体重。一般而言，整个怀孕过程中孕妇的体重增加最好维持在10～14公斤之间，其中前1～3个月增加1至2公斤，第4～6个月增加3～5公斤，第7个月到生产增加6～7公斤。但是因为个体的差异，应该根据每位孕妇的身体质量指数〔Body Mass Index,BMI,体重（kg）÷身高的平方（m²）〕来建议体重增加的范围，详细数据在孕妇健康手册中可以查阅。如同每个人的身高差异，每个孕妇的肚子大小也不尽相同，第二胎以上的孕妇肚子一般又会比第一胎时大一些。如果怀孕过程中体重增加过多或过少，或是准妈妈觉得本身的肚子太大或太小，应和产检医生讨论。如果进一步用超声波评估胎儿体重和羊水量都在正常范围内，则不必过于担心，只要定期产检追踪即可。

子宫内胎儿治疗

陈震宇医生

根据医学上的统计，胎儿发生先天性异常的几率约为3％，主要包括基因或染色体异常（如唐氏综合征）以及结构方面的异常（如先天性心脏病）。在医学进步一日千里的今天，有愈来愈多结构上异常的胎儿可以接受子宫内治疗手术，增加其存活的机会。

在先进国家，可以实施子宫内胎儿治疗手术的范畴已经非常多样化，包括胎儿镜激光电烧手术治疗双胞胎间输血症候群、胎儿支架引流术治疗胎儿肺部积水或泌尿道阻塞、子宫内输血治疗胎儿贫血、胎儿镜气球阻塞食道治疗胎儿先天性横膈膜疝气、切开子宫治疗胎儿骶尾骨肿瘤、经胎儿镜或切开子宫修补胎儿脊髓脊膜膨出、气球撑开术治疗胎儿主动脉或肺动脉窄缩等。

在很多医院，我们也可以提供胎儿镜激光电烧手术、胎儿支架引流术、子宫内输血等先进的技术和服务，兹介绍如下：

一、胎儿镜激光电烧手术

同卵双胞胎有10～15％的几率会出现双胞胎间输血症候群，因为双胞胎彼此间胎盘的血管相通，造成其中一胎儿的血液输送到另一胎儿，二者间失去平衡。供给血液的那一方会出现羊水过少及胎儿较小的现象，接受血液的那一方则会出现羊水过多及胎儿水肿的现象。一旦症状发生，胎儿死亡率可达九成，存活的胎儿也有一半的机会出现神经学上异常的表现。目前最理想的治疗方法为在胎儿镜下利用激光电烧将胎盘间血管相通的地方阻断（图一），提高胎儿的存活

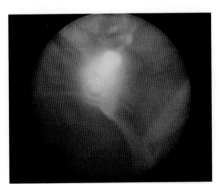

图一、胎儿镜激光电烧胎盘血管手术

率，并减少其神经学方面的并发症。

二、胎儿支架引流术

胎儿肺积水或肋膜积水是液体或乳糜聚积在胎儿的肋膜腔，严重时可能并发胎儿水肿、腹水以及羊水过多，造成胎儿肺部压迫而发育不全，增加新生儿死亡率。胎儿泌尿道阻塞会造成膀胱扩张、输尿管扩张和水肾，严重时会导致胎儿肾脏功能受

损。这两种问题现在都可以在产前实施胎儿支架引流术，于超声波下置入双头螺旋的支架（图二）引流胎儿肺部或膀胱中的液体至羊膜腔中，减少肺部或肾脏的压迫，进而降低新生儿的并发症。

三、子宫内输血

胎儿因为病毒感染或某些原因造成血红素过低，导致胎儿贫血，此时超声波下胎儿的大脑中动脉血流速度会异常上升，胎心音监测器可能出现锯齿状波形（图三）。我们可以在超声波的监测下将适量的血液注入脐静脉或胎儿腹膜甚至胎儿心脏中，增加胎儿的血红素及延长其在子宫内生长的时间，以减少早产的并发症。

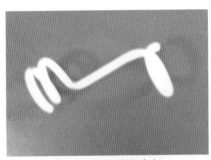

图二、胎儿引流支架

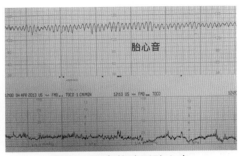

图三、锯齿状波形胎心音

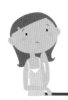

产兆认知与生产准备

王有利医生

所谓的预产期是以妊娠40周来计算，但并不表示胎儿一定会在预产期当天诞生。一般而言，从预产期前3周到后2周（妊娠37周到42周）都算是正常的生产期。对妊娠妇女而言，随着预产期的接近，产妇的心情是既期待又紧张，许多基本但恼人的问题，常常困扰妊娠妇女。接近生产征兆包括：

轻松的感觉

随着预产期的接近，胎儿的头部下降至骨盆腔内，而有轻松的感觉，此时产妇感觉呼吸较顺畅，胃口也会比较好，但易有尿频、下腹部或阴部沉重等感觉。

落红或现红

在子宫开始规则收缩进入产程前24至48小时，有些产妇会有混杂些许黏稠液的血丝状分泌物由阴道流出，颜色呈粉红色或暗红色。这些现象虽是即将分娩的征兆，但并不代表立刻生产。如果现血的量比月经量少还不需要入院待产。

假痛

生产前几周或前几天，下腹部会有不规则的子宫收缩。子宫收缩时腹部会硬起来，下腹部感觉无痛或轻微疼痛，通常可藉由按摩、走动、休息使症状减轻。这种子宫收缩并不会造成子宫颈扩张，也并非分娩的真正阵痛，又称为假痛。此时，你可以在家中休息，还不需要入院。

阵痛或腰酸

伴随子宫收缩而产生，会造成子

宫颈变薄及扩张，阵痛时腹部整个变硬，不痛时渐渐变软。阵痛由开始的不规则渐渐变得规则，起初可能是每15分钟收缩一次，持续15至30秒，随着产程进展，收缩愈来愈密，持续时间和强度逐渐增加，且不会因为按摩走动而减轻。

破水

破水是因为包围胎儿和羊水的羊膜破裂所致，孕妇会感觉羊水像尿液般不自主地从阴道流出。破水本身也是正常的产兆之一，但因破水后增加感染的风险，而且少数病患可能发生脐带脱出的情形，因此须减少走动并尽快就医。

便意感

肛门不自主地想用力，有排便的感觉，尤其在阵痛时更加强烈，表示胎儿已经进入骨盘腔内的产道，并且压迫到肛门。此时应尽速就医，若是第二胎以上的经产妇应该深呼吸或作哈气动作，不要用力，因为胎儿可能在很短的时间内即将出生。

何时该到产房待产呢？

1.若预产期已接近且预定自然生产，当出现落红、假痛等情形，表示可能即将生产。此时，应在家等候入院并注意下列事项：

（1）备妥住院用品，待在离医院近的住所，勿远行。

（2）最好有人陪伴或有任何状况可立即赶到。

（3）可做轻松的家事、散步、蹲下等运动，但不宜太累，并避免爬楼梯以防跌倒。

（4）有时假痛会影响睡眠，但仍应把握时间休息以储备体力。

（5）仍需进食，且以少量多餐易消化的食物为宜。

2.若预产期已接近且预定自然生产，当有下列任何一种情形时，则需要到产房检查。

（1）破水或怀疑破水。

（2）初产妇每隔5~10分钟规则收缩；经产妇开始有规则的子宫收缩。

（3）有便意感或不自主想用力。

（4）胎动减少、阴道出血量多、鲜红或任何异常状况。

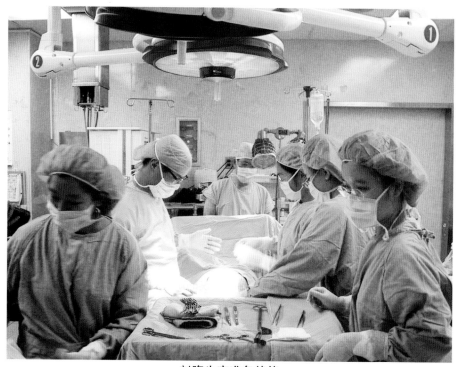

剖腹生产准备就绪

（5）产检时医生视产妇状况特别交代需住院的状况。

3.若是预定剖腹生产，于预定开刀日之前就有落红、破水、规则子宫收缩、有便意感或不自主想用力、胎动减少或其他任何异常状况，应先禁食任何食物和水，并立刻到产房检查。

待产过程中会装胎儿心跳及子宫收缩监测器，以了解宝宝的健康状况，避免发生胎儿窘迫或子宫过度收缩等不利于胎儿的状况发生。此外，也会因产妇的个别状况而打点滴、灌肠等，产妇或其家属若对这些措施有疑问，都可请医护人员解释。至于生产时是否需作会阴切开，医生也会根据每个产妇的个别状况来决定，使生产的伤害降至最低。

倾听产妇的声音

徐金源医生

许多孕妇到了怀孕后期，最常问的是："怎么办？医生，我好紧张哦！不知道生产会不会很痛？我会不会生不出来，还要挨一刀？"一连串的问号，让我每一次总得祈求上苍，赐给我们这些辛苦的孕妇足够的勇气与力量。假如你有充分的准备和知识的话，其实生产是不需要太多祷告和担心的。由于生产一直被视为一种专业，长久以来，大家总是教导产妇要乖乖听医护人员的话，来自产妇的声音总是微乎其微。因此，对于这段九个多月的旅程，大家不是道听途说，就是到处买书看，源自于对未知所产生的无形压力，从怀孕开始一直累积到生产后。其实在21世纪的今天，各式各样的生产经验和措施仍不断登场。对于医护人员来说，我们要采用的是有效又安全的方法；但是对产妇而言，怎么样的步骤会导致产妇的认同或挫折，不仅是大家可引以为借鉴的，也是现阶段医疗提供者所要省思的。国内目前对于这类的资讯付之阙如，不过由于我们的产科医疗一直是取经于美国，之前他们曾有一个大规模的研究，提供一些数据，或许值得我们参考。

产检的连贯性

在美国29％的产妇生产前，从没有看过或只是短暂地看过帮自己接生的医护人员；16%的产妇产检的过程中换了4个以上的医生。如何协助这些妇女，是医政单位所面对的问题。

妈妈教室

70％的头胎孕妇曾上过妈妈教室，但只有19%的经产妇会去上妈妈教室。妈妈教室可说是头胎妇女生产知识的重要来源。

生产场所

97%美国妇女在医院或诊所生产。

催生

在所有产妇中有44%曾被尝试催生，最常用的是给予药物催产素，其中大约4/5催生的确会引起产痛。

减痛

在美国有63%的产妇利用脊膜外止痛当作无痛分娩，其中59%的自然产妇女以及76%剖腹产妇女会利用这个方式止痛。大多数使用过的妇女都觉得对产痛的减轻很有帮助（78%）。至于一些常用的止痛药物如杜冷丁，只有24%的产妇会觉得有用。

非药物的产痛减缓措施

最常用的是利用呼吸来放松（61%），以及运用姿势的改变（60%），不过另外两种较少被使用的方式，盆浴（6%）和冲澡（8%）则被使用过的产妇认为是最有效的方法。

经阴道生产的姿势

美国74%的产妇是以传统躺着的姿势生产，有23%是直立的姿势生产（站着或蹲着）。

生产经验的描述

大多数的产妇觉得在生产的过程当中是警醒的（82%），并觉得"我做得到的"（77%），不过也有许多产妇觉得不知所措（48%）和虚弱（41%）。有经验的产妇则比头胎的产妇较多正向的反应。

剖腹产与产后健康

术后前两个月伤口痛是最常见的问题（83%），25%的人觉得这是最重要的不适，但其他58%的人只觉得它是小问题；7%剖腹产妇女当中，认为这个问题会持续超过6个月。

产后健康问题

以所有的产妇而言，最常被提到的问题是力气耗尽（76%），乳房和乳头酸痛（74%），性趣缺失（59%），腰酸背痛（51%）和会阴疼痛（44%）；其中性趣缺失（16%）及倦怠感（11%）会持续超过6个月。

产后抑郁症

19%的产后妇女会有不同程度的产后抑郁，但其中只有43%会去求医。

产后的感觉

产后大多数妇女的感觉是错综复杂的，许多人觉得疲倦（93%），但值得的（85%），满足的（74%），有自信的（73%）。总而言之，反应正向的居多，但仍有至少1/4的妇女抱怨一些负面情绪，像是不确定感（39%）和孤立感（35%）。

自然生产与剖腹产生产经验的差别

剖腹产妇女与自然产妇女相较下，前者母婴同室和第一周哺喂母乳的比例较少，同时也较多健康上的问题，包括腹痛、解尿以及排便障碍、头痛或腰酸背痛。

个人经验的信赖度

经产妇仰赖自己以前的经验来产生自信，而头胎妇女知识来源就很多，最常来自妈妈教室、医护人员和朋友家人。

对剖腹产的态度

倘若我们问一个假设性的问题："即使没有医学上的理由，下一胎是否仍要选择剖腹产？"83%的妇女会选择自然生产，只有16%会选择剖腹产；同样的问题去问最近刚自然生产的产妇，只有6%会选择剖腹产。对于最近刚剖腹产的妇女，所得的结果相同。

其实，大多数的产妇都渴望了解自己和家人在怀孕生产过程所该尽的努力，也想知道这段旅程的细节。对于上述的问题，从医学的观点来看，有些问题还没有公认的答案。同时我们也知道，生产与当地的社会文化脱不了关系，美国的经验也许不见得适用于其他所有地区。不过21世纪的产科已逐渐重回以产妇为中心，医疗提供者除了要运用有效的医疗资源外，也该了解产妇需要什么，这是中外皆然的道理。准妈妈们与其无知、徬徨，何不做好准备，勇敢地战胜自己？生产真的没有那么可怕。

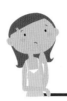

生产何必痛得死去活来

谈生产减痛的非药物方法

徐金源医生

假如孕妇有充分的准备和知识，对生产与阵痛有足够认识的话，生产其实可以很轻松。很多人以为生产中的阵痛除了做无痛分娩外，没有其他的方法，而且某些产妇对于这种要"打龙骨"和给药的方式相当排斥，因此只好听天由命，甚至开刀。人类有五千年的智慧累积，直到21世纪的今天，各式各样的减痛措施仍不断登场。对于不想接受药物减痛的人，不妨看看别人有哪些尝试。

姿势转换

运用姿势的转变来缓解疼痛可说是动物的本能。事实上，当阵痛发生时，每个人多能找到一种较不痛的姿势，像是不断地走动、侧躺等。这是因为当姿势转换时，重力、子宫收缩作用力与胎儿、骨盆的相对位置会改变，可因此减轻疼痛，甚至加速产程。因此待产中应鼓励产妇采取自己觉得最舒服的姿势。

逆向压力

就是当阵痛时，用拳头、手背或一个坚硬物体，于收缩时持续且用力地顶住下背部的任一点，或用两只手压住两边的髋部。大家在产房外观察，很多产妇在不知不觉中，不用人教，已从头做到尾，这算是本能吧！

皮肤表面热敷或冷敷

热敷或冷敷的工具，像是湿毛巾、冷热敷袋等，尽管它的作用不是直接止痛，但有间接的效果。对于产痛，常见利用热敷于下腹部、鼠蹊部或会阴部，或可利用冷敷于下背部、肛门或会阴部。

浸泡于水中

这包括水中生产、盆浴和冲澡。其中水中生产赞成者觉得水中浮力对产妇有减轻压力的效果，可降低阵痛。但由于水中生产造成新生儿意外和感染的案例层出不穷，每年约有两三万名婴儿在水中诞生的美国，已开始注意水中生产可能出现的危险，美国妇产科学院因此建议，选择这种生产方式之前产妇要考虑其风险，实行的医疗院所感控的措施要符合规范。不过，如果只针对减轻阵痛来看，单纯盆浴和冲澡也有其效果，但要小心不要滑倒。

抚触和按摩

这种古老的技艺其实一直造福许多人，有人甚至说按摩能治百病。一般而言，多是对于痛点或穴道进行按摩，对于怀孕的妇女，藉由产前产后，自己和先生轻柔的抚触或按摩，相信能舒缓怀孕的压力和不适，不过有研究显示如果过度按摩或刺激到某些穴道，有可能会增加刺激子宫收缩的机会。而在待产阵痛时，对于痛点的按摩既能改善疼痛也可转移注意力、缓解不适，想必也能被大家所接受。

芳香疗法

芳香疗法是利用自然芳香植物中的精油，吸入、涂抹、沐浴和按摩以达到效果。对于产痛的减轻目前缺乏科学的验证，但产妇要切记，精油对于胎儿的影响和副作用仍不明，应小

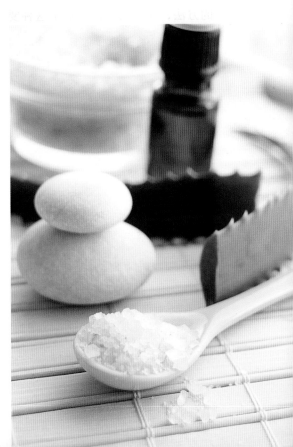

心评估使用的利弊。某些可能潜藏毒性或有催经作用的精油应避免使用。

集中和分散注意力

产妇可集中注意力做别的事情，也可藉由像是看电视、散步来分散疼痛的感觉，大家熟知的拉梅兹分娩法可算是典型的代表。

音乐

音乐对于人的身心确实具有治疗作用。根据研究显示，某些音乐特有的旋律与节奏能使人的血压降低，基础代谢和呼吸的速度减慢，使人在受到压力时所产生的生理反应较为温和。西方国家利用音乐配合医疗体系，广泛应用于各种心理、生理和手术前后减痛治疗之中，已不是新鲜事。产妇于待产时可试着听自己喜欢的音乐，也许能减少药物的使用和疼痛的程度。

看了这么多方法，我们应该想想，生产带给产妇的应该不再是一场浩劫，而是一个愉悦轻松、没有压力的过程。如何选择一个最适合自己的方法，是产妇于怀胎九月中，该认真思考和学习的课题。

怀孕期的音乐

睡觉前后	莫扎特—摇篮曲 / 舒伯特—摇篮曲，野玫瑰 / 毕晓—甜蜜的家 / 舒曼—幻想曲 / 巴达捷芙丝卡—少女的祈祷
早晨起床时	柴可夫斯基—如歌的行板（andantecantabile）/ 巴赫—G弦之歌 / 舒伯特—岩石上的牧羊人 / 约翰·施特劳斯—蓝色多瑙河 / 韦伯第—四季·春
用餐时	莫扎特—快板（RondoAllegro）/ 巴赫—波兰舞曲 / 克莱斯勒—爱情的喜悦
做家务时	帕格尼尼—协奏曲 / 舒伯特—军队进行曲 / 门德尔松—结婚进行曲 / 比才—进行曲 / 约翰森—杜鹃圆舞曲 / 柴可夫斯基—天鹅湖 / 萧邦—小狗圆舞曲 / 拉威尔—鹅妈妈组曲·美女和野兽的对话 / 德布西—大象摇篮曲

认识水中生产的风险

徐金源医生

对于水中生产，其实大多数人心中的印象是片段、模糊的。现今虽然它存在的时间很短，知道的人也不多，但许多人将它视为拯救妇女远离生产煎熬的救命仙丹。水中生产藉由在水中放松以减缓子宫收缩带来的不适。在1805年，法国的医学杂志首先报导一个水中生产的病例：一位产妇历经48小时阵痛，体力已耗尽，被放进池水后，恢复活力，同时顺利产下一个健康的胎儿，从此水中生产就被当作缓解产妇阵痛的自然方法。尽管在国外，有超过十五万名婴儿是经由水中生产诞生的，但不可讳言的，这种生产方式在科学上的研究相当有限。最近的一篇研究指出水中生产不管是优点或是缺点的证据都不够充分，无法骤下结论。

但是在国外，由于水中生产发生层出不穷的新生儿并发症（主要以新生儿感染和胎儿窘迫最多），不禁让人对水中生产的新生儿安全产生担忧。会造成这样的新生儿并发症，还是出在"水"这个介质身上。不同于一般的生产方式，婴儿一生出来后，最先接触到的不是空气而是浴缸中的水，水可能蕴含了母亲生产过程中的排泄物、血液和羊水中的病毒和细菌，婴儿吸入后可能会增加感染和呼吸道疾病的危险。虽然有些人主张刚出生的小孩如果脐带还没断，是不会呼吸的，但因此种生产方式造成的溺水案例似乎可以粉碎这样的假设。另外，一个过去较不被人注意的是，外在水的温度会改变母亲本身的血液循环，由于妈妈是泡在温水或热水里面，因此许多血液会跑到皮肤表面，造成胎盘和脐带血流相对减少，有些新生儿便会出现缺血性脑病变或死亡。英格兰曾统计，在他们那边8,255

个水中生产的案例，其中有12个新生儿死亡，50个罹病，如此高危险性，让他们建议这种生产方法并不适合在英国施行。

不管怎样，面对这样一个算是非主流（或说不熟悉）的生产方法，我们必须持更严谨的态度来看待，因为它可能会产生一些传统生产方式不会遇到的难题。如果我们没有能力面对和处理，极易造成不幸。事实上，不论是哪种生产方式都有其风险，医护人员该做的是，产前要让产妇充分了解风险所在，以及我们有没有足够的能力和经验来处理。遇到高危险妊娠或自己无法处理的案例时，该转送到具有急救设备的医疗院所而不能迟疑。产妇本身也应对自己所选择的生产方式多了解，不要一味只想到它的好处，而忽略掉风险，这样才能减少悲剧发生。

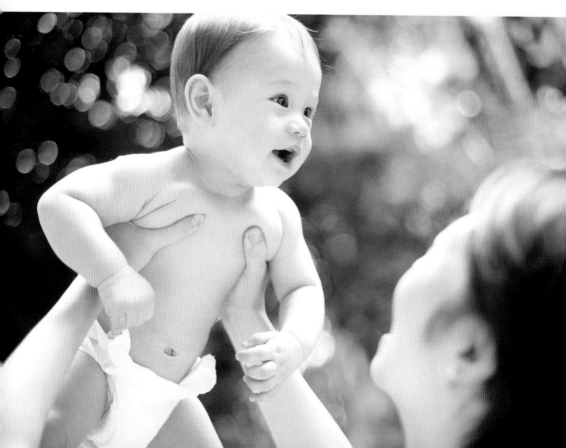

子宫肌瘤和子宫腺肌症
会影响怀孕和生产吗？

陈震宇医生

常听到周遭的女性朋友罹患子宫肌瘤或腺瘤，造成腹痛、经血过多、痛经和压迫症状，如尿频、便秘、腰酸背痛等，更会担心需不需要开刀、会不会变成恶性肿瘤、会不会造成不孕、会不会影响怀孕和生产的过程。

根据统计，有1/3～1/4生育年龄层的妇女有这样的疾病。子宫肌瘤是不正常的子宫肌肉层细胞增生，形成一个个大大小小独立的肿瘤。子宫腺肌症（又称为子宫肌腺症、子宫腺肌瘤、子宫腺瘤）则是由于子宫内膜的组织侵入子宫肌肉层导致子宫壁变厚，和子宫的正常组织之间没有明确的界线，此病症比较容易有痛经的现象。

子宫肌瘤引起不孕的机会并不高，主要看肌瘤的大小和位置。体积愈大或位置愈靠近子宫腔内的肌瘤愈容易影响受孕，怀孕之后也比较容易受到肌瘤存在的影响而造成流产、早产、胎位不正、胎盘早期剥离以及产后大出血等。如果怀疑是子宫肌瘤造成不孕的妇女要考虑手术前，应当完全排除其他导致不孕的原因后再切除肌瘤，以免因手术后造成骨盆腔内子宫沾黏，反而增加受孕的困难，以及增加生产阵痛时发生子宫破裂的危险性。

怀孕期间肌瘤会不会变大？一般而言，小的肌瘤变化不大，大于6厘米以上的肌瘤，会变大、变小或维持不变各有1/3的几率。怀孕初期，肌瘤较容易变大，后期较容易变小。怀孕并发子宫肌瘤的孕妇，一般建议仍以阴道自然生产为优先考量。但是，如果肌瘤长在子宫颈或子宫下段，有时会阻碍产道而导致难产，此时则应考虑剖腹生产。有些产妇想利用剖腹生产时顺便将肌瘤切除，一般并不建议，因为此时子宫正处于一个充血的状态，一并切除容易造成大量出血。

至于子宫腺肌症，尤其并发有子宫内膜异位症的患者，较容易造成不孕。严重的子宫腺肌症常并发子宫内膜异位症的发生，不仅子宫壁增厚，而且输卵管沾黏，不利于受精和胚胎着床，即使怀孕流产的几率也相对较高。一般治疗子宫腺肌症造成的不孕，多采用保守的药物疗法，让子宫肌肉层变薄，增加受孕的机会，必要时须藉由人工生殖技术的方法帮助受孕。

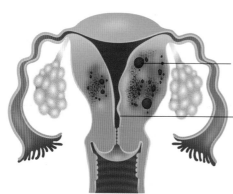

子宫腺肌症含
子宫内膜
并发经血滞留于子宫肌层

子宫内膜

子宫腺肌症

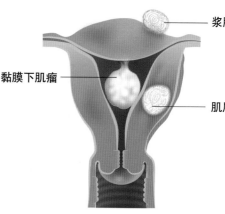

浆膜下肌瘤

黏膜下肌瘤

肌层内肌瘤

子宫肌瘤

早产儿生产需要剖腹生产吗？

陈治平医生

目前的早产发生率占生产数的8.5％左右。

对于这些不得已提早诞生的新生儿，很多孕妇及家属都非常担心。除了忧虑他们生产后是否健康、是否能够顺利适应母亲子宫外的新环境、是否能够平安长大，也担忧他们那么小，不知能否顺利经历子宫阵痛收缩，平安地通过产道而出生。因此，经常可以听到面临早产的孕妇和家属要求医生考虑施行剖腹生产。可是，剖腹生产真的能改善早产儿的存活率或罹病率吗？

根据过去许多研究报告显示，85％的新生儿死亡发生于体重小于2,500克以下的新生儿。出生体重在500至750克的新生儿约有41％的存活率。出生体重在1,000克以上，约有90％存活率。出生体重在1,500克以上则有95％左右的存活率。国内许多医学中心也有类似水准的相关报告。

可是新生儿的预后不能单纯以出生体重来评估，主要还是依据怀孕周数以及胎儿成熟度来决定。以妊娠周数在24周以下的早产儿来看，其存活率目前仍是新生儿科医生和妇产科医生的一大挑战。即使幸运得以存活，仍有80％以上可能有神经系统发育障碍的后遗症，所以如何将妊娠周数延长才是一个最主要的目标。

早产儿出生体重在1250克以上，无论以阴道自然生产或剖腹生产，其预后均与一般足月新生儿无异。但出生体重在1250克以下，则须视胎儿胎位正常与否；若胎位不正，采剖腹生产可以改善早产儿预后，避免发生并发症。除此之外，生产方式的选择还必须考虑其他产科适应症，例如是否有胎儿窘迫、胎儿子宫内生长迟滞、羊水过少

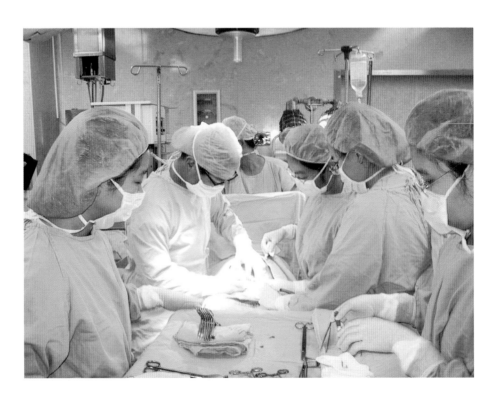

等，或是孕妇本身状况，例如高血压、子痫前症，糖尿病或是其他严重内科疾病等。

因此，早产儿的生产方式不能只考虑到出生体重或怀孕周数，反而尽可能在发生早产前加以预防，或是在发生早产尽速安胎，延长妊娠周数，才能改善早产儿的出生体重和成熟度，进而改善早产儿的存活率和预后。

非必要性剖腹产的利弊得失

王国恭医生

医学上有一名词"elective cesarean section",意指在医疗上没有剖腹生产适应症的情况下实施剖腹生产,中文常翻译为"非必要性剖腹生产"、"选择性剖腹生产"、"自愿要求剖腹生产"。到底剖腹生产好,还是自然分娩好?为何世界卫生组织、国家卫生部、妇产科医学会都建议尽量避免非必要的剖腹产?非必要性剖腹产有哪些利弊得失?产妇有权利要求医生实施非医疗必要的剖腹产吗?这些都是值得我们深思和探讨的课题。

世界卫生组织建议的剖腹产率是10～15％。根据他们的研究显示,其中至少有一半的剖腹生产是非必要性剖腹产。在马偕医院,2012年共有4,860位产妇,产下5,053个新生儿,剖腹生产率为29.6％,但非必要性剖腹产率仅有138位产妇,占所有剖腹产率的9.5％。在马偕医学中心,因为外院转诊来的高危险妊娠病例较多,整个剖腹产率略高于平均值。但经过我们跟产妇充分沟通和解释后,非必要性剖腹产率反而较平均值降低许多。

非必要性剖腹产对准妈妈和宝宝有哪些利弊得失呢?对准妈妈而言,非必要性剖腹产的好处有:可以配合看时、看日子,避免生产时的阵痛,避免待产过程中和阴道分娩时临时的并发症(如待产过程中发生胎儿窘迫、阴道分娩时发生肩难产等),避免产程迟滞或其他原因必须紧急剖腹生产时的人力和空间不足(如临时开刀房没有房间),降低骨盆松弛和以后大小便失禁的机会。对宝宝的好处有:避免阴道分娩时发生肩难产、脑部缺氧、锁骨骨折、臂神经丛受伤的机会(当然仍然有些宝宝在子宫内就已经有脑部缺氧、臂神经丛受伤的情形发生),另外可以避免经由阴道垂直感染（如艾滋病、人类乳突状病毒等）。

但是非必要性剖腹产的坏处也不少，对准妈妈而言，可能发生手术的并发症（如骨盆腔沾黏、出血、感染、肺栓塞等），麻醉的危险性，下一次怀孕时子宫破裂、前置胎盘、胎盘植入、子宫外孕的机会增加，而且手术后疼痛和恢复所需时间较长。文献上报导，剖腹产后妈妈得产后抑郁症的几率也较高。对宝宝的主要坏处

是：未经过产道挤压和刺激的胎儿，其出生后发生肺部疾病的几率较高。根据统计，剖腹产出生的新生儿其发生呼吸窘迫症候群的几率是阴道自然生产新生儿的10倍。对宝宝其他的坏处，则有产后无法立刻与妈妈亲密接触及哺育母乳、有被手术器械割伤的机会等。

医生和产妇充分讨论过非必要性剖腹产有哪些利弊得失之后，医生也会根据其专业经验判断产妇自然生产

自然生产与剖腹生产的比较

	自然生产	剖腹生产
生产途径	阴道	下腹
痛	待产 / 生产时	术后
麻醉	无或脊椎麻醉	脊椎麻醉
伤口	会阴 / 阴道/肛门	腹壁 / 子宫
待产	数时~两日	无
生产	数分钟~一小时	约一小时
产后恢复	伤口恢复	伤口恢复
胎儿风险	待产 / 生产中	无
母亲短期风险	裂伤至直肠 / 阴道/子宫颈	伤及膀胱 / 子宫血管
母亲长期风险	生殖泌尿道松弛	疤痕 / 腹腔沾黏

的成功机会如何，例如产妇的体型、宝宝的大小、子宫颈的成熟度、是否有其他的妊娠并发症（如妊娠高血压、妊娠糖尿病）等。当然如果产妇晚婚且年纪较大、体型较矮或肥胖、好不容易才受孕，或是有轻微的妊娠并发症却未达健保剖腹生产的标准时，医生也不会刻意要求产妇非自然生产不可。

今日科学尚无明显的证据显示，非必要性剖腹产对母亲和宝宝有绝对的好处。到目前为止，世界卫生组织、卫生部、妇产科医学会仍建议尽量避免非必要的剖腹产。无论如何，身为一个医护人员，我们有义务要告知准妈妈非必要性剖腹产的利弊得失。在充分的讨论后，产妇也有权利要求医生实施非医疗必要的剖腹产。当然，医生也有权利拒绝为产妇实施非医疗必要的剖腹产，如同医生可以拒绝实施合法的人工流产手术一样。

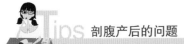 **剖腹产后的问题**

产后恢复缓慢，疼痛剧烈　对分娩感到极度恐惧的孕妇，一般都抱着剖腹产不需经历剧痛而顺产的想法才选择剖腹产手术。当然，如果进行剖腹产，不需经历分娩的痛苦，但必须一提的是，手术后手术部位的疼痛绝不亚于分娩时的阵痛。除此以外，剖腹产手术还具有其他一些缺点，比如术后恢复速度远不及自然分娩，在术后排气前的2～3天必须禁食等。

产生后遗症　如果医术非常高明的医生进行剖腹产手术，较不会带来后遗症，否则，有可能出现各种并发症。根据产妇的体质，进行剖腹产手术以后，有可能出现各类副作用如伤口感染、愈合不良、疼痛等。

限制分娩次数　除非特殊情况下可以进行三次以上剖腹产手术，一般情况下剖腹产手术只能做两次。换句话说，如果选择剖腹产手术，分娩次数将受到严格的限制。

剖腹生产预防性抗生素使用时机的改变

王亮凯医生

我们都知道预防性抗生素在外科手术上的使用，可以降低术后感染性并发症的发生率。对于产科而言，抗生素的使用机会不是很高，而唯一会使用预防性抗生素的地方，就是剖腹产手术了，因其被证实可明显降低术后感染性并发症的发生，如发烧、伤口感染、子宫内膜炎等相关的危险性也会降低，所以预防性抗生素的使用也成为剖腹产的常规。但是，在剖腹生产上的使用时机，因为考量到母体血清传至新生儿血清中的抗生素可能会遮蔽细菌培养的阳性率，甚至会增加对该抗生素有抗药性菌株产生的风险，所以一般都是断脐后再给予产妇预防性抗生素。近年来，一些随机性临床试验的研究报告显示，如果在剖腹生产前给予预防性抗生素，其对于孕妇本身术后的感染发生率有明显降低，但对于新生儿并发症的发生率上并不会明显增加，以下就两者使用的差异及国内的经验提出分析。

预防性抗生素的使用时机

国内一般对于剖腹生产的病人，在断脐后立即给予常规性的预防性抗生素，可降低产妇术后一些感染并发症的发生。最近的文献又提出了是否对于剖腹生产应比照其他外科手术，也将预防性抗生素的给予提前至下刀前给予的问题。国外一些回溯性的研究，也支持对于剖腹产的病人，手术前给予抗生素，比在手术中断脐后给予，对母体有更好的减少术后感染并发症的效果，但是，对于新生儿的并发症，整体看来并无明显的增加。

从国内的经验来看，依马偕纪念医院妇产部过去二十年的剖腹产预防性抗生素使用原则，抗生素一律于断脐后立即给予第一代头孢菌素（cefazolin）静脉滴注使用。在近三年的内部统计显示，整体术后感染发生率约为0.6%，显示国内的术后感染发生率并未如国外报告的高。分析其原因也许与国内孕产妇的体型、体重、紧急剖腹产发生率，甚至国内的术前消毒或开刀房设备等均有关系。此外，国外研究所收纳的病人有半数以上基本体重系数（Body Mass Index）均大于30，而肥胖本身就是术后感染的高危险群。因此在国内，如果更改注射预防性抗生素的时机至下刀前施打，也许得到的改善效果并不明显。

预防性抗生素的选择

一般常规性的剖腹产手术，预防性抗生素的选择主要以广效性的第一代头孢菌素（如cefazolin）为主，可有效对抗革兰氏阳性菌、革兰氏阴性菌以及部分的厌氧菌。但是，剖腹产术后最主要的感染来源还是来自下生殖道的细菌，尤其是早期破水的病人，但是一般的致病菌常是多样性的，甚

至与细菌性阴道炎有关。因此，对一般常规性的剖腹产，尤其没有早期破水或绒毛膜羊膜炎的病人，第一代的广效性头孢菌素作为预防性抗生素已足够。如果对于一些术前已有感染症的病人（尤其破水），在抗生素的选择上，还是应依细菌的种类选择更有效的抗生素。

综上所述，预防性抗生素对于降低剖腹生产术后感染的发生是可以确定的。但是，对于施打时机是否应改为下刀前的策略仍未定论，虽然国外的研究显示提早施打抗生素可以降低母体术后感染的发生，但仍需要更进一步的研究了解进入新生儿血清中的抗生素对新生儿的长期影响。国外指引建议所有的剖腹产病人，除了已接受适当的抗生素治疗者，其他一律应该在下刀后60分钟内接受预防性抗生素的施打。所以，目前施行断脐后才给予抗生素的临床处置也是符合指引的标准措施。依目前的研究资料显示，现行在断脐后给予预防性抗生素的做法，已可有效达到预防产妇手术后感染性并发症的目标。

产后疼痛常见的原因和处理方式

黄建霈医生

产后疼痛为常见的问题，也是产妇最常见的困扰。依其发生部位，举例加以说明，希望能帮助大家了解并适当解决困扰。

伤口疼痛

阴道生产后会阴部常有伤口，其疼痛程度因裂伤大小、范围，有无并发血肿、感染，以及个人感受有关。一般伤口在产后数小时到一天为最痛，恢复期应该会愈来愈不痛。处理方式是不要直接压迫伤口，例如以侧躺、背靠半坐卧，或坐时以气垫圈垫着都有帮助，再辅以适当止痛药物即可。如果肿痛较严重者，在初期可给予冰敷，其后给予热敷或药水坐浴，则会好得更快。如果并发血肿者，伤口可见局部肿大、瘀青，轻微者处理方式同前，严重者可能需手术止血和引流。并发感染者，大都在产后3～7天才出现，伤口可能有红、肿、疼痛、化脓，缝合处裂开等变化，处理时需加入抗生素，保持伤口干燥，或重新缝合裂开伤口等方式。剖腹产伤口疼痛多比阴道生产伤口严重，大都需注射止痛针剂，目前也有经点滴注射的病患自控式止痛，使用上更加方便，手术后2天左右大都能恢复到可轻松活动程度，可以束腹带固定伤口以减少活动时牵扯引起的疼痛。手术后建议观察7～10天，如果没有问题再进行沐浴较合适。一般而言，伤口疼痛数天至数星期内可恢复。

子宫疼痛

产后子宫会有强直性收缩，以减少胎盘剥离后的出血。此时在下腹部会有一圆形且硬梆梆鼓起的物体，此即为收缩中的子宫。子宫收缩疼痛多与胎次相关，经产妇多比初产妇厉害，若收缩好且恶露量不多，可减少按摩或避免使用子宫收缩剂来减轻疼痛。产后子宫也可能发生感染，尤其常见于破水时间过长，导致羊膜绒毛膜炎或以器械方式娩出胎盘者。此时恶露会有异味、脓样分泌物、子宫严重疼痛和触痛。严重时，更有发烧、畏寒等全身性感染症状。处理时大都可以用抗生素、止痛剂解决。若需要时，可加以适当引流，极少数有感染源位置在子宫内无法排出者，如有，则必须手术取出感染源，治疗效果才会好，数天至数星期可恢复。

手、脚、腰、背等部位的肌肉酸痛

常见于生产过程较长，以及平日缺少运动造成的肌耐力不足者，或常抱婴儿用力不当者。此为肌肉过度运动，导致乳酸堆积所致。可以

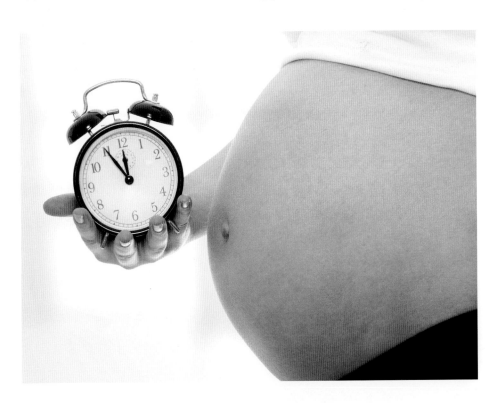

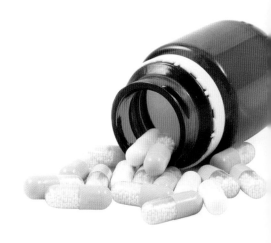

用局部热敷、按摩方式促进血液循环以提早恢复疲劳，适当的休息也有帮忙。较严重者，则可局部给予止痛药膏，效果通常不错，休息几天就可以恢复。

耻骨联合处疼痛

　　大都在怀孕末期即已出现，产后数天内也有。这是因怀孕时体内激素改变，造成软骨结构变松，骨盆得以扩张，准备胎儿将来容易通过产道。处理时，初期须卧床休息，并给予止痛剂，后期则可做康复建运动帮忙，大都生产后数星期内可恢复。

产后尾椎骨疼痛

　　大都见于胎儿较大、骨盆较小，以及生产过程较长者。这是因为尾椎骨移位，骨膜发炎或神经压迫造成。初期可先观察休息，并给予止痛剂。如果持续疼痛，则可做康复运动帮忙，在数星期内可恢复。

乳房疼痛

　　乳房胀痛大都在产后数天到数星期出现，因为乳汁排出不顺造成。可以减少汤汁及高蛋白、高热量食物的摄取，或减少乳头刺激，或局部冷敷，以减少分泌量。此外，可试推挤肿胀部向乳头方向，或以真空吸引器等给予较强力吸引，若通畅时可解决问题。不喂母乳者，则可服用退奶药物。乳腺发炎时，可见乳房红、肿、疼痛及并发发烧现象。此时可给予抗生素、止痛剂治疗，且适当选择所用药物仍可继续喂母乳，1～2星期可复原。如果要减少复发，则每次喂完后应尽量排空乳房，并维持乳头附近清洁。

骨盆韧带疼痛

　　产后子宫恢复时以及震动较厉害时会出现抽痛的现象。大多不必理会即可自动恢复，程度也多轻微。

膀胱疼痛

大都见于生产过程长、解尿不顺、尿液积在膀胱内无法排出所造成；或剖腹产后放置尿管而产生异物感或感染者。如果为前者，须减少水分摄取，以及予以导尿或膀胱训练矫正，大概数天可恢复。如果为后者，须给予抗生素、止痛剂，并多摄取水分，尽早拔除尿管，才能较快恢复。

咽喉部疼痛

常见于生产时喊叫太过，上呼吸道感染，或剖腹产时以气管中插管行全身麻醉者。摄取水分，减少说话，给与消肿止痛剂应有帮忙。抗生素为并发细菌感染时才需给予，大都数天即可恢复。

头痛

原因很多，常见如紧张型头痛，痛时会感觉两侧太阳穴或后颈部紧绷，好像有带子绑着一样，大都对止痛剂效果良好，多并发于压力大、感冒、睡眠不足、体力透支时。如果为偏头痛而且只痛一边，多有病史，且常并有眼眶部位疼痛，有的会产生畏光、流泪等症状，常须多种药物合并使用效果才好。如果为血管跳动型疼痛，则疼痛会伴随脉搏，须小心是否有血压过高等问题。此外，如鼻窦炎、外伤，或脑部肿瘤、感染，青光眼等也可以头痛症状表现。如果初步处理无效必须尽速找专科医生诊治。

肠绞痛、胀痛

多在肚脐周围发生，发作时为间歇性绞痛症状，且有伴随想上大号的感觉，程度多时重时轻，位置不定，或有便秘、腹泻的情形发生。常见于肠胃炎，或开过多次刀的病患，可给予清淡饮食及调整肠胃机能药物来改善，数天内可恢复。

胃痛

多见于手术后禁食病患，或压力大者，以及原本有肠胃毛病患者。可给予清淡饮食，胃乳、止痛剂及调整肠胃机能药物来改善，数天内可恢复。

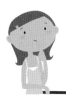

哺乳期的避孕

徐金源/陈震宇医生

母乳是上帝赋予婴儿最理想、最甜美的食物，随着医疗机构母婴亲善的推行，已有愈来愈多聪明的妈妈选择哺喂母乳，帮助宝宝健康聪明地长大。不过，由于才刚生完，尽管不想立刻中奖，但大多数妇女对于这段时间的避孕一知半解，有时害怕到不敢进行亲密接触，有时疏于防范意外怀孕，对家庭生活会造成不小的影响。

听说哺乳时就不会怀孕或有月经，是真的吗？

哺乳虽然也是避孕的一种方法，但在哺乳中的妇女还是有可能会怀孕，只不过几率不高，而且哺乳的避孕效果在纯喂母乳的妇女身上才比较有效。如果中途夹杂着配方奶粉，还是要加上其他的避孕方法。一般来说，纯喂母乳的避孕效果约90%，混合喂食的妇女产后3～4周就要加上其他的避孕方法，纯喂母乳者产后24～28周再开始即可。未哺喂母乳的妈妈平均约于产后3～4周才会排卵，通常在产后6～8周会有月经。至于规律哺喂母乳的妈咪，排卵则可能延长至24～28周以后。所以，哺喂母乳的妈妈何时排卵、何时来月经，取决于其哺喂母乳的时间长短，但如果有性生活，也要注意避孕。

非荷尔蒙的避孕方法

保险套

产后恶露排干净后，配合夫妻双方意愿即可使用。一开始可用点润滑剂，因为刚生产完的阴部较容易干燥疼痛。保险套不会对哺乳造成任何冲击，上面涂抹的杀精剂或润滑剂，对哺乳也不会造成影响。

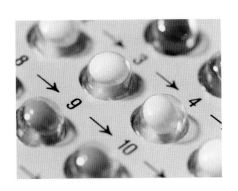

子宫内避孕器

避孕器是产后避孕相当有效的方法，目前临床上有两种避孕器，一种是传统含铜的避孕器，避孕的效果约96%。另一种是含黄体酮的避孕器，此种避孕器会持续释放微量的黄体酮，避孕失败率小于1%，对哺乳也不会造成影响。此外，它还有一个额外的效果，也就是可以减少经血量，对于有经血过多困扰的妇女，不失为一种选择。不管是哪一种避孕器，须等子宫恢复到正常大小时才可装置，一般约为产后6～8周。

结扎

结扎是一劳永逸的方法，对哺乳的影响在于，若是妇女接受全身麻醉，这些麻醉药物会进入乳汁中，因此手术后24小时内的乳汁可能需要丢弃。为了维持泌乳，可使用挤奶器或手来协助。但如果是局部或半身麻醉，则无此困扰。

荷尔蒙的避孕方法

仅含黄体酮的避孕药

这种方法对于哺乳的妇女是安全有效的，不过其失败率高于一般的避孕药，约为7%。黄体酮虽也会到达乳汁，但对宝宝没有坏处，有些文献更发现其对母乳的量和品质有好处。

一般混合女性荷尔蒙和黄体酮的避孕方法

一般常见的含荷尔蒙避孕措施，包括避孕药、贴片、植入物，尽管少量的女性荷尔蒙也会到达乳汁，但对宝宝没有坏处。由于含有女性荷尔蒙，因此可能会减少乳汁的分泌，有些人建议哺乳期的避孕还是以非荷尔蒙的方法，或仅含黄体酮的避孕措施为宜。

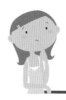

产后减肥不再是难事

徐金源医生

怀孕生产是女人一生中造成肥胖的大敌，面对产后居高不下的体重，有些人选择逃避。有妈妈告诉我，生完小孩后，有一段时间她都不敢照镜子；有些人则是到处找寻偏方，妄想像小S或陶子一样，一夜回到少女时期的曼妙身材。的确，对于新时代的女性来说，平常体重稍微超过一点点早已无法忍受，更何况是一下子暴增，想到就让人忧郁。因此，怀孕和产后体重的控制重要性，可能不下于把孩子健健康康地生下来。

产后体重自然减轻的模式

产后体重的恢复在第一个月最快，之后到产后6个月间呈现缓慢和持续的下降。虽然长期以来我们认为哺乳可以让产妇瘦得更快，不过并不是每个人都能减得那么轻松，因为

产妇常会遇到一个两难的状况，那就是我们常会叫授乳的妇女朋友多吃一点，每天至少2,500大卡，让奶量充足，品质也较好，但高热量会抵消减肥的效果。不过，最近的研究显示，产后妇女每天只需摄取2,000到2,300大卡，不但乳量依旧充沛，也能更轻易减肥。针对超重的产后妇女做的研究更指出，如果每天减少500大卡，同时一周4天每天做45分钟的运动，从产后4～14周，每周可减少0.5公斤，小孩也不会有发育不良的问题。

产后体重累积的危险因素

产前体重、孕妇年龄、胎次、运动史、职业和孕期体重的增加等，与产后体重是否能顺利减轻有关，其中怀孕期间体重增加多少才是造成产后体重累积的最危险因素。到底产妇在

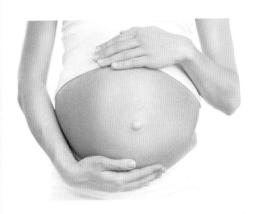

怀孕期间体重该增加多少，才不会造成胎儿发育上的障碍，也不会造成产妇日后减肥的困扰？美国妇产科学会建议，如果妇女产前BMI（体重除以身高的平方）介于19.8～26之间，怀孕期间体重应增加11.5～16公斤；但是如果BMI介于26～29，怀孕期间体重只需增加7到11.5公斤；若BMI大于29，体重增加只要6公斤。因为即使妇女产前BMI是正常的，有28%的人怀孕期间体重仍会增加太多（超过20公斤），其中40%到产后6个月，其增加的体重丝毫没有减少的现象，容易成为将来健康的杀手。不过在怀孕期间，孕妇是不能减肥，也不适合做激烈的运动，为了将来着想，根本之道还是少油、少甜食，饮食还是均衡为妙，而产后的饮食也应以优质蛋白质、高纤维质以及富含多种维生素及矿物质为主，并尽量减少油脂的食用。

如何健康的减肥

很多人看到市面上五花八门的减肥产品总是想尝试，纳闷为何自己无法像广告一样，轻轻松松地减肥成功。其实，减肥没有捷径，重要的是要改善自己的生活态度。饮食的限制和持续的运动仍然是不二法门，除了剖腹产的产妇因为伤口复原的关系，建议至少4周后才进行一些较剧烈的活动，自然产的产妇其实产后就可进行一些轻度的柔软体操或伸展运动，这些都有帮助产后甩重的作用。记住减得愈快，复胖愈快，减肥还是得持之以恒地进行。产妇也不要以为哺乳就一定会瘦，而毫无节制地吃高热量的食物，如果都不运动，肥胖还是会上身。至于市面上常见的减肥药，不论是诺美婷或罗氏鲜，对怀孕和授乳期间均不适宜，不建议使用。

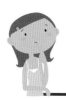

了解疫苗注射对怀孕的影响

陈宜雍医生

接种疫苗是预防传染性疾病最有效的方式之一，最理想的状况就是在受孕之前就接受所有的疫苗注射，但是现实生活中往往无法如预期般顺利。有些人可能在接受疫苗接种后才意外发现自己怀孕，或怀孕中遇到传染性疾病的流行而需要接受疫苗注射。怀孕时的妈妈有时会遇到这样的困扰，担心自己若是接种疫苗注射会影响胎儿的发育和健康，而不敢接受疫苗注射，另一方面，则是害怕万一自己得感染性的疾病会影响自己以及肚子里的宝宝。其实，只要通过对疫苗的认识就可以减少许多不必要的担心与害怕。

疫苗是将致病微生物杀死或将其身上具有毒性的部分减弱，使其对人体没有伤害性。在接种之后人体会对此种微生物产生抗体，等到真正感染时就能对此种致病微生物产生免疫而不会有症状。疫苗依照其特性可分为两种：活性减毒疫苗和非活性疫苗。活性减毒疫苗，包含水痘疫苗、麻疹、腮腺炎、德国麻疹混合疫苗（MMR）及卡介苗等。非活性疫苗，包括肝炎、白喉、百日咳、破伤风三合一疫苗、流行性感冒病毒、肺炎链球菌疫苗以及人类乳突病毒疫苗（子宫颈癌疫苗）等。因为担心病原菌可能经由胎盘而感染胎儿，一般而言，怀孕、免疫不全、接受免疫抑制剂治疗或是感染严重疾病等，是不适合接受活性减毒疫苗。若是其他非活性疫苗，对孕妇和胎儿是相对安全的。大部分的疫苗在孩童时期就已经接种完毕，以下就对生育年龄妇女可能接受到的疫苗加以讨论：

流感疫苗：为非活性疫苗，少数

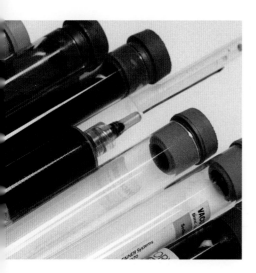

人在接种6～12小时内会有注射部位疼痛、发烧或倦怠的轻微反应，严重的副作用如过敏性休克，不过这样的状况极少发生。因为孕妇感染流行性感冒后的并发症会比未怀孕的妇女高很多，所以一般会建议孕妇接种流感疫苗。目前美国疾病管制局（CDC）建议孕妇不管怀孕周数都应接受流行性感冒疫苗接种，而接种时间在每年秋天的10～12月。

人类乳突病毒疫苗：为非活性疫苗，需接种3剂才算完整。怀孕时理论上为安全的，但是因为怀孕时安全性并未证实，所以怀孕时不建议接种。若已接种1～2剂后才发现怀孕，剩下未完成的疫苗则建议生产后再补接种。

甲型肝炎疫苗：为非活性疫苗，若处于高疾病风险（例如要前往流行区域）时，则在怀孕时可接种。

乙型肝炎疫苗：为非活性疫苗，若处于高疾病风险时，则在怀孕时可接种。

麻疹、腮腺炎、德国麻疹混合疫苗（MMR）：为活性疫苗，在怀孕时不适合接种且避免在接种后4周内怀孕。但是，如果接种后才发现怀孕，并不需要因此而引产，只需要定期追踪。

水痘疫苗：为活性疫苗，在怀孕时不适合接种且避免在接种后4周内怀孕。但是，如果接种后才发现怀孕，并不需要因此而引产，只需要定期追踪。

怀孕的妇女如果感染到传染性疾病，对自己和胎儿都会有很大的影响，而接种疫苗就是预防传染病中最有效且经济的方式。通过对疫苗的了解以及充分与医生沟通和咨询，就可以得到接种疫苗带来的好处，亦即减少副作用以及对胎儿的影响。

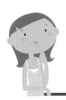

浅谈乙型链球菌的筛检

王亮凯医生

乙型链球菌是新生儿败血病最常见的病原，约有4%新生儿因此死亡，而孕妇若抵抗力差，身体又有伤口，细菌亦可能入侵血液引发败血症。

乙型链球菌筛检为接近足月的孕妇有效降低新生儿感染率所"必作"的一项筛检。建议孕妇在怀孕的35~37周检查。以下就对乙型链球菌筛检及其重要性，做一简单的介绍。

简介

链球菌属属于革兰氏阳性菌，肠胃道是人类宿主寄居的主要部位，也是阴道菌落的主要族群。乙型链球菌［group B streptococcus（GBS）］感染将导致新生儿败血症、肺炎或脑膜炎，现已跃居为新生儿致病率和死亡率最高的细菌元凶。

乙型链球菌感染可分为早发性与晚发性两种：

一、**早发性感染**：会在出生七天内便产生症状，90%新生儿在出生后24小时内即出现症状。主要是垂直性感染（大都是带菌孕妇于生产中传染给新生儿）造成，乙型链球菌防治政策为待产孕妇预防性投药，可以有效降低早发性感染的机会。如果新生儿感染后，有时候会突然恶化而导致约15%的婴儿猝死。

二、**晚发性感染**：通常是在出生七天后出现症状，有时甚至90天后才发生。主要是平行性感染（大都是母亲或照顾者），目前针对孕妇施行的乙型链球菌防治政策并无法预防这类晚发性感染的发生。

十多年前的研究报告指出，孕妇乙型链球菌带菌者少于4%，与日本4.4%相似。因此，早期医界较不重视乙型链球菌防治筛检。但是，根据马偕医院最近的资料统计显示，孕妇的下肠道和外阴道的乙型链球菌培养，大约有15％～20％可发现乙型链球菌菌落，与国外文献大致相同。

乙型链球菌感染的临床状况

早期临床没有良好的治疗，新生儿早发性乙型链球菌感染高达50％的死亡率，目前产前全面筛检与防治，死亡率已下降至4％。但乙型链球菌感染没有明显的警兆，有时病程急速恶化，严重威胁生命。乙型链球菌通常不会危害孕妇和胎儿健康，但带菌的孕妇中，约有2％可能发生早产、死产或是流产。新生儿早发性乙型链球菌感染途径，则可经由产道细菌上行性感染或胎儿分娩经产道时感染。

当孕妇是乙型链球菌带菌者时，其中约有一半新生儿皮肤会发现存有乙型链球菌。所幸98％都不会致病，只有2％会造成新生儿肺炎、脑膜炎和败血症，导致50％的死亡率。

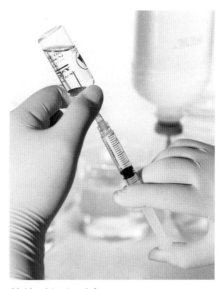

筛检时间和对象

目前临床指引建议，产科医生应该针对"所有"孕妇在怀孕35周前后施行产前乙型链球菌筛检（本次怀孕曾发生乙型链球菌的菌尿症或上一胎新生儿确定有发生乙型链球菌感染的孕妇不一定要重复筛检，但是待产中一律要接受预防性抗生素）。此外，早产（小于37周）有立即生产的风险或破水的孕妇，也应一并做筛检以及立即预防性投药治疗。

采样方法

医生会用一般细菌培养采样棉棒，分别在外阴和阴道口2厘米内采样，然后再用同一支或不同支培养棒在肛门口和深入肛门约2厘米轻轻旋转采样。接着，将采集棒接种到特殊培养基皿培养，再观察是否有乙型链球菌落，一般细菌培养时间约需1周才有报告出炉。近来有许多PCR诊断工具［如核酸放大试验（NAAT）］可以缩短诊断时间，但是临床上，产前筛检仍以细菌培养为主，其他诊断试剂为辅。

预防性抗生素治疗

乙型链球菌带菌孕妇需不需要在产前即予以口服抗生素治疗？研究报告指出，产前抗生素治疗无法有效降低新生儿早发性乙群链球菌感染，因此目前看法认为35周前后筛检为带菌孕妇，不需要提早在产前即开始服药。

至于待产中的孕妇，若是阳性的带菌者，建议投予预防性抗生素治疗，临床以青霉素（penicillin）或安比西林（ampicillin）为第一线选择。由于抗生素发挥效用要有一段时间，因此会建议产前筛检阳性的产妇，一有产兆就应到医院检查，若产妇一旦进入产程即开始施打抗生素，以达到预防保护的作用。

结语

目前共识认为应该在孕妇怀孕35周前后的时候进行乙型链球菌的培养筛检，或者是在生产的过程当中，评估后认为待产妇具有乙型链球菌的临床危险因素，根据以上的检查和评估而对待产孕妇投予预防性抗生素治疗，这些都是预防乙型链球菌感染的根本之道，虽然孕妇例行性的筛检可以降低八成左右的早发性新生儿感染，但依然无法完全根除新生儿的乙型链球菌感染，因此新生儿科在胎儿诞生后，也会针对有可能感染的新生儿做进一步评估和抗生素治疗，以降低新生儿感染后的死亡率。

Tips 剖腹产手术后的医院生活

分娩当天

进行剖腹产手术以后，从麻醉中醒来时，产妇就会感到剧痛。手术结束后，产妇被转到病房。这时剧痛和手术后的疲劳症状同时袭来，如果疼痛严重到无法忍受时，应告诉医生和护士接受必要的处理。

术后6小时之前，禁止喝水。感到口渴的时候只能用湿毛巾湿润嘴唇。同时经常检查血压、脉搏等生命表征。

术后产妇无法自己去厕所，因此，术前插入的导尿管需要保留24小时，且因分娩后分泌的恶露量较多，应当频繁更换卫生护垫。术后让婴儿尽早与母亲发生身体接触，并吮吸乳头，以刺激乳汁分泌。

分娩第二天

身体比分娩当天有所恢复，但仍然疼痛，在术后排气之前，若明显出现肠蠕动时可进食米汤、粥、蛋汤等流食。

在吊点滴的同时，还应接受子宫收缩剂治疗，检查是否贫血和被感染。

从分娩第二天开始，进行轻微的运动促进肠胃运动。产褥体操不仅对身体恢复有帮助，也对转换情绪有好处。分娩的第二天，将会拔出导尿管。分泌初乳的时间因人而异，多数产妇从分娩第二天开始分泌初乳。初乳中含有免疫成分，应当喂给婴儿。

分娩第三天

虽然每个产妇的情况不一样，但大部分产妇是手术第三天排出气体。术后排气是肠胃功能恢复正常的表示，产妇可以适当地进食。

同时，从分娩第三天开始疼痛舒解，身体恢复可以独自去厕所。

分娩第四天

分娩第四天身体还没有完全康复，但可以行走。这时产妇可在病房慢慢行走或做轻微运动。产妇应当持续按摩乳房，这会促进乳汁的分泌，能够有效防止乳疮。

分娩第五至六天

从分娩第五天开始，应该维持按摩乳房，做产褥体操。产妇可以尝试走到室外散步或躺在床上试着做腰部和腹部运动。

出院之前，产妇应当接受有关育儿、产褥期护理的训练，婴儿则接受基本的健康检查。

出院之后，仍要进行身体检查，看有没有异常现象。如果发烧、出血严重、手术部位疼痛时，应立即到医院检查。除此之外，出院六周后应回医院接受产后检查。

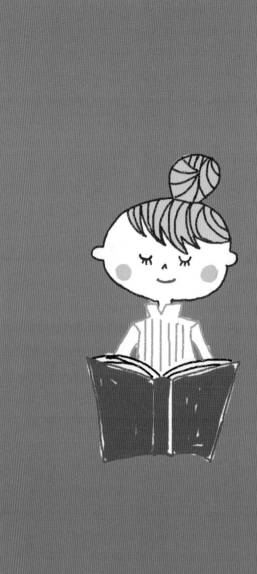

妇女常见的困扰

以阴道分泌物变化为特征的疾病

黄建霈医生

阴道分泌物常困扰许多妇女，但是大多数的人却对它认识很有限。正常的阴道分泌物为透明或淡白色，且呈流体状而稍具酸味。如果异常时，常见的变化为黄绿色且呈脓样，或为厚实白色乳酪般块状，并伴有臭味、搔痒、刺痛、灼热感等症状。常见的疾病有以下几种：

1.阴道菌丛变化症
（Bacterial Vaginosis）

原因为阴道内乳酸菌过少，导致厌氧菌增生。特征为在外阴或阴道表皮上附着一层均匀呈牛奶状的白色分泌物，有如鱼腥臭味，但很少会有外阴的红、肿、痛等感染症状。理学检查时，可见阴道酸碱度升高以及显微镜下的表皮细胞附有许多小黑点（细菌）。多发于多重性伴侣者、性交次数频繁者、抽烟者或使用阴道冲洗剂者。治疗时，需使用抗厌氧菌药物一星期左右，治愈率超过九成，仍有症状者需再继续治疗，性伴侣则不需治疗。

2.阴道滴虫症（Trichomoniasis）

感染阴道滴虫。特征为阴道分泌大量的脓绿且呈泡沫状分泌物，常并发厉害的外阴瘙痒以及红、肿、痛等感染症状，部分有子宫颈炎症变化。检查时可见阴道酸碱度升高以及显微镜下有会游动的阴道滴虫。好多发于多重性伴侣者或性交次数频繁者。治疗时需使用口服抗滴虫药物，可单次大量或少量多次使用一星期，治愈率超过九成，除仍有症状者外多不再追踪。这种阴道感染属于性病，性伴侣必须同时治疗，否则极易复发。

3.外阴及阴道的霉菌感染（包括念珠菌感染）
（Vulvovaginal Candidiasis）

原因为感染霉菌，最常见的菌种为念珠菌，但是也有其他较顽强难治的菌种。特征为外阴或阴道表皮上附着一堆厚实、乳酪状的白色分泌物，常伴有瘙痒、刺痛、灼热感等症状。理学检查时可见显微镜下有许多霉菌的菌丝或孢子，多发于免疫力较差者，如怀孕、糖尿病患或正在使用抗生素者。治疗时，须使用抗霉菌药物，大都局部药物治疗一天到二星期即可，治愈率超过八成。除少数为复杂性病患，如经常复发者（一年内超过四次）、严重症状者、感染非念珠菌种者或免疫力较差者，须重复治疗且费时较久，或须合并口服药物治疗。除仍有症状者外，多不须再追踪。性伴侣不须治疗，但经常复发者，应提升自身免疫力以及减少外阴或环境潮湿等利于霉菌生长的情形，也可考虑使用益生菌来减少复发的几率。

4.细菌性阴道炎
（Bacterial vaginitis）

原因为感染细菌，比前三者较少的感染性阴道炎，常见菌种为链球菌或葡萄球菌等。特征为脓绿的分泌物，常并发厉害的外阴和阴道的刺激感以及红、肿、痛等感染症状。理学检查时，可见显微镜下白血球和细菌增加，多发于刚手术后或更年期后的妇女。治疗时需使用抗生素和消炎止痛药，大都容易治疗。性伴侣不需治疗，这种阴道炎较少复发。

5.萎缩性阴道炎
（Atrophic vaginitis）

原因为更年期后雌激素缺乏，特征为外阴或阴道表皮萎缩、变薄，颜色由年轻时的粉红色变为惨白，常易并发性交疼痛或发炎等症状。若无并发其他更年期症状者，治疗时优先使用外阴部润滑剂，或雌激素药膏，大都1~2星期可改善，但停药后大都又会复发，建议局部药膏连续治疗3~6个月较好。

6.扁平性上皮增生
（Lichen planus）

原因不明，为上皮增生后脱落造成的皮肤病，常造成瘙痒和疼痛感，多发于30～60岁的年龄层，可做皮肤切片的病理检查确定诊断，治疗时可使用类固醇等药物。

7.化学物引起的阴道炎
（Chemical irritative vaginitis）

应避免再次接触化学物。

8.过敏性阴道炎
（Allergic vaginitis）

应避免再次接触过敏原，例如换不同品牌或材质的护垫或内裤。

9.异物崁入或外伤性阴道炎
（Foreign Body induced or traumatic vaginitis）

移除异物。

最后三者的原因为外物引起的灼伤、过敏或受伤导致的阴道发炎现象，治疗时需去除其原因，并考虑使用抗过敏药物、抗菌药物、止痛药或

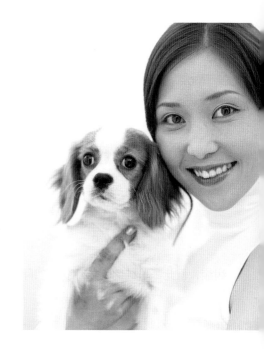

手术缝合伤口等。

发生阴道炎的原因很多，如果有问题时应找专科医生检查再投予适当药物。尽量不要因畏惧内诊而私自用药。如果自行用药未见改善，应立即就医，以免造成后遗症。阴道炎的治疗虽很快见效，但如果不注意却也极易复发，应加强个人保健，并养成良好的卫生习惯，并注意实行安全的性行为，才是避免一再重复感染的唯一方式。

不正常阴道出血，怎么办?

黄钰惠医生

一般说来，正常的月经周期约相隔21～35天，平均为28天，行经期约为3～7天不等。所谓"不正常出血"，即指在正常月经周期以外的出血。

"不正常出血"是妇产科常见的病症，但此一单纯的临床症状其实际病因的差异性却非常大，会造成不正常出血的原因包罗万象，十分复杂，可由年纪、血量、形式，以及周期性等各个面向去考虑可能的因素。就生育年龄的妇女而言，首先要将怀孕初期流产征兆的可能性排除之后，再进一步分析有无生殖器的器质性异常或是荷尔蒙的影响。另外，感染、子宫内避孕器移位、外伤、不当使用避孕药或荷尔蒙制剂、凝血功能异常等，也是鉴别诊断的要件。

器质性异常方面，子宫颈息肉、子宫颈糜烂、子宫肌瘤、子宫腺肌症、子宫内膜息肉、卵巢肿瘤，以及恶性病变如阴道癌、子宫颈癌、子宫内膜癌、卵巢癌等都有可能导致不正常出血。妇产科医生可由询问病史、内诊以及超声波的辅助下确立诊断，并进一步安排相关检查和治疗，例如阴道镜检查、切片化验、核磁共振检查或电脑断层摄影等影像学检查，治疗则有腹腔镜手术或剖腹手术等。

排卵不顺和荷尔蒙分泌失调所导致的不正常出血则较为复杂，情绪波动、工作或环境产生的压力等也有可能使正常荷尔蒙分泌受到影响，进而影响子宫内膜的稳定，造成出血。此外，还因年龄差别而有各式各样的不同原因，例如青春期及停经前常因卵巢功能不足，造成不排卵，黄体无法形成，子宫内膜相对不稳定而出血，这种病患可以使用荷尔蒙治疗来调整月经周期。育龄期较常见的原因，除感染和不正常妊娠，如着床不稳定、

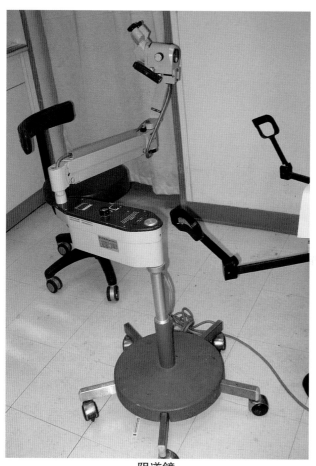

阴道镜

行经期中间也有可能因卵泡排出，短暂荷尔蒙消退而产生短期排卵期出血。停经后妇女若出现出血现象，除较常见的子宫内膜萎缩和子宫内膜息肉以外，恶性病变也是一定要列入考虑的原因。经过妇产科医生内诊和超声波检查后，可视情况安排诊断性子宫内膜刮除术，以确立病因，期能及时接受治疗。

阴道不正常出血除了造成妇女生活上的不便和困扰外，背后隐藏的病因不容小觑。如果出现病兆，千万不要讳疾忌医，或因本身月经原就不规则而掉以轻心，宜及早至妇产科门诊检查，确立诊断，早期接受相关治疗。

早期流产现象、子宫外孕、葡萄胎以外，黄体期功能不足所导致的行经期前出血也是可能的原因。另外，两次

吾家有女初长成

初经与青春期

翁仕贤医生

一位正常发育的女性，从青春期开始出现第一次月经（初经），直到更年期停经为止，除了怀孕期间以外，每个月都会面临月经来潮的日子。根据统计，初经年龄平均为12岁，停经年龄为50岁，期间经历30多年，大约有400次的月经周期，因此对于女性的"好朋友"应该进一步的认识与了解。

少女青春期的发育

小孩由生理改变和身体发育转变为具有生殖能力的成人过程，称为青春期。女孩子的青春期在8～14岁之间开始出现，但受到遗传、地理位置与环境、个人健康以及营养和心理因素的影响，每个人出现青春期的年纪不一定。一般而言，女性9～10岁乳房开始发育，10～11岁出现阴毛和腋

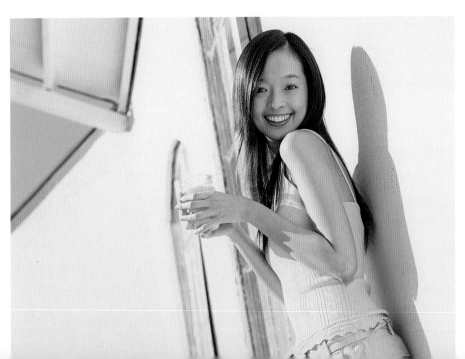

毛，11～12岁身高快速成长，12～13岁左右第一次月经出现（初经）。

不正常的青春期

青春期开始的时间与一般人比起来太早或太晚都是不正常的。如果任何第二性征（如乳房发育、阴毛、腋毛生长）在8岁以前出现，或月经在9岁以前出现，称为性早熟。反之，如果女性到16岁仍未有月经，或到13岁时乳房完全未开始发育，则称为迟发性青春期。"原发性无月经症"指的是女性到16岁仍未有月经且无第二性征出现，或是到18岁虽有乳房发育或是阴毛、腋毛的出现，但无月经来潮，原因为荷尔蒙分泌失调或是生殖器官先天异常。以上情况须由妇产科或小儿科专科医生诊断，并进一步对症治疗。

初经可能造成的不适状况

1.经期不规则：这是正值青春期女孩最常面临的问题。初经开始后的两、三年，因为卵巢功能尚未发育完全，排卵不稳定或没有排卵导致月经周期长短不一的现象。一般而言，这段期间的月经期常为21～42天不等，加上这段期间的少女（13～15岁）常有课业或生活上的精神压力，使经期不规则的情况更加明显，月经好几个月才来一次的例子也屡见不鲜。这种情况一般并不需要药物特别治疗，待生理机能成熟后，经期自然会渐趋稳定。坊间有许多所谓的调经补品（如姑嫂丸等）并不适合这段期间的少女服用。如果月经过多、过长或过密，为了避免造成贫血，因此需要医生诊断后调经止血。

2.痛经：痛经不适的原因很多，少数人可能有器官上的病变，如子宫内膜异位症或子宫肌腺症等都可能引起痛经。若没有器官上的病变，只有子宫收缩造成的单纯痛经，则称为"原发性痛经"，青春期少女的痛经大都属于此类。原发性痛经的治疗，一般的止痛药有不错的效果，最好经由医生的诊断指示下服用药物，以免延误病情。

3.经血过多或过少：正常经血量平均约35毫升，多于80毫升称为经血过多。但是经血量不容易准确估量，如果出血量多到造成头晕或虚弱等身体不适，或经血量少到只有几滴，就应寻求医生的诊治。

4.月经来潮过长：大部分女性月经来潮4～5天，89％的女性都少于7天。如果月经来潮滴滴答答超过一星期还不止，就应寻找医生诊治。

经期的保健

保持局部的清洁干爽是很重要的工作，卫生棉垫要勤于更换，因为外阴部的潮湿和经血容易造成霉菌或细菌的滋生，而引起外阴部的搔痒、不正常分泌物的增加和异味。经期阴部的清洁只需用温水或中性肥皂洗净擦干即可，不必刻意使用消毒药水或清洁液。如果黄绿色分泌物增加而有异味或搔痒，切莫讳疾忌医，以免病情恶化。此外，生活作息尽量正常，睡眠充足、饮食均衡、避免刺激性（如烟酒、辛辣、油腻及生冷）的食物，也能减轻经期所造成的不适。

正确的性知识

青春期少女在初经出现以后，代表卵巢子宫等性器官的功能已渐趋成熟，性行为之后就有受孕的可能。现在青春期少男少女的思想开放，行为也比较自由，常在懵懂无知的情况下造成未成年怀孕的憾事。如果又以不正确的渠道寻求解决（堕胎），可能导致日后终生不孕的遗憾。青春期少男少女在发生性行为时却未想到可能面临怀孕、堕胎或感染性传染疾病等风险，因此，如何让青春期少男少女正确寻求相关讯息，获得咨询与协助就相当重要。根据调查，青春期少男少女有健康疑问（包含避孕）时，网络是主要讯息来源，其后依序为父母、同学或朋友以及电视节目，仅有不到一成会实际向妇产科医生咨询。妇产科医学会建议，父母应于少女初经来潮后，尽快陪伴她们到妇产科医院或诊所咨询。在此要特别提醒正值青春年华的少女要懂得保护自己，也希望"吾家有女初长成"的父母多付出关心与呵护。

流产容易发生吗?

林珍如医生

流产是指怀孕20周之前发生的妊娠中止，或是产下的胎儿体重不足500克。约有80％以上的自然流产发生于怀孕的前12周（即前3个月），也就是我们说的怀孕早期。那么发生在怀孕前3个月的流产有多少呢？事实上，早期流产还蛮容易发生的，根据统计，100人次的怀孕，约有10～15人次会发生流产，对于一般民众而言可能是难以置信的高比率。

为何会有如此高比率的早期流产机会呢？大部分的原因是染色体异常造成的早期流产，占一半以上。甚至有研究指出，染色体异常可在80％左右的初次早期流产胚胎中被发现。但是，大多数的染色体异常并非遗传，而是随机在父母的卵子或精子形成的过程中发生，因此遇到早期流产的夫妻，我们会认为是运气不好，例如可能是排出的卵子有缺陷，或是精子有问题所造成的。但是，如果若同一对夫妻有三次或三次以上的流产情形，我们会建议这对夫妇做染色体分析和遗传咨询，因为有5％～6％的夫妇的体细胞中会有异常的染色体，会增加再度流产或产下患有先天性缺陷小孩的风险。此外，父母亲的年龄愈高，卵子和精子的染色体异常机会愈高，尤其以高龄母亲的影响较大，相对的早期流产的风险也较高。例如，40岁以上的高龄孕妇其早期流产的几率高达1/3。

其次，有些则是黄体酮不足造成的流产。由于受孕后胚胎着床时，卵巢黄体酮的分泌能使子宫内膜腺体增生、肥厚，形成适合受精卵着床的内膜，并可减少子宫的收缩，以利着床，也就是有安胎的作用，因此在这

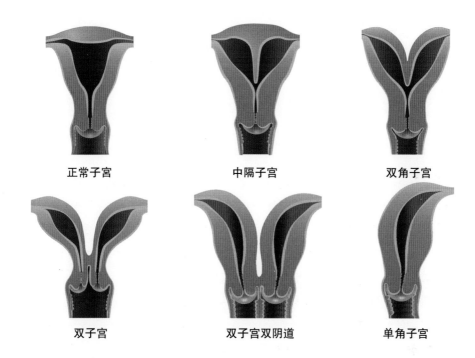

| 正常子宫 | 中隔子宫 | 双角子宫 |
| 双子宫 | 双子宫双阴道 | 单角子宫 |

各种形态的子宫

段期间若是黄体酮的分泌不足，便有可能发生早期流产的现象。

另外，还有一些可能造成流产的因素，例如子宫构造的异常（双角子宫、中隔子宫）、子宫颈闭锁不全等，都可能导致怀孕中期流产。免疫系统的功能异常与生殖系统的感染，也都有可能造成流产。

总而言之，早期流产是相当常见的妇产科问题，初次遇到这种情况的夫妻们一开始都无法接受，常常会认为一定是自己吃了什么不好的东西，或是做了不好的事才会如此。事实上，大部分初次的早期流产等于是大自然的一种筛选淘汰制度，许多异常或有重大缺陷的胚胎都会被淘汰出局，因此抱持着"这次运气不好，下次再加油"的心态，应该就可以准备迎接下次怀孕的到来。

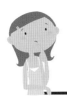

人工流产的危害

江盛医生

妊娠3个月采用人工或药物方法终止妊娠成为早期妊娠终止，也可称为人工流产亦或是堕胎。

人工流产是妇产医生常遇到的情况，根据统计有二到三成的怀孕会以堕胎收场。妇女要求人工流产的情况有很多种，大致上包括：（1）医学性理由：例如重大的先天胎儿畸形、孕妇罹癌、病危、智障、精神疾病或发生重大意外事故。（2）法律性理由：例如强奸、家暴或乱伦等情况。（3）社会性理由：不想要的怀孕，例如避孕失败、结扎后又怀孕、个人生涯规划、外遇或家庭经济等情况。

每个选择人工流产的故事都不相同，堕胎虽然是妇产医生常面临的问题，但也是妇产医生教育训练过程中被忽略的一环。困难之处并不是医学技术层面，从死亡率来看，堕胎也比自然生产安全十倍以上，人工流产的困难是在社会、伦理与法律层面。

怀孕晚期发现胎儿异常是晚期人工流产逾越24周最常见的原因，但执行晚期堕胎常常需要在超声波指引下，先注射药物让胎儿死亡，以避免堕胎不成，反而造成早产，而需要急救的谬误局面。由于技术与争议性，目前只有少数医院的医生愿意承担并提供这项医疗服务。

堕胎的方法很多，各有成功率与失败率的考量，也可能产生并发症和后遗症（见附表）。一般而言，怀孕5～7周以内建议先用药物堕胎，12周以内也可选择真空吸引术、子宫扩刮术等方式。怀孕12周以上，则住院用药物引产，但如果引产失败，则必须考虑其他外科方式来达成堕胎目标。

虽然我国目前没有全国性法律对

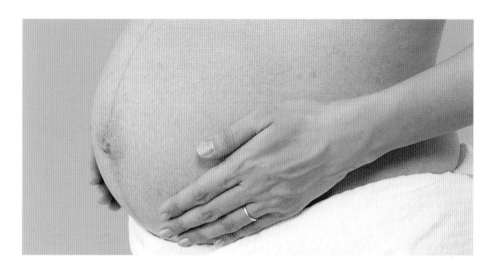

人工流产作出明确规定，但是我们都不能忽视的是，人工流产将会给妇女带来一些无法避免的后遗症和危害。

1.可能导致月经失调；

2.可能导致子宫腔内感染；

3.有可能导致日后习惯性流产，堕胎次数越多流产可能性越大；

4.有可能导致终生不孕；

5.子宫穿孔：妊娠周数越大，危险率越高；流产次数越多，穿孔机会也越大；

6.子宫颈或内膜粘黏：如果操作医生手法太过粗鲁，就很有可能导致子宫颈或内膜受伤、发炎，就有可能产生术后的子宫颈或内膜粘黏、并会引起月经异常，无月经或是量少；

7.子宫颈受伤：操作过程中如不小心，扩张宫颈口的速度太快，可能造成子宫颈的损伤，并造成以后怀孕容易流产的情形，尤其是第一次怀孕或尚未生育的妇女比较容易发生。

8.不完全流产：如果手术实施不完全，少量胎儿组织残留在子宫内，可能影响子宫收缩而造成持续出血或造成粘黏、感染等情况。

还有可能会带来一些心理方面的影响，如产生罪疚感、自杀的冲动、遗憾懊恼、失去自信、降低自尊、绝望无助、憎恨与堕胎有关的人，不能原谅自己、引发噩梦等等心理障碍。

方法	用途	并发症与后遗症
真空吸引术	怀孕6～12周	*出血过多（输血） *子宫穿孔 *肠、血管、输尿管伤害 *子宫颈裂伤（子宫颈闭锁不全） *子宫腔粘连（不孕） *麻醉的并发症 *血栓症 *细菌感染（骨盆腔炎，败血症）
子宫扩刮术 （D&C）	怀孕6～12周	同上
RU486 （Mifepristone）	怀孕7周内使用有80～90%成功率 （200～600mgRU486于36～48小时后，合并前列腺素）	*出血、呕吐、疲倦 *可能需要多次门诊 *疼痛、出血 *不完全流产（10%）
Methotrexate	投药后5～7天再合并使用前列腺素。 失败率约3%～10%	恶心、呕吐、腹泻，白血球减少、血小板减少、口腔溃疡、下痢、出血性肠炎、掉发、肝功能异常等。
Cytotec （Misoprostol）	阴道塞剂或口服	腹泻、发热、腹痛、呕吐等。
子宫扩张取出术 （D&E）	怀孕12～20周	同子宫扩刮术
子宫内药物灌入法	灌入的药物有高张食盐水、前列腺素、尿素等。	血液凝血机能不佳、血钠过多（与子宫内高张食盐水灌入有关）；水中毒；致死性血栓、空气或羊水栓塞症。
子宫切开术		与剖腹生产手术雷同

更年期荷尔蒙治疗指引

黄建霈医生

用途

1.治疗中、重度更年期症状（例如热潮红、盗汗，或并发的睡眠障碍等，或外阴、阴道萎缩引起的干燥、性交疼痛等），无症状或轻症而不影响日常生活者不必使用。

2.骨质疏松症的治疗或骨质疏松症的高危险群的骨折预防。

用法： 1.一般分为两种疗法，雌激素疗法用于子宫切除后的妇女，另一种为雌激素加黄体酮疗法，用于子宫未切除的妇女。常见有口服剂、皮肤贴片以及局部涂抹药膏等剂型。后两者较口服药可减少所需给药剂量，但是可能会引起局部发炎或过敏症状；外阴或阴道萎缩引起的干燥或性交疼痛，建议优先局部使用润滑剂，如果仍不够理想，则可局部涂抹荷尔蒙药膏。

2.患者待症状减轻后，可考虑逐渐降低剂量或停药。更年期的症状，一般来说约有18％的病患少于1年，56％为1～5年，其余26％大于5年，所以建议使用1～4年。停药后仍有症状者，经过医生的评估后，如果可带来好处超过坏处的话，仍可继续使用。

副作用： 常见有恶心、呕吐、体重改变、乳房胀痛、阴道出血等症状，开始使用的前三个月大约有一到三成的患者可能会出现前述症状，大多数的人可逐渐适应，部分症状的严重度也会随用药的期间拉长而减少，而且在停药后症状会消失。

注意事项

1.**使用禁忌症：** 未明原因的阴道出血、乳腺癌或子宫内膜癌患者、肝炎或严重肝功能异常、肺栓塞、深部静脉血栓病史、已知或怀疑为怀孕者，都是被禁止使用的。

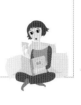

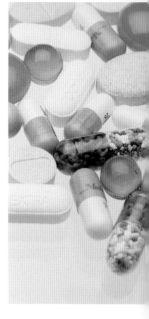

2.应使用有效的最低剂量，其副作用和不良事件发生率可能更低。

3.**乳腺癌发生率**：子宫切除后的妇女如果长期使用口服雌激素疗法者，其乳腺癌年发生率并无明显变化（大约由0.33%略微减少为0.26%）。子宫未切除的妇女，如果长期使用口服雌激素加黄体酮疗法，且使用超过5年者，其乳腺癌年发生率增加0.08%（大约由0.30%增加为0.38%）。不论是否使用，年过35岁的妇女应该每年做乳房检查。

4.**冠状动脉心脏病发生率**：愈早开始使用荷尔蒙疗法，冠状动脉心脏病发生率愈低；使用少于10年者其发生率较未使用者稍微减少；年龄在60～69岁才开始使用，或使用期间为10～19年者，与未使用者发生率几乎相同；年龄在70～79岁才开始使用，或使用超过20年者，反而较未使用者增加。

5.**中风与肺栓塞发生率**：子宫切除后的妇女如果长期使用口服雌激素疗法者，每年发生中风机会增加0.12%，但是50～59岁组发生率几乎相同，每年发生肺栓塞机会稍微增加0.07%。子宫未切除的妇女，如果长期使用口服雌激素加黄体酮疗法者，每年中风与肺栓塞发生率均增加0.08%。

6.**骨质疏松症导致的骨折**：长期使用口服雌激素或雌激素加黄体酮疗法者，髋关节骨折年发生率均减少0.06%。荷尔蒙治疗在预防骨质疏松症导致的骨折已确定有效。有中、重度更年期症状，且并发有骨质疏松症导致骨折的高危险群（如年龄超过65岁，骨密度检查结果偏低，有因骨质疏松症导致骨折的家族史或个人病史，瘦小体型，提早停经，偏食，钙质摄取量不足，有抽烟、喝酒、喝咖啡习惯，缺乏运动者），应优先使用荷尔蒙治疗并可延长其使用期间；无严重更年期症状，但有骨质疏松症导致骨折的高危险群，则应优先使用其他疗法。

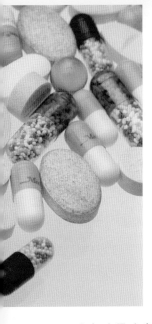

7.大肠直肠癌和子宫内膜癌发生率：稍微减少或无明显变化。

8.老年痴呆症发生率：64岁以下使用者可能稍微减少或无明显变化；65岁以上才使用者，则可能反而稍微增加。

9.死亡率和总体不良事件发生率：年龄在50～59岁开始使用的一般更年期患者或使用期间小于10年者可稍微减少；年龄在60～69岁才开始使用或使用期间为10到19年者则几乎相同；年龄在70到79岁才开始使用，或使用超过20年者则反而稍微增加。

10. 目前医界共识为对70岁以上才想要开始使用者，或使用期间超过20年者，应特别谨慎评估。一般而言，荷尔蒙治疗的绝对危险性相当小，使用者年纪愈轻，愈早使用，期间愈短，剂量愈低者危险性愈小，尤其对心血管疾病、中风、乳腺癌的低危险群或相对较瘦小的东方女性应更小。对卵巢功能早期衰竭或提早更年期者，不论有无更年期症状，建议至少使用至50岁较好。

11. 植物性雌激素等替代疗法，大都只对轻症者较有效，且费时较长、花费较高，长期使用的安全性仍未确定，使用上宜审慎。

12. 荷尔蒙疗法目前已被视为药品，须治疗者才给药，而非补品，有病治病，无病强身；但也非毒品，有百害而无一利。患者应与医生充分沟通及配合，养成良好而健康的生活方式，并定期做健康检查和评估，例如测量体重、血压，检验血脂肪、肝功能，以及做心电图、大肠镜、乳房和妇科检查包括子宫颈抹片等，最好再加上骨质密度测量以及生活方式的评估，才能达到预防疾病或早期发现以及早期治疗的目的，使更年期妇女都能享有健康且优良的生活品质。

13. 若需长期使用荷尔蒙疗法者，则须定期评估是否仍须用药，以及是否好处仍大于坏处再继续使用。

14. 其他因篇幅所限未能详述或尚未明了处，请询问相关医生。

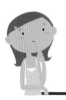

植物性雌激素——停经妇女的救星？

黄建霈医生

时代背景： 2002年在医学界执牛耳地位的美国内科医学会杂志（JAMA）报导妇女健康先导（WHI）研究显示，服用雌激素合并黄体酮连续超过五年者与未服用者比较，其乳腺癌年发生率增加0.08%（40人对32人／每10,000人），心脏疾病年发生率增加0.07%（30人对23人／每10,000人），中风年发生率增加0.08%（28人对20人／每10,000人），血栓年发生率增加0.085%（16.5人对8人／每10,000人）。而大肠癌年发生率则减少0.065%（10人对3.5人／每10,000人），骨质疏松症导致重大骨折年发生率减少0.05%（15人对10人／每10,000人），即每万人每年增加20人发生不良事件，研究结果与过往将荷尔蒙疗法当成补品用、"有病治病、无病强身"的观念刚好

相反。消息一出，全球震惊，加上媒体过分强调其不良反应，而不说明其使用的好处，更使原本在停经后使用荷尔蒙患者有如惊弓之鸟，即使部分患者经与专业医生讨论，建议仍需继续使用雌激素疗法，也大都经不起左邻右舍、家人朋友争相警告而不敢使用。但是，其更年期问题在停药后依然存在，于是有各种替代疗法，如植物性雌激素等纷纷浮上台面，蔚为风潮。

流行病学研究： 东方人得到的"文明病"，即乳腺癌、大肠癌、前列腺癌以及心血管疾病较西方人低得多。两者在饮食上有很大的差别，即东方人摄取大量植物性蛋白质，而西方人几乎都只吃动物性蛋白质；东方人移民至西方的后代则因饮食与西方同化，而导致疾病发生率也随之增加。植物性蛋白质中极少量的成分被称为植物性雌激素者被认为可能与此相关，其摄取量在东西方饮食中差20～100倍。当然，许多慢性病为多种因素造成，绝非饮食此单一因子来决定。但是，如果想以摄取富含植物性雌激素的食物来获得健康，除了需规律且长期食用外，更要配合其他因素，如健康的生活方式才会获得最大的好处。

定义：所谓植物性雌激素乃指一些来自于植物，且可能有人体雌激素功能，或与之有对抗作用的化合物。

特性：它们大都与人体雌激素构造相似，但是只有几百分之一到几万分之一的作用强度。人体代谢只需数小时，所以需大量且长期食用才能发挥效用，其吸收量因人而异，与许多因素相关。其作用表现也受本身浓度和人体内雌激素浓度影响，个体因素差异极大。

分类：可分为异黄酮（isoflavones）、木质素（lignans）与coumestan三类，其中以异黄酮类中的金雀异黄酮（genistein）和大豆素（daidzein）最广为人知，也被研究最多。

来源：目前已知至少有300多种植物含有此成分，其中如大豆、亚麻仁子、苜蓿叶等含量较多，依序分别为成分中含异黄酮（isoflavones）、木质素（lignans）与coumestan最多者。而其他豆科植物、青菜、水果、五谷杂粮或某些中药材也有。我们常吃的食物中以大豆含量最多，其他食物仅大豆含量的几百到几十分之一，不易达到有效量。因此，常听说大豆异黄酮，其制品如豆粉、豆腐、豆浆、豆干、豆腐皮、酱油等均有，但其制造过程对产品中的含量影响甚大。

含量：每克大豆约有一毫克（0.2～1.6mg）异黄酮，而每克大豆蛋白质有2～5毫克异黄酮。

身体所需量：

1.**降低胆固醇**：每天约需食用50毫克异黄酮，即约25克大豆蛋白质（约200克豆腐或500毫升豆浆）。

2.**维持血管弹性**：需40～80毫克异黄酮；如果用来治疗热潮红等更年期症状也是大约这个剂量。

3.**预防骨质疏松症**：在目前有限

雌激素、大豆异黄酮、大豆蛋白质的作用

	雌激素	大豆异黄酮	大豆蛋白质
血脂蛋白	＋	？	＋＋
血管功能	＋	＋？	＋
动脉硬化	＋	？	＋
骨	＋	＋？	？
脑	？	？	？
癌症	±	±	？
更年期症状	＋	＋？	？
明显副作用	可能有	？	？

＋＝有益；＋＋＝非常有益；±＝有好有坏；？＝不知道；＋？＝可能有益但仍未定

研究中大都需要50毫克以上的异黄酮。

优点：植物性雌激素很少引起停经后出血以及乳房胀痛等动物性雌激素的副作用，而且不必搭配黄体酮使用。

缺点：效果慢出现，价钱较高。

使用禁忌：与传统雌激素制剂几乎相同。

副作用：目前在人体并无报告显示，从正常饮食中摄取植物性雌激素造成不良的影响，即使婴儿整天均食用大豆配方奶粉也没有不良报告，但在其他动物身上却有发生过。目前仍需有更多长期研究来确定提炼的植物雌激素制剂的安全性，市面上贩卖的商品除了少数外，大多未有相关的人体研究报告可供参考。

其他作用：防癌、抗氧化。

建议：无更年期症状或轻微者可以不必使用荷尔蒙制剂，若严重到影响日常生活者应考虑使用，但需经专科医生评估以及保持健康生活方式，使发生心血管疾病和乳腺癌危险因素降到最低。另外，可考量多食用大豆蛋白质，如此对心血管和肾脏都有利，但是痛风以及糖尿病患者，若需大量食用豆类制品，最好经专科医生评估、讨论以及定期检查然后采行，或采取其他替代疗法。植物性雌激素制品，长期使用的疗效和安全性虽有许多研究，但仍未确立，所以使用上宜审慎。目前植物性雌激素疗法无法取代正规的女性更年期荷尔蒙疗法。

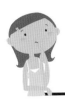

认识经前症候群

吴嘉训医生

相信有许多女性曾有过周期性的情绪异常，及生理不适。若仔细观察，会发现这种现象通常发生于月经来潮的前几天，这些症状统称为经前症候群。有研究报告指出，80%～90%的妇女，在30、40年的月经周期中，都经历过不同程度的经前症候群的困扰。其中，更有3%～8%的人会严重到产生经前絮乱症（premenstrual dysphoricdisorder,PMDD），这是一种精神病学上的诊断，表示情绪障碍已严重到会影响日常的生活机能。

在临床上，所谓的"症候群"是指一种疾病，常会同时出现某些症状。经前症候群，顾名思义，这些症状出现于月经之前，精确地说是发生于黄体期（排卵日起至月经来潮之间的14天）。大部分病人的症状开始于月经来潮之前的4～10天，到了月经来潮，症状就会逐渐消失，直到下次月经前的这段时间又再次出现。

经前症候群包括的症状相当广泛，可分为以下几个层面：

1.情绪层面：包括紧张、焦虑、情绪低落、躁动、沮丧、易怒等。

2.行为层面：包括消极退缩、倦怠、嗜睡、厌食等。

3.认知层面：会有注意力不集中的情形。

4.身体层面：背痛、头痛、乳房胀痛、关节及肌肉痠痛、恶心等。

5.代谢层面：水分滞留体内造成腹胀、体重增加、水肿，许多病人会因喉部水肿造成声音沙哑、喉咙痛，而误认为自己是反复的感冒。

6.运动层面：协调力变差、眩晕等现象。

7.神经层面：包括肠绞痛、腹泻、盗汗、心悸等症状。

8.其他：如青春痘、发质干涩。

这些症状包涵了生理与心理层面，现代妇女在职业以及家庭压力愈来愈重的负担下，每个月面临这样的煎熬实在是一个必须重视的问题。所幸约40％的经前症候群是属于轻度的，往往只有轻微的体重增加、头痛，以及些许的情绪异常。至于是什么原因造成经前症候群目前还不完全清楚，因为经前症候群都发生在月经周期的黄体期中，所以长久以来都认为这与体内荷尔蒙的变化有关系。但是，究竟是什么样的内分泌失调造成经前症候群，目前还没有完全的了解。最近研究发现，可能和醛类脂醇（Aldosterone）、女性荷尔蒙、黄体酮、脑内神经传导物质等内分泌有关。

对于经前症候群的治疗，根据美国妇产科学院（ACOG）的建议，可以分成几个阶段来进行：

1.生活型态的改变：因为经前症候群是一种周期性的症状，因此到了接近症状发作的这段时间，应该避免摄取咖啡因，而且应该戒烟，加上规律的运动、补充营养（钙质、维生素

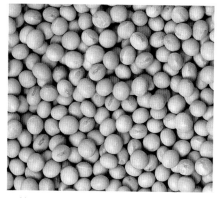

B_6 等），以及充足的睡眠等。

2.药物治疗：使用的药物大致可分为抗焦虑药物、内分泌调节药物以及口服避孕药。目前新一代含有Drospirenone（DRSP）的口服避孕药，已经证实对治疗经前症候群有很好的效果，并可减少全身性的副作用。可作为治疗的首选药物。

3.对于严重的经前焦虑症可能需要以药物持续地治疗几个星期以上，再观察临床上的治疗效果。

由于前面曾提到约40％的经前症候群是属于轻度的，因此对多数的患者而言，认识经前症候群并且有恒心地调节生活形态，必要时加上药物治疗，大多数的病人可以缓解这些不适，挣脱每个月的魔咒。

认识目前常用的避孕方式

黄建霈医生

你知道吗？根据统计，世界上有40％的人口为非预期中怀孕生下的，可见避孕的知识或器材及其使用方式在一般大众仍普遍不足或不正确。有些经期不准的妇女常把排卵性出血当成月经要来了，就认为不必采取避孕措施，结果就"意外"怀孕。另外，约有八成使用口服避孕药的女性曾经有忘记服药的经历，而忘记服药可能伴随着非预期的怀孕，或因担心可能怀孕而有沉重心理负担等困扰，因此仍需利用紧急避孕药来帮忙，或得面对避孕失败的结果（3％～8％／年），甚至也有造成乱经，或未婚怀孕而需接受人工流产，导致有些人并发子宫粘黏造成将来不能再怀孕等不良情况，你真的不可不慎!

目前常用的避孕方式如下：

一、口服避孕药（目前只有雌激素加上黄体酮的剂型）

主要作用机转有：

1.抑制排卵。

2.使子宫颈黏液黏稠干涩，而使精虫无法穿过子宫颈。

3.子宫内膜发生变化而让受精卵无法着床。

一般于月经来潮的5天内开始吃第一颗药，此后每天尽量固定相同时间服用一颗药，直到21颗药吃完为止，大都于吃完的七天内月经会来潮，28颗剂型的避孕药中，最后7颗为补血药。若有下述状况，应禁止使用：

1.怀孕或哺喂母乳的妇女。

2.急性肝病或较厉害的肝功能异常者。

3.有心血管疾病和血栓患者。

4.超过35岁且抽烟者。

5.长期卧床且不下床活动的患者。

过去口服避孕药常见的副作用，如体重稍微增加、水肿、乳房胀痛、恶心、呕吐、头痛等，现在因药物制作朝向低剂量的雌激素，或开发出新的黄体酮后已较少见，且具有调经、减少痛经和经血量的附加好处，甚至某些特殊避孕药还有改善经前症候群或治疗青春痘的作用。

事后避孕药应只作为无避孕措施的性交后紧急补救的用途，一般需于72小时内使用，但约有3%妇女仍然怀孕，因需短时间内服用高剂量的荷尔蒙药物，经常导致异常出血、乱经、恶心、呕吐、头痛等副作用，所以不应作为常用的避孕方式。另外，长期注射针剂荷尔蒙可能导致局部组织坏死或感染化脓的不良副作用，临床上不建议常规使用。

1.**避孕贴片**：原理、适应症以及使用禁忌与口服避孕药大致相同，但比起口服避孕药较少有全身性副作用，所以可减少经肝脏代谢的影响。通常于月经来潮的5天内贴第一片，此后每7天换新，直到当月贴完三片，大都于取下第三片的7天内月经

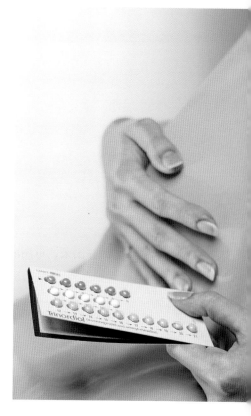

会来潮。某些使用者可能有局部皮肤过敏的现象。

2.**阴道内避孕环**：原理、适应症以及使用禁忌与前两者大致相同，但比口服避孕药物也是较少有全身性副作用，所以可减少经肝脏代谢的影响。本身为一柔软有弹性，内含药物约5厘米直径及0.4厘米厚度的透明环

状物，会定量释放低剂量荷尔蒙药物，经阴道上皮吸收后发挥作用。而且每个月只需于月经来潮的5天内自行置入阴道深部，放置约3周后自行取出即可，大都于取出后7天内月经会来潮。就算忘记取出，多放一到两星期也无大碍。绝大多数使用者于性行为并无不适的感觉，而且有减少经血或痛经的附加好处。虽然有2%自行掉出阴道的几率，熟悉放置后几率会减少。如果真的掉出来，可用清水或加上不具刺激性的肥皂清洁后擦干，3小时内放回阴道内，仍有相同的避孕效果，所以性行为中就算掉出也不必暂停。放置子宫内避孕器后，有时性行为时若残余线头剪得长短不恰当，或避孕器移位后，会有线头刺到男性生殖器的可能，但是新型避孕环则无此问题。发炎或阴道分泌物多而需要治疗时也不会影响治疗过程，而且不必取出后再治疗。

3.子宫内避孕器

主要原理为：

(1)子宫内置入异物导致局部发炎反应，因而引起子宫收缩和免疫反应，造成精虫或受精卵被攻击而消灭，或使受精卵不易着床。

(2)现在的避孕器上大都含有铜的成分，可干扰精虫活动和受精卵着床。

(3)使输卵管加速运动造成卵子快速通过而减少受孕几率。

子宫内避孕器通常较适合生产过的妇女使用，一般可于月经刚结束时将避孕器置入子宫内，或有紧急避孕需求时于性交后5天内置入子宫内。但少数不适应者可能有阴道分泌物增加、骨盆腔炎、经血量增加、经期较长或痛经较厉害的问题，大多可逐渐适应或经处理后改善。一般3～5年需换新，若无避孕需求或停经时须再找医生取出即可。有些妇女如果有子宫肌瘤或骨盆腔炎等易导致经血量增加或导致感染的问题者，或有不明原因的阴道出血尚未查明原因和解决者不适合使用。子宫内避孕器不失为生产过的妇女一个便宜又方便的选择。

4.子宫内投药系统：大致上与装置避孕器者情况相同，不同的是此装置有长期缓慢释放黄体酮的作用，所

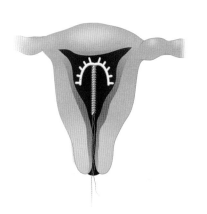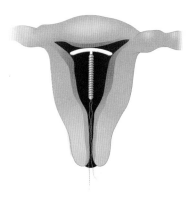

常见之子宫内避孕器装置图。母体乐（左），及乐母丽（铜—T）（右）。

以也有如口服黄体酮般的作用机转，因此它的避孕率较一般避孕器更高，而且有减少经血量和减轻痛经的好处。不过，价钱较高，并可能有不正常子宫出血的副作用。

5.**皮下置入型避孕器**：原理、适应症和使用禁忌与口服避孕药大致相同，通常避孕效果相当不错，全身性副作用也低。但是，置入与取出均须由医生于局部麻醉下切开皮肤后执行，若不合时只有安排手术取出，目前使用者较少。

6.**结扎手术**：原理为避免精虫与卵子相遇而受精，为一永久性的避孕措施。若决定不想再怀孕时可请医生安排手术进行，伤口大约1～2厘米，通常不必住院，或可于自然产后住院期间或剖腹产进行时顺便做最好，大致上是一种相当安全且方便的避孕方式。不过，临床上也不乏后来又有怀孕需求者要求再接通已结扎的输卵管或输精管，例如离婚后再婚或子女意外死亡。但是，再接通率一般约八～九成，手术需较大的伤口才能进行，一般10厘米左右，须住院且费用约需一到二万元。最好想清楚或应该不会再想怀孕的年龄后再做比较好。许多人对结扎有不正确的观念，认为会发胖或影响荷尔蒙分泌，实际上是不会的。

7.**男用保险套**：原理为避免精

虫与卵子相遇而受精，必须于男性生殖器进入阴道前先戴好，并于性交过程中全程使用才可有效避免精虫进入女性生殖道内导致怀孕。但是，临床上常有失败案例，多为破损或使用方式不正确所致，如射精后仍没有立刻抽出阴道，导致精液从缩小的阴茎与保险套的空隙渗出等。大多数人于学习正确方法后可自行使用，一般无禁忌症也无特别副作用，除少数人对其材质有过敏现象外。此外，保险套可减少性病的传染，只要使用正确的话，是一种相当安全方便的避孕方式。

8.女用阴道避孕隔膜：大体上与使用男用保险套原理相同，但使用上较麻烦也较不普遍。

9.阴道内杀精剂：原理为杀死进入阴道的精虫，一般须提早于性行为前置入，置入后效果大约只有1小时。如果间隔2小时以上须重复补充才有效，而且性交后6小时内不能冲洗阴道，避孕效果较差（失败率5%～12%／年）。如果为附在隔膜上

的杀精剂，因为还有隔膜的第二重保护，避孕效果比较好（失败率1.5%～3.8%／年）。

10. 安全期法：原理为避免排卵期行房，以免精虫与卵子相遇而受孕，一般须周期规律者使用较理想，否则常易弄错排卵期而导致避孕失败。通常以月经最短周期天数减去18，最长周期天数减去11，两者期间为危险期易受孕，反之则为安全期。如果搭配测量妇女的基础体温，待高温3天后再性交，其失败率会降低。

11. 性交中断、阴道冲洗等其他方法：原理为避免或减少精虫进入女性生殖道，但初始的阴茎分泌物中可能已有精虫或射精后精虫已快速进入子宫内，所以失败率相当高，而且后者还可能导致阴道或骨盆腔炎，临床上建议最好不要使用。

现代妇女对于如何避孕，实在应该有正确的认知，并与医生充分的配合与沟通，才能选择出适合自己的避孕方式，避免将来一再深陷困扰。

附表：目前常见的避孕方式

	使用方式与周期	理想（实际）避孕失败率/年	大约费用	备注
口服避孕药	每天吃	0.1％～0.5％（3％～8％）	4～120/月	不能忘记吃
避孕贴片	每周换新	<1％（1％～2％）	40/片	偶见皮肤过敏
阴道避孕环	每月置换一次	0.6％（1％～2％）	120/个	阴道分泌物稍增自行排出率为2％
子宫内避孕器	3～5年换新	0.6％～2％（1％～5％）	200/个	须医生置入少数经血量增加或发炎机会增加
子宫内投药系统	约3年换新	0.2％（0.5％～1％）	1600/个	须医生置入可减少经血痛经
皮下植入式避孕器	约5年换新	0.03％～0.05％（相同）	1200/次	须手术置入取出
结扎	永久	<0.1％（0.1％～0.4％）	4000/次	可逆性差
保险套	每次用	2％～6％（10％～50％）	2～6/次	须全程戴可能破损或漏出
杀精剂	每次用	5％～12％（20％～25％）	2～20/次	须事先置入
安全期法	每月计算	1％～9％（15％～25％）	无	须周期准确较好
顺其自然	随意	43％～90％	无	不算避孕法

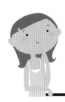

避孕药的简介

胡玉铭医生

　　避孕药是目前世界上各国使用的避孕方法中最普遍的一种，其成分主要为合成的动情素与黄体酮，最早的避孕药在上世纪60年代初即已上市。其主要作用机转有：(1)抑制排卵；(2)使子宫颈黏液干涩而精虫无法穿过子宫颈；(3)子宫内膜发生变化而让受精卵无法着床。

　　避孕药的成分主要有动情素与黄体酮，随着时代的进步，动情素与黄体酮依剂量及成分的不同，避孕药可分为第一代、第二代与第三代。

　　由于早期第一代的避孕药动情素剂量较高（高于50微克），易有恶心、呕吐以及乳房肿胀等副作用。另外，动情素本身会引起血液中凝血因子的上升，而易引起静脉血栓，因此有第二代避孕药的产生，它降低了动情素的剂量（30至35微克之间），大大地降低了恶心及呕吐的副作用。但是，有少数人吃了会有青春痘、体重以及血脂肪增加的副作用，为了改善这些情况，接着有第三代的避孕药，采用第三代的黄体激素，改善了以上的副作用。

　　目前市面药房经常贩售的避孕药几乎都是第二代、第三代或三代的极低剂量动情素避孕药（如mercilon，只有20微克的动情素）。第三代和第二代的差异为改变黄体酮的成分，第二代避孕药黄体酮是norethindrone类，第三代避孕药所含的黄体酮使用的是desogestrel或是gestodene，使血中睾丸激素下降，而使得青春痘症状有改善的效果。有调查报告指出，第三代避孕药其静脉血栓的形成有增加的趋势，但大致来说，此种危险性仍然很低，因此可安全使用。

另外，也有新型黄体酮可抑制细胞的雄性激素接受器，此类新型黄体酮有Cyproterone及Drospirenone两种。

黛丽安（Diane-35）成分中含有两种荷尔蒙：cyproterone acetate 2mg（具抗雄性素作用的黄体酮）和ethinylestradiol 35mg（动情激素）。Diane35因为含有Cyproterone，具有抑制雄性激素对于接受器的作用，因此可以用来治疗因雄性激素反应过强的相关症状，有助于改善女性皮脂分泌过剩和青春痘，建议使用3个月。

Yasmin含有Drospirenone，Drospirenone同时具有抑制雄性激素对于接受器的作用和抗矿物皮质酮的作用，因此可以用来治疗因雄性激素反应过强等相关症状，有助于改善女性皮脂分泌过剩和青春痘，也可改善由雌激素引发的体液滞留产生水肿、体重增加、乳胀以及经前症候群，这种避孕药必须长期使用。

YAZ悦姿锭，每锭含独特黄体酮drospirenone（3mg）及超低剂量的ethinylestradiol（20μg）。YAZ悦姿锭是目前经临床证实可改善因经前不悦

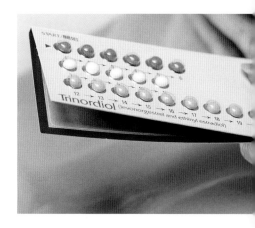

症产生的情感性（emotional）以及生理性（physical）相关症状的超低剂量口服避孕药。

近年也发展出皮肤贴片Evra，其成分为第二代的避孕药，此药的好处是一星期贴一次即可，不用天天吃药。同时皮肤贴片为低剂量慢慢吸收，因此较不易发生体重增加的副作用。此外，避孕药成分的黄体酮可做成避孕器，如Mirena，此种避孕器对于经血过多和痛经的子宫内膜异位症、肌腺症、子宫肌瘤的患者，可改善严重经痛和经血过多的问题。

口服避孕药的禁忌包括：1.怀孕妇女；2.高血压；3.有心血管疾病和血栓患者；4.超过35岁且抽烟；5.长

期卧床且不移动的患者。这些情况比较容易引起血栓，所以不宜使用避孕药。

避孕药的副作用：少数初次服用的妇女可能一开始会出现轻微的恶心、水肿或乳房触痛等症状，以及点状出血等现象。但是，此现象可于连续服用至第2～3包后解除。若偏头痛的频率增加或更严重（可能是脑血管疾病的前兆），应马上停药就医。

事后避孕丸也是一种避孕药，其主要成分为高剂量的黄体酮，如后安锭高剂量的黄体酮，一般在性交后72小时内服用第一颗，12小时后再服第二颗，避孕效果可达99％。事后避孕丸也有一颗高剂量的黄体酮剂型（1.5mgnorethindrone），在性交后72小时内服用一颗即可。

新一代事后避孕药艾伊乐（Ella,Ulipristalacetate）（30mg）为黄体酮接受器的拮抗剂，与黄体酮接受器有高度亲和力，可用于无防护性交120时（5天）内，为紧急避孕下的使用，但不建议取代常规的避孕方法。

避孕药的好处在于除了它是一种安全可靠的避孕方式，也可以减少卵巢癌、子宫内膜癌、子宫外孕、卵巢功能性囊肿的机会，也可以减少痛经，减少月经血量，改善贫血的问题。

总之，避孕药的使用有其效果和副作用，应询问医生的专业意见后再使用较为安全。

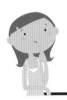

令人闻之色变的子宫外孕

翁仕贤医生

倩如是一位32岁，育有2位女儿的全职妈妈，先生在中国的台商公司上班，夫妻俩总是聚少离多。这几天倩如一直觉得下腹闷闷的痛，月经已经过了2个星期没来，起初她不以为意，心想月经就快来了。没想到今天送小孩上学后，下腹部竟然痛到无法忍受，不得已只好到医院挂急诊。经过医生检查评估，怀孕试验呈阳性反应，阴道超声波发现子宫内没有妊娠囊、左侧卵巢附近有4厘米大的异常肿块，同时有大量的腹内出血。医生告诉倩如这是子宫外孕破裂并发内出血的状况，必须紧急安排手术治疗。倩如听到这个消息，心里十分害怕无助，又担心两个女儿放学时没有人可以接送。

子宫外孕是什么？

胚胎正常的情况下应该是在子宫内着床发育，如果胚胎着床在子宫以外的地方，就称为"子宫外孕"。95％的子宫外孕发生在输卵管，发生在卵巢、腹腔等其他地方的子宫外孕比较少见。

何种情况下易发生子宫外孕？

输卵管是精子和卵子结合的地方，它有一个很重要的功能就是把受精卵形成的胚胎输送到子宫内着床。因此，输卵管如果不健康，运送胚胎的功能受损，胚胎便容易在输卵管着床，而发生子宫外孕。

曾经接受输卵管手术，包括结扎手术以及输卵管重建或整型手术，发生子宫外孕的几率会增高。另外，曾经有过骨盆腔发炎病史者，因为输卵管部分阻塞也容易发生子宫外孕，尤其是淋菌和披衣菌时感染会破坏输卵管的功能，也会引起

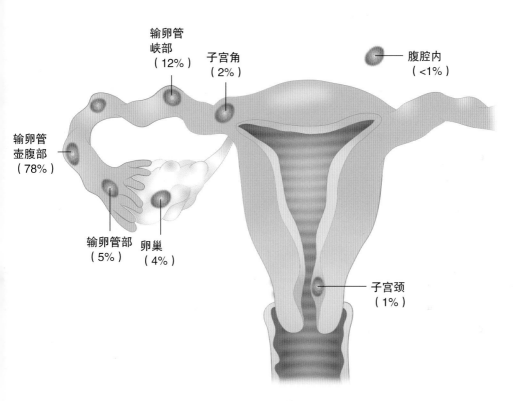

输卵管
峡部
（12%）

子宫角
（2%）

腹腔内
（<1%）

输卵管
壶腹部
（78%）

输卵管部
（5%）

卵巢
（4%）

子宫颈
（1%）

子宫外孕各部位发生几率

卵巢输卵管附近的沾黏，甚至造成不孕的结果。其他如接受人工生殖技术，若输卵管功能异常或有病变者也容易发生子宫外孕。

子宫外孕有什么症状？

子宫外孕的临床症状和怀孕时间的长短有密切相关。刚开始时通常是没有任何症状，唯一的现象就是因为怀孕而月经过期没来。随着怀孕的进行，患者可能会有少量的阴道出血或是下腹疼痛的症状。等到子宫外孕破裂造成内出血时，腹痛渐渐加剧。如果内出血过多会有心跳加快、血压下降的症状，甚至发生休克而危及生命安全。

子宫外孕如何诊断？

目前子宫外孕的诊断主要是依据超声波诊断，必要时配合抽血检查血液中的怀孕指数（人类绒毛膜激素β-HCG）来鉴别诊断。

如果验孕呈现阳性反应，超声波检查发现子宫内没有妊娠囊的存在，而卵巢输卵管附近有异常肿块并并发有腹腔内液体堆积（腹内出血）时，这种情况要高度怀疑是子宫外孕。有时候超声波可以在子宫以外的地方（如卵巢输卵管附近）看到妊娠囊、胚胎和心跳，此时更可以确定诊断为子宫外孕。当诊断上有疑问时，配合血液中的怀孕指数β-HCG浓度也可以早期诊断子宫外孕；如果β-HCG的浓度大于1,500mIU/dl，而且持续上升，阴道超声波却仍然找不到子宫内的妊娠囊时，也必须高度怀疑是子宫外孕。

子宫外孕如何治疗？

子宫外孕的治疗有手术治疗和药物治疗。腹腔镜手术是治疗子宫外孕的第一选择，若腹内大量出血产生休克的紧急情况，应该迅速采取剖腹手术止血。在某些特殊情况下可以选择药物治疗。

1.腹腔镜手术：95％的子宫外孕发生在输卵管，早期发现输卵管怀孕时，腹腔镜手术可以把输卵管切开，移除输卵管内的胚胎组织，止血后保留输卵管。另一种手术方法则是切除发生子宫外孕的输卵管，尤其当输卵管已经被子宫外孕严重破坏的情况下。如果患者选择保留输卵管，必须注意可能有残留的胚胎组织在输卵管内，形成持续的子宫外孕，需要再一次的治疗，而且未来这条输卵管再次发生子宫外孕的几率也会比较高。

保留输卵管的目的无非是希望增加未来的怀孕几率，其实目前有许多研究证实，若患者另一侧输卵管是健康正常的，保留发生子宫外孕的输卵管对以后的怀孕率没有太多的助益，却明显增加再次子宫外孕的可能。建议在手术前应该和医生详细讨论手术方式，以及输卵管保留与否的利弊。

2.药物治疗：对于早期的子宫外孕，如怀孕周数小于6周、尚未出现

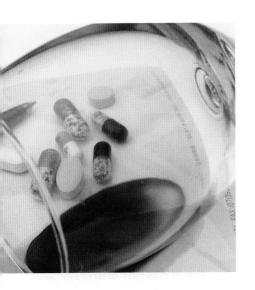

胚胎和心跳、子宫外孕肿块小于3厘米，且未破裂造成内出血，若患者情况稳定而且肝肾功能正常，可以肌肉注射Methotrexate（MTX）药物来破坏子宫外孕的组织，接着子宫外孕的组织萎缩并被病人自行吸收而消失。注射后须持续抽血检查怀孕指数β-HCG的下降以评估治疗效果，要注意的是追踪期间仍有破裂内出血的可能，约有5％的患者会药物治疗失败，需要再一次手术治疗切除子宫外孕组织。

3.保守观察治疗：很少数的子宫外孕有可能慢慢萎缩并被身体自行吸收分解，这种子宫外孕不需要手术或药物治疗，临床处理上只要安排一系列的抽血检查怀孕指数β-HCG，如果怀孕指数顺利大幅的下降代表子宫外孕已经自行吸收分解。要特别提醒的是追踪过程中一定要遵从医嘱按时抽血，如果怀孕指数没有顺利下降仍有可能需要进一步的手术或药物治疗。

子宫外孕这个令人闻之色变的疾病可能发生在任何一个生育年龄的女性，轻则影响未来的生育能力，严重时甚至危害生命。建议生育年龄的女性随时提高警觉，当有月经过期或阴道异常出血时，可以先自行验孕排除怀孕的可能。若有怀孕尽快就医，确认是否正常子宫内怀孕，以排除子宫外孕的可能。如果同时有持续下腹疼痛的症状，更应该迅速就医、及早治疗，以免发生令人遗憾的后果。

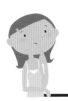

子宫角怀孕，一定要开刀吗？

黄闵照医生

子宫角怀孕为较少见的子宫外孕，占所有子宫外孕的2％～4％。因为其特殊着床位置，常常无法早期诊断，因此造成破裂大出血，故传统上处理子宫角外孕，仍行剖腹式子宫角切除或全子宫切除。

近年来，因为超声波和血液怀孕绒毛膜指数（β–hCG）检验技术的进步，早期诊断子宫角怀孕，尤其是在未破裂之前便能确定，使得保守性治疗和腹腔镜手术在处理子宫角外孕上有相当的发展空间。

对于子宫角外孕的保守性治疗，包括以化学药物（Methotrexate）和手术保留子宫角的子宫角切开术。根据统计，以化学药物治疗成功率约83％，为目前最常见的治疗模式，和处理持续性葡萄胎的针剂疗程类似，平均1～2次的疗程即可达成疗效，

但需要长时间的追踪。一旦血液中β–hCG下降速度缓慢，或治疗后胚胎仍持续有成长的现象，尤其有内出血时便要积极地以手术治疗。

文献上利用腹腔镜处理子宫角子宫外孕的最早报导，是由Reich于1992年提出，利用腹腔镜行子宫角切除，日后才发展出保留子宫角的腹腔镜子宫角切开术。利用腹腔镜开刀的最大困难在于如何快速止血，因为子宫角外孕的位置再加上血流丰富，如何发展出一套快速有效的止血方式便成为腹腔镜手术最大的挑战。

目前开刀中协助止血的技术，有利用vasopressin（血管收缩素）作子宫角肌肉注射，以减少局部血流降低出血量，其他可利用子宫动脉上升支的阻断或利用双极电烧止血，止血纱布（surgical）或止血凝胶（fibringlue）

协助完成止血。以马偕医院经验，除非已经破裂造成大量出血，子宫角怀孕大都也能成功地利用腹腔镜完成手术，并保留子宫角。

目前并无任何学理上的证据指出，哪些病人可以接受化学药物治疗，或采用腹腔镜手术。但是，如果病人生命征象稳定，子宫角仍未破裂时，传统剖腹式子宫角切除或全子宫切除不应该是唯一的治疗方式，利用化学药物治疗或腹腔镜保留子宫角手术或许是另一种选择。

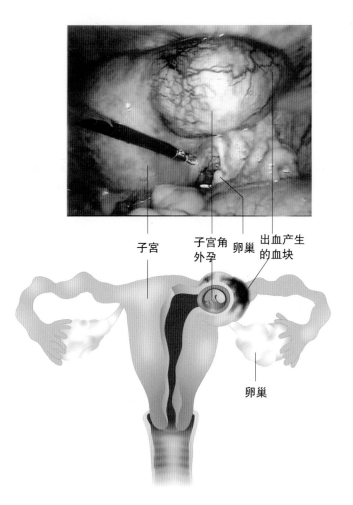

子宫角外孕

经血过多的治疗

谈子宫内膜破坏术

黄闵照医生

一般而言，经血过多定义为每次月经出血量大于80毫升。临床上，病人可能因月经有血块或经血像水般流出而造成贫血。根据国外统计资料，月经量过多造成贫血是最常见进行子宫切除的原因。但是，毕竟子宫切除是较大的手术，有一定的机会发生并发症，所以医学界不断研发出较新、较简单的止血手术，来解决经血过多的问题，也可避免不必要的子宫切除。

上世纪90年代初期，便有妇产科医生利用子宫腔镜手术将子宫内膜切除，或利用激光方式及电烧球方式将子宫内膜破坏，须知经血就是子宫内膜的剥落所形成的。一旦有效地将子宫内膜破坏，便可以大大降低月经量，甚至达到无月经的可能，因此而改善贫血及其造成身体不适的现象。

传统利用子宫腔镜手术，的确能有效解决病人经血量过多的问题，并进而避免不必要的子宫切除。但是，子宫腔镜的操作和学习也不是一般人马上可以训练上手，而是需要一段训练养成时间，所以一些新的子宫内膜破坏仪器便研发上市。

新一代子宫内膜破坏术，包括热水球烧灼法、热水灌注法、微波子宫内膜破坏器、双极射频子宫内膜破坏术等。其方法、仪器均不同，但是原理都是将一个可产生子宫内膜破坏的器械，如热水球、热水、微波探头、双极电烧板等置入子宫腔内加热，形成子宫内膜的破坏。此类器械经过不断的试验，其烧灼破坏的程度，仅限于子宫内膜而已，不会穿过子宫壁造成腹腔肠道的受伤。

但是，并不是所有人都可以接受

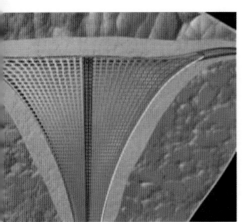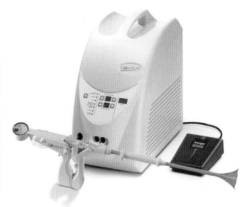

第二代子宫内膜破坏术

这种手术，目前建议治疗经血过多的病患可采取这种手术治疗，少部分的痛经病人在治疗后改善，但因为子宫内膜破坏后，对于以后生育着床会有影响，所以必须是没有生育考虑的病人才可以施行。

曾接受过子宫肌瘤切除或其他子宫手术者，如剖腹生产者，须经医生加以评估后，才能进行此一破坏手术。最主要原因是因为子宫接受手术过后，可能伤口处的子宫壁较单薄，进行热烧灼或切除子宫内膜时，可能会造成热能传导出子宫造成周边器官受伤或子宫破裂。此外，子宫内膜有病变或癌变的人也不建议，以免影响日后的追踪治疗。

新一代的手术如热水球烧灼法、热水灌注法、微波子宫内膜破坏器、双极射频子宫内膜破坏术等，比起传统子宫腔镜手术更容易学习，手术时间也仅3～5分钟，甚至病人不需在麻醉下即可进行，一般成功率将近九成。

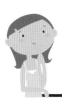

妇女下腹痛

王有利医生

下腹疼痛是妇产科门诊和急诊中常见的病兆。它不但困扰很多妇女同胞，对妇产科医生而言，不论是诊断与治疗常常是重大挑战。造成妇女下腹痛的原因如下：

一、子宫外孕

胚胎着床于子宫腔外，称之为子宫外孕，但是有95％的子宫外孕着床于输卵管中。因为胚胎于输卵管中成长而造成输卵管肿胀，进而引发腹部局部疼痛。如果未被察觉处理，常常会造成输卵管破裂引发腹腔内出血，此时则会造成广泛性的腹痛，同时伴随心跳加速、眩晕等贫血症状以及大量的腹内出血，甚至会造成休克。

二、卵巢肿囊破裂

功能性卵巢囊肿（如滤泡、黄体囊肿）是最常发生破裂的卵巢囊肿。

排卵时滤泡破裂出血会造成妇女轻微腹痛，而黄体期肿大的黄体囊肿常因外力（如性行为）或自发性破裂导致内腹内出血，从而造成类似子宫外孕破裂的腹痛症状。

三、子宫附属器扭转

卵巢、输卵管或输卵管旁囊肿产生扭转，都可能导致子宫附属器缺血和急性腹痛。病人除腹痛外，在内诊和超声波检查时可发现肿大且具压迫疼痛感的骨盆腔内肿块，此外还常伴随轻微的体温上升和血液中白血球增加，应立即接受手术治疗。

四、骨盆腔炎

骨盆腔炎是由多种细菌造成的妇女生殖器官上行性感染的发炎病症，病患除了急性骨盆腔疼痛外，常伴随发烧、阴道脓样性分泌物增加。有些

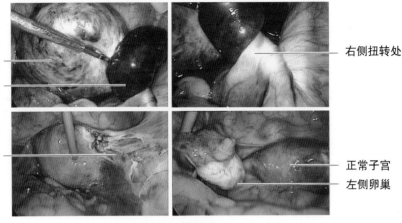

右侧卵巢囊肿
右侧输卵管扭转
右侧扭转处
右侧切除处
正常子宫
左侧卵巢

子宫附属器扭转

病患同时伴有恶心、呕吐的症状，严重时甚至可形成卵巢输卵管脓疡。治疗上，主要须先给予抗生素治疗，若脓疡破裂或抗生素治疗无效时，才考虑进行手术治疗。

五、急性阑尾炎

阑尾炎是造成妇女急性骨盆腔疼痛，而源自于肠胃道疾病最常见的原因，阑尾炎的位置靠近骨盆腔，而且临床症状也类似骨盆腔发炎。典型的急性阑尾炎，一开始会有上腹痛以及恶心、呕吐，然后疼痛会转移至右下腹部，但是并非每一个症状都有典型症状。治疗上，必须接受紧急手术切除发炎的阑尾，否则一旦病情恶化可能导致急性阑尾炎破裂而造成广泛性腹膜炎，如果治疗无效可能有生命危险。近年来有抗生素疗法，先打抗生素，6周后再进行腹腔镜手术。

六、泌尿道发炎

膀胱炎是妇女常见的泌尿道感染，其症状包括耻骨联合上方下腹痛、尿频、尿急、解尿疼痛以及血尿等，尿液检查可发现白血球、红血球和细菌等，治疗上须给予抗生素治疗，同时要多喝水、勿憋尿。

总之，妇女下腹痛除了妇科原因外，也可能由肠胃道以及泌尿道疾病而引起，不同的疾病处理方式也不同。妇女同胞若不幸发生下腹痛的症状，此种疼痛持续性地存在，而且短时间内无缓解时应尽早就医，以便给予正确的诊断与治疗。

骨盆腔炎

吴嘉训医生

骨盆腔炎的定义，从字面上就可以了解。更精确的描述是：卵巢输卵管和骨盆腔腹膜的发炎反应，这种发炎通常是由多种细菌的感染造成的。

临床上常见到这样的案例：一位年轻女性因急性下腹痛至急诊就医，初步的身体检查和病史发现疼痛局限在下腹部，同时有压痛的情形。患者有轻度的发烧，并描述最近有异常的阴道分泌物，以及性行为时疼痛加剧的现象。内诊时发现子宫颈口有黄稠分泌物，两侧卵巢输卵管有明显的触痛。血液检查显示白血球上升，尿液检查排除了泌尿道感染及怀孕的可能。进一步的超声波检查发现，在骨盆腔底有少量的液体蓄积，而且没有骨盆腔肿瘤，因此诊断为骨盆腔炎，给予抗生素治疗。

以上案例描述的是典型骨盆腔炎的症状、检查，以及处理原则。事实上，骨盆腔炎是15～44岁女性最常至急诊就医的疾病之一，这样的年龄分布所反应的是性行为较为频繁的年龄层，也就是说骨盆腔炎的发生与性行为有很密切的关系。骨盆腔炎在此年龄层的发生率为1％～3％。

引起骨盆腔炎的细菌约有1/3是淋病双球菌，1/3是此种细菌合并其他菌种的感染，另外1/3则是嗜氧和厌氧菌的混合感染。这类型的菌种组合类似细菌性阴道炎，这也表示未及时治疗的细菌性阴道炎很容易进一步造成骨盆腔炎。根据统计发现，有超过40％的骨盆腔炎是由多种细菌同时感染造成，有20％～40％的患者同时并发有披衣菌感染，这样的感染特性使得在选择抗生素治疗骨盆腔炎时要特别考虑。

除了性行为是造成骨盆腔炎的主要原因之外，一些侵入性检查和处置也是常见的原因。例如，子宫内膜采样或刮除、子宫输卵管摄影，以及装置子宫内避孕器。另外，有些人习惯做阴道冲洗，尤其是有异常分泌物时，也很容易造成骨盆腔炎。

发生骨盆腔炎最主要的症状是下腹痛，常会有发烧畏寒的情形，以及不正常的阴道分泌物，严重时会有并发心跳加速和想吐的症状。血液检查会发现白血球和一些发炎指数的上升。最重要的诊断依据，则是内诊时发现子宫颈口有黄稠分泌物，以及两侧卵巢输卵管有明显的触痛。

在诊断为骨盆腔炎之前，还要先排除一些容易造成类似症状的疾病。首先，是子宫外孕，简单的验孕就可初步排除。其次，是卵巢或输卵管的肿瘤，发生扭转或破裂出血也会有类似的症状，因此超声波检查对诊断骨盆腔炎虽非必要，但却有助于鉴别诊断，或同时发现这些并发的疾病。另外一个很重要的、而且必须列入考虑的疾病就是

阑尾炎，对于没有出现典型骨盆腔炎症状的情况下，这两种疾病在末期非常难以分辨，需要观察病程的进展来作判断。此外，一些肠道发炎的情形，如胆囊炎、肠炎、肠憩室炎也应该考虑在内。因此，在诊断上首先要做一个详细的内诊，看看是否有上述的情形存在。又因为骨盆腔炎经常是由多种细菌同时感染造成，所以此时在做妇科内诊时最好也采样做细菌培养，除了了解感染源之外还可以作为选择抗生素治疗的参考。内诊后最好再安排超声波检查，看是否有骨盆腔肿瘤的情形。血液检查除了帮助诊断外还可以判断严重程度，以决定是门诊治疗或者需要住院。对于仍然无法确定诊断的病例，可能需要进一步安排腹腔镜检查。

一旦确定诊断为骨盆腔炎后，首先治疗原则应让骨盆腔休息，也就是避免剧烈活动或性行为，否则疼痛不容易改善。其次，消炎止痛药可以迅速抑制发炎反应，缓解骨盆腔炎的症状，而最重要的则是抗生素治疗。前

面提到造成骨盆腔炎多种菌落感染的特性，因此抗生素的选择必须有效地涵盖这些常见细菌，一般疗程需1～2周。但是，如果初步门诊治疗没有效，或是细菌培养出来的结果显示没有有效的口服药物可以使用，或一开始病情就非常严重，就应该住院注射抗生素治疗。

此外，还有一种情形必须特别注意，当严重的骨盆腔炎造成化脓，并蓄积在骨盆腔内形成所谓的卵巢输卵管脓肿，有这种情形时应该立即接受住院治疗。若抗生素治疗无效时，则需要作手术引流或手术切除脓疡。因为如果没有及时接受治疗或脓肿破裂时，可能会引起败血症，甚至是败血性休克而致命。

那么，应该如何预防骨盆腔炎的发生呢？安全性行为与保险套的使用是最重要的，尤其对于有多重性伴侣的人更应该全程使用保险套。如果感染细菌性阴道炎应及早接受完整的治疗。若已经发生骨盆腔炎，应评估性伴侣是否也感染，若有性传染疾病的话也该一并治疗，以免后续两人又交互感染。对于骨盆腔炎的患者，一般

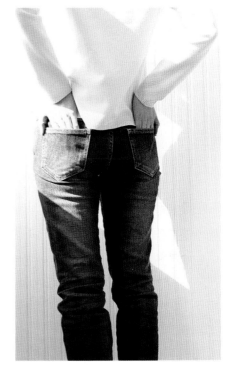

会建议同时做一些性传染病的筛检，例如梅毒、艾滋病等。

虽然骨盆腔炎多半可以治愈，但还是要注意骨盆腔沾黏这样的后遗症。骨盆腔沾黏除了会导致慢性下腹痛外，更是造成不孕的重要原因。每次的骨盆腔炎都会使往后不孕的机会加倍。根据统计，如果发生三次骨盆腔炎，不孕的几率可能会高达40％，更突显预防重于治疗的重要性。

子宫肌瘤与子宫腺肌症的非手术疗法

翁仕贤医生

子宫肌瘤是妇女最常见的子宫良性肿瘤，根据统计，35岁以上的妇女有20％～40％发现有子宫肌瘤。另一种常见的子宫良性肿瘤是子宫腺肌症，成因是子宫内膜弥漫性地长在子宫肌肉层里，导致子宫肥厚而增大。子宫肌瘤和子宫腺肌症的病因不同，但造成的临床症状有些相似，治疗上也有部分相同的地方。不过幸运的是，大部分的肌瘤和腺肌症是不需要治疗的，因为这两种疾病大都为良性肿瘤，如果没有造成任何症状，只要定期追踪检查即可。相反的，子宫肌瘤或腺肌症一旦造成月经异常（痛经、经血过多或经期过长）、压迫症状（腹痛、腹部肿块或排尿排便障碍）或影响到怀孕时，则应考虑治疗以改善生活品质。有子宫肌瘤的病人常常问医生"几厘米以上的肌瘤要开刀"，其实需不需要治疗不单是考量

肿瘤的大小，还要根据临床症状综合评估才能决定最适合的治疗计划。

子宫肌瘤和子宫腺肌症最有效的治疗方法就是手术移除（开刀），包括肌瘤摘除手术、腺肌瘤切除手术（子宫减积手术）或子宫全切除手术。手术治疗虽然有效，但是仍有手术和麻醉的风险、术后感染、出血或沾黏的风险。所以，子宫肌瘤和子宫腺肌症一定要开刀吗？其实除了开刀以外，还有一些非手术治疗的方式可供选择。

一、药物治疗

适用于子宫肌瘤和子宫腺肌症，可分为非荷尔蒙药物和荷尔蒙抑制药物两大类。

（1）消炎止痛药（NSAIDs）和止血药：属于非荷尔蒙药物，可减缓痛经和经血过多等症状，无法使肿瘤

变小或消失。但是，对于子宫腺肌症引起的痛经和经血过多治疗效果较佳。

（2）口服避孕药和黄体酮：属于荷尔蒙抑制药物，可减缓痛经和经血过多等症状，无法使肿瘤变小或消失。

（3）促性腺激素释放加强剂（GnRHagonists）：如柳菩林注射剂（Leuplin），属于荷尔蒙抑制药物，治疗期间会造成暂时停经状态，除了可缓解经痛和经血过多的症状，亦可使子宫肌瘤和子宫腺肌瘤缩小。治疗期间可能会有热潮红以及骨质流失等停经症候群产生，停药后这些症状会消失，但停药后肿瘤可能会再次增大而复发。此外，这类药物不建议长期使用（超过6个月）。

(4) 佑汝口服胶囊（Gestrin）：属于荷尔蒙抑制药物，一周仅须服药两次，可缓解子宫腺肌症造成的痛经和经血过多症状，治疗期间会造成暂时停经状态，不建议长期使用（超过6个月）。

(5)蜜蕊娜子宫内避孕器（Mirena）：属于荷尔蒙抑制药物，藉由避孕器上持续性分泌黄体酮作用在子宫的局部，可缓解经痛和经血过多的症状，但除了无法使肿瘤变小或消失之外，还有不可预期的子宫出血的副作用。

二、磁振导航超声波刀（MRI-guidedfocusedultrasoundsurgery）

适用于子宫肌瘤。

利用磁振造影可精确分析定位子宫肌瘤的大小和位置，以高能量的超声波聚焦在肌瘤的位置，使肌瘤组织产生凝固性坏死。这个过程不需要麻醉和切开腹部伤口，治疗后即可返家休息，不须住院，大部分的病患一两天后可恢复正常生活作息。这个新的疗法可以使肌瘤变小或消失，进而改善肌瘤引起的临床症状，这几年来的研究证实它是有效而且安全的非手术疗法。当然，这个方法并非适用于所有子宫肌瘤的病人，例如肌瘤太大超过12厘米，或有4个以上肌瘤或体内装有外来置放物，如心律调节器或血管夹等，都不适合采用此疗法。此外，治疗一段时间后肌瘤可能会再度生长，但是肌瘤的复发是任何治疗子宫肌瘤的方法（包括肌瘤摘除手术）都存在的问题，除非施行全子宫切除手术，才能有效避免肌瘤的复发。

三、子宫动脉栓塞治疗（Uterinear teryembolization）

适用于子宫肌瘤。

这也是使肌瘤变小的非手术疗法，由放射科医生利用血管摄影定位，把栓塞剂注射到子宫动脉，阻断供应子宫肌瘤的血流使肌瘤缩小而改善的临床症状。缺点是一段时间后肌瘤可能再复发，也有可能影响到其他器官或卵巢的正常血流供应，大约有5%的病人治疗后造成卵巢衰竭的并发症，因此不适用于有生育考量的妇女或不孕症病患。

子宫肌瘤和子宫腺肌症虽然常见于生育年龄妇女，幸运的是并非所有的患者都需要治疗。当子宫肌瘤或子宫腺肌症造成月经异常、腹痛、尿频或便秘等压迫症状而影响生活品质，甚或导致不易怀孕时，积极的治疗则是必要的。手术治疗是移除子宫肿瘤

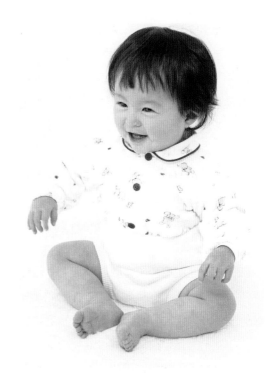

最有效的方法，特别是子宫肌瘤造成不孕症的妇女应考虑接受手术治疗，但除了手术以外还有许多非手术疗法可供选择，所以，子宫肿瘤不一定要开刀！临床上并没有哪一种疗法是最好的而适用于所有病患，唯有根据子宫肿瘤的大小、数目、位置和症状，并考量未来怀孕生育的需求，与妇产科医生详细讨论后，拟定一套适合自己、且为自己量身订做的治计划。

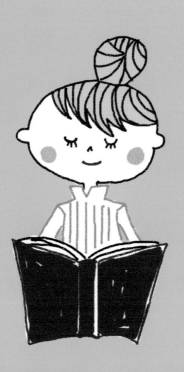

不孕症的新知

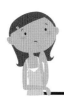

常见女性不孕症的原因

胡玉铭医生

不孕症的原因大致分为男性不孕症和女性不孕症，男性不孕症的检查较简单，只检查精液中的精虫活动力、精虫数量和浓度、精虫染色后形态检查以及抗精虫抗体等。至于造成男性不孕症的其他原因，例如男性生殖器官和生殖内分泌的检查，应该请泌尿科的男性不孕症专科医生执行。

至于造成女性不孕症原因较为复杂，大致可分为卵巢、输卵管和子宫三大类：

一、卵巢：排卵异常、月经不规则以及无排卵而引起的不孕。又可细分为：

1.卵巢功能衰竭：血液内FSH值过高，可能为先天性异常，例如染色体异常（如特纳氏症候群），或后天性卵巢长瘤而手术切除、严重子宫内膜异位症，以及巧克力囊肿破坏卵巢

功能等。

2.血液FSH值在正常范围：例如多囊性卵巢症候群。

3.血液FSH值过低：FSH分泌不足或泌乳素过高造成不排卵。

二、输卵管：输卵管发炎造成阻塞和输卵管水肿，或是输卵管和卵巢粘连，都会引起不孕，可由输卵管摄影或是腹腔镜检查而诊断。

三、子宫：子宫腔为胚胎着床的地方，若子宫腔内有大型息肉，或是子宫内膜的肌瘤，也会影响胚胎着床。另外，做过多次人工流产的人，常会引起子宫内膜沾黏，而使得胚胎无法着床，可藉由子宫内视镜来作诊断及治疗。

排卵异常是造成女性不孕症常见的原因之一，患者可能完全没有排卵、很少排卵或是不规则排卵。例如

多囊性卵巢症候群或是泌乳素过高，会呈现排卵异常的现象，可由超声波和血液荷尔蒙诊断出来。

子宫内膜异位症也是造成女性不孕症常见的原因之一。正常的子宫内膜只生长于子宫腔内，当子宫内膜不正常地生长于骨盆腔、卵巢或输卵管周围，并在这些器官周围增殖，称为子宫内膜异位症。若子宫内膜异位侵入卵巢，可随着月经周期形成经血，并在卵巢内积成类似巧克力色的暗褐色囊肿，俗称为巧克力囊肿。这种子宫内膜异位瘤会破坏卵巢组织和排卵功能，重度子宫内膜异位症所造成的输卵管与卵巢沾黏，有时需要以试管婴儿治疗以达到怀孕的目的。子宫内膜异位症的诊断要靠超声波和腹腔镜检查。

对于女性不孕症的治疗，例如脑垂腺FSH的分泌问题，医生可根据情况给予药物。而输卵管的阻塞则有必要藉助于试管婴儿来达到怀孕的目的。面对子宫内膜息肉和子宫内膜肌瘤，可以子宫内视镜手术给予切除。

总之，女性不孕症的成因较复杂，须由医生根据患者的描述和症状做不同的检查和治疗。另外，不孕症与年龄也有关，妇女年龄愈大（大于38岁），通常卵巢内的卵子数量和品质都会急遽下降，可以检验血清AMH浓度的降低而得知。因此，建议孕龄妇女，还是趁年轻时尽早生育，否则年龄愈高，生育率愈低。

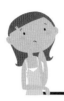

你的卵子库存量足够吗？

林明辉医生

一位38岁的甲小姐，因为不孕曾在其他医院使用排卵药治疗，但始终无法刺激出成熟的卵子，后来改用性腺刺激激素，注射将近20天，才勉强出现一颗成熟的卵子，进行人工授精，可惜没有成功。她继续接受第二个周期的治疗，同样注射20天左右，却没有出现成熟的卵子，只好中途放弃，因而转到本院求诊。

另一位40岁的乙小姐，也因不孕到过几家医院治疗，先后接受过三次试管婴儿技术治疗。第一次针剂刺激只得到两个成熟卵子，但没有怀孕。换医院进行第二次试管婴儿，这次只刺激出一个卵子，仍然没有怀孕。再一次换医院接受第三次试管婴儿治疗，虽然注射剂量加大，最后仍然因刺激不出卵子而中途取消。她不灰心，转到本院求诊。

以上两位不孕的妇女，不孕原因很明显的在于刺激不出成熟可用的卵子，亦即卵巢里的卵子库存量已严重不足。

人类卵巢内的卵子，是随着年龄的增加而减少，在16～20周大的女性胎儿卵巢内，含有6～7百万个卵子。到胎儿出生时，约有1～2百万个卵子。但是，到了青春期开始，只剩下30万个卵子。之后，大约以每个月经周期减少1,000个卵子，一直到37.5岁之后，卵子自然消失的比率更大。当接近更年期，卵子更大量消失，停经后便没有卵子可用了。

在妇产科门诊，时而可见一些年龄在35～45岁的不孕症妇女，虽然没有出现任何荷尔蒙异常的症状，月经周期也正常，但在使用药物刺激排卵治疗时，便出现顶多只有一、两颗卵子，或根本没有成熟卵子可用的窘境，显然卵子库存量已严重匮乏。

在人工辅助生殖的研究上，也可以看出30岁以上的不孕症妇女，怀孕率不如20多岁的年轻女性。35岁以上怀孕率明显逐渐下降，到了40岁以上降幅更大，流产率也更明显，这些说明了生育的能力与年龄息息相关，也就是跟卵巢里的卵子库存量多寡和卵子的品质密不可分。

如何能知道卵子库存量是否足够呢？目前医学上较常用方法，是在月经第三天验血中的滤泡刺激激素（FSH），当数值过高即表示卵子库存量明显不足。但是，由于有部分妇女在不同的月份会出现周期间的差异，有可能这个周期验是正常，下个周期却出现异常值，使得判断有误差。其他的诊断方法，一种是先口服排卵药，另一种是先注射滤泡刺激激素，几天后再测荷尔蒙的变化和反应。此外，还可以用超声波在月经周期的初期测量卵巢内的小卵泡数，若小卵泡数目愈少，则显示卵子库存量不足。

最近一两年来医学上又有新的检测方法，就是抽血验血中的抗穆勒氏管荷尔蒙（AMH）浓度。AMH主要是由成长中的小卵泡分泌出来的，如果卵巢内小卵泡数目愈多，血液中的AMH浓度愈高；反之，在接近停经、手术切除卵巢、接受化学抗癌药或放射线治疗等妇女，AMH浓度便相当低。在一般情况下，AMH浓度是随着女性年纪的增长而逐步减少。这项检查的优点在于不受月经周期的影响，即在月经周期的任何时段检查，AMH浓度都相当一致，并且不因怀孕或口服避孕药而影响浓度。由于方法简便和准确度高，AMH顿时成为检测卵子库存量的利器。

由以上可知，上了年纪（35岁以上）的未孕妇女，应该体认自己的受孕能力正在和时间赛跑，当有"忙完了，再怀孕"或"身体养好了，再怀孕"的念头时，便应该先想到自己的卵子库存量足够吗、该不该到医院检测一下自己的卵子库存量呢，以免万一卵子库存量严重不足，才惊觉岁月被蹉跎，生儿育女的黄金时段已过，此时空叹时不我予，为时已晚！

高龄妇女的受孕能力知多少？

林明辉医生

45岁的A小姐是一位高龄的不孕症患者，输卵管经检查是畅通的，先生的精液检查也正常，在接受试管婴儿技术治疗时，即使使用高剂量的药物刺激，仍然只有少数的几个卵泡成熟。经过取卵受精后，只形成3个胚胎，这3个胚胎全部都植入子宫，可惜并没有怀孕。

32岁的B小姐也是多年不孕的患者，曾经罹患过严重的子宫内膜异位症，又接受过两次卵巢囊肿切除手术，两侧输卵管都堵塞。当进行试管婴儿技术治疗时，同样面临即使大剂量药物刺激，只有一个卵泡成熟的窘境，最后只形成一个胚胎，还好是属于品质第一级的好胚胎。经植入子宫后，喜出望外地怀孕了，最后生出一个健康的宝宝。

上述两位不孕症患者，同样都出现卵子库存量贫乏的问题，对刺激排卵的药物反应不佳，但是年轻的B小姐植入一颗胚胎后能够怀孕生子，而高龄的A小姐植入三颗胚胎后反而徒劳无功，问题主要在于年龄影响胚胎的品质，亦即高龄纵有较多的胚胎，可能还不如年轻的一颗精兵来得有效！

女性的受孕能力随着年龄的增加，有着两个坡段的变化。首先，在20至35岁间呈现平稳而缓慢的下降，接着36～45岁间则呈现快速而坡度大的下降，超过45岁便少有怀孕的机会。针对欧洲妇女的一项前瞻性研究，显示27～29岁每个月经周期的怀孕几率约为30%，但是到了35～39岁每个周期的怀孕率便减少一半，成为15%。

年龄对卵巢里卵子库存量的影响，可由以下的数据看出端倪，卵子的数目在新生儿出生时多达100～200万个，到了青春期约有30万个，以后逐步递减到37.5岁时只剩25,000个，接着卵巢中的卵子加足马力快速地减少，停经前卵子只剩下1,000个左右。难怪随着年龄的增加，对刺激排卵药物的反应愈差，能够成熟可用的卵子也愈少。

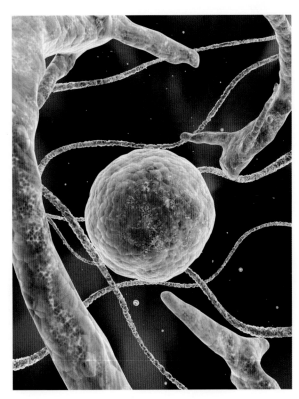

此外，卵子的品质会随着年纪的增加而变差，连带形成的胚胎出现染色体异常的机会增多，胚胎的着床率也跟着变差。在一项植入子宫前胚胎细胞切片检查的研究，显示高龄患者胚胎约有一半出现染色体异常。同样在自然流产率的研究中，显示流产率在25～29岁为10%，超过45岁高达50%。这些情形可由高龄的不孕妇女，如果接受年轻人的卵子捐赠而怀孕，其怀孕率和年轻的妇女相似，由此可得到充分

的印证。

一项美国波士顿医学中心的研究，统计分析2,705位40岁以上的妇女接受试管婴儿技术治疗的结果，是目前文献中个案数最多的一篇报告。正如预期地显现每次施术后的活产率（胎儿存活生下的几率）在40岁为27.6%，在41～42岁降为20%，到43岁只剩下10%，到44岁更低到只有

174

5.4%。而怀孕中胎死腹中或自然流产率，在40岁以上总平均为32.6%，其中45岁更高达66.7%；多胞胎的几率方面，42岁以上很少双胞胎，更没有三胞胎，44岁以上若有怀孕几乎都是单胞胎。在这群高龄的妇女，只有植入的胚胎数增多，怀孕率才会提高，偏偏高龄妇女经常是没有几个胚胎可用。如果以活产率达到5%以上，才评定此项治疗技术确实有效为标准，那么45岁以上试管婴儿的活产率低于5%，明显说明45岁以上采用试管婴儿技术来治疗，目前仍是成效不彰的。

自然的状态下，难道就没有高龄妇女怀孕吗？根据一项以色列研究，超过45岁高龄而自然怀孕（209人）的分析结果，显示超过45岁仍能够自然怀孕非常少，约占其生产人口的0.2%。而且绝大部分是高胎次，即81%是生产过6次以上，46%是生产过11次以上。这种高胎次的现象引发一些推想，是不是多次的怀孕，让卵巢有充分的休息时间，对卵巢形成一种保护作用，延长了卵巢的寿命和功能？所以常怀孕生产者更年期较晚到来。反之，不曾生产过的更年期可能较早来临，近似于"用进废退"的道理。针对这一点，研究便进行深入分析，结果发现在这209人中，较高胎次的妇女，并没有享有较低的自然流产率和胎儿唐氏综合征罹患率，显示不是多次怀孕生产对卵巢有保护作用，而倾向于认为可能是先天的特异优良基因体质，延长了卵巢的功能。不过这只是这群得天独厚妇女的自我比较的结论，并没有从整体妇女的情形作分析比较，因此真正的结果仍需要大规模的调查研究才能得知。期待不久的将来这个谜底便能够解开，同时可以开启保护和延长卵巢寿命药方的研究和诞生，为不孕症患者打开另一扇希望之门。

高龄妇女卵巢的功能会变差，卵子库存量变少，卵子的品质变差，相对的胚胎染色体异常的几率增加，胚胎着床率变差，流产率跟着大增，而生殖技术的成功率也大为下降，由此可知，怀孕生子要趁早，否则为时已晚，一定会后悔莫及。

为什么会出现习惯性流产？

李国光医生

妇女怀孕20周以内连续三次以上发生流产或死产，称为习惯性流产。夫妻双方都需接受详细的检查并治疗后，才适合再尝试怀孕，以避免再度发生流产。然而，现代妇女晚婚，无法忍受3次流产后才开始寻找致病的原因，因此医生通常会建议连续2次流产后便应积极地接受检查，并针对病因治疗。连续2次的流产称为再发性流产。至于发生一次偶发性的流产并不用担心，只需要在流产后让子宫和卵巢休息两个月，即可再次尝试怀孕。一次偶发性流产的发生率占怀孕妇女的10％～15％，但是只有1％～2%的妇女被习惯性流产所困扰。造成习惯性流产常见的原因如下：

一、染色体异常

习惯性流产的夫妻中，大约4.7%的机会夫妻双方或单方有染色体的异常，但是习惯性流产的胚胎却有17％为染色体异常。为何两者染色体异常的发生率有如此大的差异？因为染色体正常的夫妻在精卵形成的染色体减数分裂中，有可能产生染色体异常的精卵，这种精卵结合后

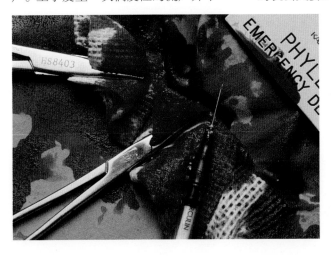

便会形成染色体异常的胚胎。此外，染色体异常的夫妻更有可能制造染色体异常的精卵和胚胎，因此两者相加后，染色体异常的胚胎当然比染色体异常的夫妻更多。

二、子宫因素

1.先天性子宫畸形

中隔性的子宫最容易发生流产，一旦怀孕后有79%的孕妇会流产，原因是子宫中隔为缺少血管的纤维组织所组成，不适合胚胎着床和生长。传统上，以子宫内摄影术做影像诊断并判定中隔的长度，近年来利用3D立体超声波能达到92%的正确诊断率，核磁共振的检查有100%的正确诊断率。经过手术切除子宫中隔矫治后，86%的怀孕妇女可以成功产子。

2.子宫肌瘤

生长在子宫腔黏膜下的小肌瘤或压迫子宫腔的肌层内大肌瘤（大于4厘米）会影响到胚胎的着床或导致流产，手术切除后可以大幅提高怀孕率。此外，流产率也从开刀前的41%降为开刀后的19%。

3.子宫腔内沾黏

子宫内刮除手术后有7~30%的妇女发生子宫腔内沾黏，其他造成子宫腔沾黏的原因为慢性子宫腔内膜炎，例如肺结核杆菌感染而长期子宫内膜慢性发炎，因而产生子宫腔内沾黏。子宫腔内沾黏的妇女一旦怀孕，40%的孕妇会发生流产，23%的孕妇发生早产。经过沾黏剥离手术后，轻度子宫腔内沾黏者怀孕后81%的孕妇可以足月产子，中度者为66%，严重度者只有32%。

4.子宫颈闭锁不全

子宫颈手术后子宫颈受伤，例如子宫颈扩张术，或先天性子宫颈松弛的妇女，在第二妊娠期（怀孕13~26周）时，由于子宫内的压力增加而子宫颈渐渐地被撑开，因而发生破水和子宫收缩以致流产。如果孕妇在怀孕14~16周接受子宫颈环扎手术，将有80~90%的孕妇足月生产。

三、内分泌失调

妇女的甲状腺机能不足或甲状腺亢进、多囊性卵巢症候群并发男性荷尔蒙过高症、排卵后黄体酮不足、泌乳激素过高症、未治疗控制的严重性糖尿病等，都会造成不孕症、习惯性流产和妊娠并发症，建议在尝试怀孕前先治疗以上的内分泌失调，将可减少流产的几率，也可避免妊娠中期和末期的并发症。

四、免疫系统异常

抗磷脂抗体的异常，例如抗心脂质抗体（anticardiolipin）的增加或狼疮性抗凝血因子（Lupus anticoagulant factor）的出现，会干扰胚胎的着床和胎盘的血液循环而导致流产，习惯性流产的妇女中15％具有抗磷脂抗体，只有妇女血液中含有高浓度的抗磷脂抗体者，才需要使用低剂量的阿司匹林合并肝素来治疗，活产率可以由10％增加到50％～70％。

五、感染

梅毒、披衣菌、肺结核杆菌、病毒和寄生虫的感染会造成死胎、流产或畸形儿，应该先治疗后再怀孕。

六、不良的生活型态

酗酒、抽烟、饮用过量的咖啡、肥胖、身心压力等容易导致流产，怀孕中胎儿容易畸形和生长迟滞，怀孕的末期发生妊娠并发症的几率也较高，怀孕前后改善生活习惯，将有助于怀孕生子。

手术后沾黏形成和预防的方法

李国光医生

沾黏（adhesion）是身体对腹腔组织创伤的反应，原因包括锐物、机械性或热能伤害、感染、缺血、干燥、擦伤、异物反应以及辐射。手术后骨盆腔沾黏可能导致一系列重要的后遗症，例如不孕症、腹痛或骨盆腔疼痛、肠阻塞、再次手术等。在美国等西方国家中，49％～74%的肠阻塞个案与术后沾黏有关。

根据美国的统计，在接受剖开式腹部或骨盆腔手术的病人间，有35%须在术后10年内平均2次再次住院来处置沾黏相关的问题，其中20%的再住院于术后约1年内发生。在1994年，在所有的再住院个案中，与小肠阻塞有关的占4.5%之多；每年所进行的沾黏剥离术更超过250,000例；再者，不少沾黏患者通常也会因为相关的症状而重复接受诊治。因此，术后沾黏除了影响患者的健康，对医疗资源更是一个沉重的负担。

沾黏的形成机转

手术创伤一旦超过某种程度，腹膜便不能通过正常的方式愈合。根据沾黏的动物模型可见，在手术后3小时内，组织创伤会激发身体做出一连串的免疫与生化反应，其中包括间质肥大细胞释出histamine、kinins等具血管活性物质，增加血管通透性，并导致纤维蛋白（fibrin）的沉积和黏连，这种纤维蛋白的黏连在正常的状况下72小时内自动分解，但是局部的严重伤害会降低自体分解的能力，其间夹杂着各种炎性物质和细胞，包括PMN白血球、淋巴球、巨噬细胞、嗜伊红白血球、红血球等，手术后36小时内，胶原蛋白（collagen）沉积愈趋明显。术后4～5天，纤维芽细胞活动增加，其后，胶原蛋白的沉积逐步取

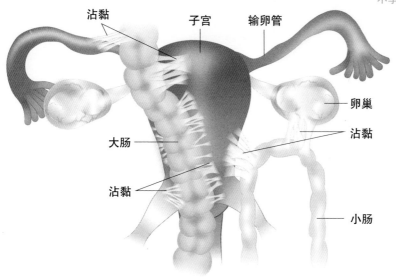

代原先的细胞成分，结果是腹腔组织与器官之间，形成不正常且永久性的纤维化连接点。因此，术后沾黏的形成，大致是经历组织伤害、炎性反应和纤维化等阶段。从纤维蛋白形成的观点，剖析术后沾黏的形成过程，一般认为，术后36～72小时，是决定术后沾黏是否形成的关键时间点。

手术技巧的重要性

细腻的手术技巧有助降低术后沾黏的严重性，包括谨慎地碰触器官、使用显微手术的无伤害性器械、妥善的止血、坏死组织的清除、暴露部位保持湿润、感染的预防、异物留置的避免和清除等。相较于剖腹手术，腹腔镜手术可能降低术后沾黏风险，特别是对于初次而无沾黏的手术。一般

而言，简单而无沾黏的个案仍应考虑以腹腔镜作为手术方式。此外，剖腹并利用显微技巧的手术也是可以考虑的选项，因为手术中减少组织的伤害能降低术后的黏连，尤其复杂或广泛性沾黏的个案。

至于在剖腹术完成时是否有缝合腹膜的必要，目前仍存在着争议。数据显示，在有接受腹膜缝合以及无接受腹膜缝合的病人间，缝合处出现沾黏的比率分别为22％与16％；较高的沾黏比率亦可见于卵巢手术后，接受缝合的病人，若采用非缝合的技术，则需要用更多的时间在精确的止血上。如果采用缝合的技术，则需要用4-0以上且无组织反应的细线缝合，并将打结的线头埋在浆膜下。但是，在首次剖腹生产的妇女间，腹膜缝合

却可降低沾黏的严重性。

沾黏的预防

有研究曾尝试采用各种药液进行腹腔的灌输（peritoneal instillates），以降低术后沾黏的可能性，这些物质包括抗生素、dextran70、Ringer'slactate、heparin、corticosteroids等，但都未能达到预期的效用。相较之下，采用屏障的方式却可有助减少术后沾黏的出现。以下对常用的屏障物料简介。

氧化再生纤维素（oxidized regenerated cellulose）的聚合物作为屏障物料，商品名为Interceed，置放在体内可存在约2周，其后分解成单糖并被身体吸收；其效用是可以降低沾黏的比率和范围达50%～60%，但主要的问题是，在置放前必须做出完全的止血。

拉伸性铁氟龙（expanded polytetrafluoroethylene，ePTFE）薄膜，商品名为Gore-Tex，抗沾黏作用比氧化再生纤维素更佳，使用前也不需完全止血。ePTFE是以缝合的方式置放，但本身不能被身体自动

吸收，因此必须在使用后（术后2～4个月）予以移除。

聚乳酸（polylacticacid）薄膜，商品名为SurgiWrap，必须用缝合的方式固定，置放前不需完全止血，置放后6个月内被身体吸收，且同时适用于剖腹手术和腹腔镜手术。但是，基于在体内存在达6个月之久，因此对于因不孕症接受卵巢手术的妇女术后即刻准备怀孕，聚乳酸薄膜并不合适。

玻尿酸（hyaluronicacid）薄膜，商品名为seprafilm，由hyaluronicacid与carboxymethylcellulose构成，在置放后7天内自动被身体吸收，致密性沾黏可从58%减至15%，在置放前也不需完全止血。但是材质易碎而无法折叠且遇水变黏，使其仅适用于剖腹手术。

玻尿酸凝胶亦是另一种屏障物料的主要成分之一，商品名为Hyalobarriergel，简称为ACPgel（auto-cross-linked hyaluronic acid gel），以凝胶型式制成，可克服玻尿酸薄膜在操作上的不便，因此同时适用于剖腹术及腹腔镜／子宫镜手术。此物料同样在

置放后7天内被吸收，置放前也不须完全止血。根据两份报告的结果，在肌瘤切除术后可有效降低沾黏比率，分别是由78%降至28%以及由59%降至38%。

克沾黏溶液（4% Icodextrin；商品名为adept）的成分为高分子量的$\alpha-1$，4glucosepolymer，手术后注入腹腔1000毫升的adept可维持4～10天，经淀粉酶分解后，最终以葡萄糖的型式被吸收代谢，在adept被吸收代谢之前，腹腔中的adept利用水漂浮的原理将腹腔内的器官隔开，使得腹膜的间皮细胞有再生的机会，减少手术后沾黏的机会。根据2007年Dr.Brown的研究显示，不孕症的病患手术后使用adept者有54%的病患AFS量表得分下降，相对于使用乳酸林格氏液（Lactated Ringer Solution）者，只有30%的病患手术后AFS量表得分下降。

结论

术后沾黏可能导致一系列严重后遗症，对患者的健康和医疗资源均构成沉重的负担。通过良好的手术技巧降低组织的伤害，并采用合适的屏障物料为辅助，术后沾黏的发生及其严重性可望得以有效降低，但是不良的手术伤害所造成的术后沾黏，无法完全依赖预防沾黏的屏障物料来避免。

Q&A

Q：目前最新的抗组织沾粘材料是HyaloBarrier，我们习惯使用Interceed和Seprafilm，而Seprafilm薄膜并不好使用，所以有人会把它捣碎再加上normalsaline溶解，你认为这样有效吗？

李国光医生：没有人做过这样的研究，或许有一点效果，但是程度如何必须要有实证。由于它在上市时并没有相关的研究，所以我很难真正回答它到底多么有效，不过我相信还是会有效的。玻尿酸凝胶可以停留7天，也就是隔开组织7天，其中黄金期为36～72小时，时间一过就不太容易沾黏。沾黏有

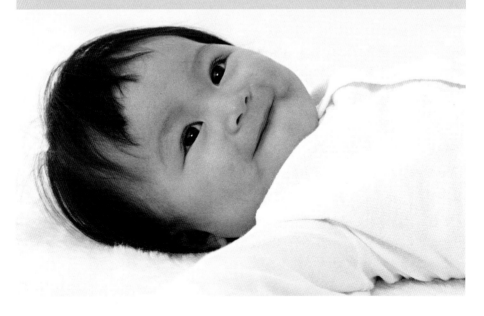

一个特性就是上皮细胞在腹膜的伤口是全面性的生长，而不是一点一点的生长，就像撒种子一样，24小时内就一层薄膜覆盖上去，36小时、72小时就直接盖满，这个黄金期一过再有组织靠过来也不会沾黏。此外，虽然没有止血，在覆盖预防沾黏的屏障物料并吸收完毕后，器官并不会沾黏，可是表面还会产生一层薄膜。而流血这一面所产生的膜，会粘附到腹腔器官的表面。因为本身就会有纤维组织长进去，所以表面会长满纤维组织。使用子宫肌瘤切除术若未完全止血是可行的，但是卵巢手术时若没有做好止血，而使用这种凝胶只是避免组织的沾黏，可是在卵巢表面会覆盖一层膜，导致卵排不出去，而对怀孕不利，所以不孕症病患使用预防沾黏的屏障物料前，最好完全止血。因此，术后避免沾黏和提高生育能力的观点不同。在子宫肌瘤切除术中，只要避免沾黏、不阻塞，那么事情就容易解决。为了提高怀孕率，止血还是有其必要的，手术的基本功夫仍然很重要，这样才能达到手术的目的并避免术后粘的并发症。如果真的是没有办法完全止血，才使用防沾黏的玻尿酸来帮忙，也有减少沾黏的效果。

太太不孕，匹"夫"有责

林明辉医生

　　张三和李四小姐结婚已经两年，仍然膝下无子，熬不过老人家的催生令，只好推派李小姐到妇产科不孕症门诊求诊。经过一系列的检查，包括超声波、子宫输卵管摄影和血液检验都没问题，医生再三建议先生也要过来接受精液检查。

　　无奈张三心想自己年轻力壮，怎么可能会有问题，因此不愿意接受检查，只好由李小姐以药物、量基础体温和定期超声波测量卵泡成长，再配合预估的排卵期夫妻自行同房。如此加油了半年，依然毫无收获，张三才心不甘情不愿地接受精液检查。结果真相终于大白：张三好几毫升的精液里面，居然找不到一只精子，也就是所谓的无精虫症，这已经不是一般的治疗可以解决的，需要进一步检查是否为输精管缺损阻塞，或睾丸制造精

子能力有问题。于是只有先从睾丸或副睾丸取出精子，再进行单一精子显微注射入卵细胞质内使卵子受精，再加上试管婴儿的生殖技术，才得以如愿以偿早生贵子。

　　这种太太被要求先检查而先生不愿出面，结果太太接受一大堆的检验，绕了一大圈才发现问题主要出现在先生身上的例子，在不孕症门诊屡见不鲜。

　　其实男性的检查最简单，主要是精液检查，这是一项非侵入性又不痛不痒的检查，是不孕症治疗中最基本也最重要的一项。但是，因为怀孕是发生在女性身上，许多人往往因而忽略了发生在男性身上之不孕症原因的重要性。

　　医学研究显示，不孕症的原因单独发生在男方或在女方者各占约

30％，属于男女都有或男女都相关的原因约占30％，剩下的10％则是不明原因。

一项针对法国具生育能力的男性精液研究发现，平均每年精虫浓度降低2.6％，活动力降低0.3％，正常型态比率降低0.7％。而针对比利时捐精男性的精液分析，发现精液的不合格率由1980年以前的5％，上升到1995年的40％。

另有研究者分析，从1940～1990年的61篇报告中，约一万五千名男性的精液品质，显示几十年来

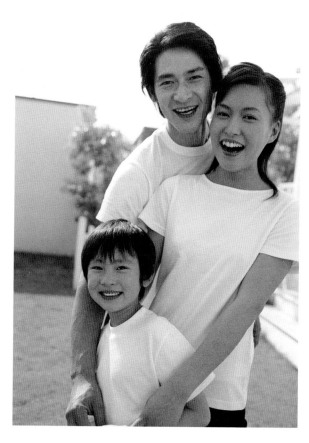

精液量由3.5毫升下降到2.8毫升，精虫浓度由每毫升一亿一千三百万只，下降到六千六百万只，而浓度不及格（每毫升少于二千万只）和濒临不及格边缘（每毫升只含二至四千万只）的男性大为增加，高浓度（每毫升含一亿只以上）的男性则少很多。这些

研究数据都明显指出男性的精液数量和品质正逐年下降，似乎与不孕症增加比率相呼应。

有哪些因素导致近五十年来男性生殖能力出现明显衰退的变化呢？其实日常生活中，一些有害因子正以有形或无形的方式逐渐影响男性生殖

能力，例如长期处在高温的环境，如锅炉室、厨房、桑拿等，或暴露在重金属环境下，都会使精虫品质严重受损。而瘾君子手中的香烟，其中所含的尼古丁成分，会导致睾丸功能退化，阻碍精虫制造；成瘾性的药物，如鸦片、安非他命、大麻、吗啡等，以及高浓度的酒精，也会造成精虫制造能力的异常。

此外，广泛存在于或被运用于生活环境中的化学合成物，多数含有微量的女性荷尔蒙，即所谓的环境荷尔蒙，藉由饮食、饮水、空气或直接皮肤接触，带入人体内影响男性的生殖系统，使得男性生殖能力逐渐减退。这些化学合成物包括戴奥辛、多氯联苯、苯二甲酸乙酯、甲基酚、甲苯酮、二溴氯丙烷、呋喃、合成雌激素等。这些环境荷尔蒙物质经常出现在农药中的巴拉松、DDT、地特灵等，另外，工业化合物的塑化物质、洗洁剂、染料，以及一些重金属、工业废弃物等，也都是影响的因素之一。

还要留意的是，研究发现肥胖的男性（BMI>30），精子数量明显低于一般身材的男性；有肥胖、高血压、高血脂、高血糖等代谢症候群的男性，其活动的精子数量也明显降低。

由此可知，男性不孕症患者不应该一味地把不孕的责任归咎在太太的身上，更应该留意自己的生活习性和环境的有害物质。

研究也显示，25岁的男性约有75%可以在6个月内让太太受孕，但是40岁左右的男性，只有22%可以在6个月内达成受孕目标，其间跌幅之大，不得不让想要有"子"望的男士们提高警觉。如果已经出现不孕状况的夫妻，先生更应率先接受精液检查，尽早找出不孕的原因，以期能够尽早对症下药。

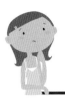

精子的形态关系着怀孕的成败

林明辉医生

　　甲先生夫妻已经结婚两年，仍然没有办法怀孕生子，于是到妇产科求诊。经过一系列的检查和精液分析后，结果发现甲先生的精子的浓度不及格，而且活动力较差，只有精子形态正常的比率达到及格要求。他看完报告后大吃一惊，闷闷不乐，经医生建议隔一个月后再做一次精液检查。第二次检查结果显示，精子浓度与活动力都达到及格标准，精子的形态正常的比率跟上次差不多，属于正常，这时甲先生忐忑不安的心情才终于得以平复。

　　要能够成功怀孕，除了成熟的卵子之外，必须要有活泼且足量好品质的精子。因为精子有问题所导致的男性不孕症，约占所有不孕症患者的40%。截至目前为止，精液检查仍然是诊断男性不孕症病因最基本且最重要的检查，主要包括精子数量（浓度）、活动力和形态三方面。根据世界卫生组织（WHO）所订的正常标准是：精子数量至少每毫升精液含有二千万只以上，正常活动力的精子要超过50%，正常形态的精子要超过30%。许多研究显示，当精子的数量、活动力和形态出现严重缺损时，生殖能力便会明显地下降，尤其是精子型态的缺损影响最为明显。一般而言，精子的活动力和数量在同一个人、不同时间取得的标本，其变异性有时相差很大。通常三次精液检查中有两次正常，即可判定正常。反之，在精子形态方面则是比较稳定，多次检查结果差异不大。上述甲先生的精液检查，便是这种情况的典型例子。

　　目前经由特殊染色固定与显微镜放大1,000倍后的观察，根据外形正常

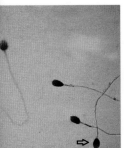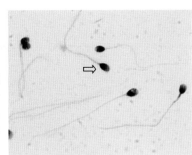

白色箭头处为正常形态的精子

的精子比例，即可预测精子对卵子的受精能力和怀孕率，而且预测的准确度与稳定性比现有的其他方法都高。反观传统精子的形态检查，没有染色固定，只放大200倍后粗略观察密集、细小又快速游动的精子形态，准确度便差很多。由马偕纪念医院妇产部进行244次人工授精的分析结果发现，正常形态精子比例超过9%的患者，怀孕率为29.9%；正常形态精子比例介于9%～4%之间的患者，怀孕率降为18.5%；而正常形态精子少于4%，即精子畸形率特别高的这一群，人工授精便帮不上忙，必须藉助试管婴儿技术来帮助受孕。根据美国Oehninger等人研究显示，属于正常形态精子比例超过14%的一组患者，接受试管婴儿技术的卵子受精率和怀孕率都很好，

分别为94.3%和43.9%；在正常形态精子比例介于14%～4%之间的患者，受精率和怀孕率下降为85.7%和33.3%；但在正常形态精子少于4%的患者，受精率和怀孕率则大幅下降为44.5%和8.5%。此研究结果显示出严重精子畸形的患者，即使运用一般试管婴儿的技术，成功受孕的机会仍然很低，必须再藉助单一精子显微注射入卵细胞质（ICSI）的技术，即在成千上万只精子中，挑选一只形态正常活动力佳的好精子，一对一注入卵子内使其受精，如此才能提高其受精率和怀孕率。

一对不孕症的夫妇，在接受例行的精液检查时，如果能够在显微镜下放大1,000倍分析经过特殊染色显像的精子形态，将有助于预测其受精能力，并可预先决定是否需要采行人工辅助生殖技术（即试管婴儿），以及是否需要进一步安排单一精子显微注射技术（ICSI），以增加其受孕的成功几率。

精子DNA缺损与男性不孕症的关系

林明辉医生

男性不孕症约占全部不孕症的40%，精液检查仍然是诊断男性不孕症的主要方法。传统的精液检查主要包括精子浓度、活动力和形态三方面的检验，目前发现大约有15%的男性不孕症病患，其传统的精液检查结果却是正常的，也就是说这一部分男性的精子存在着一些细微而奇特的缺陷，却无法藉由传统的精液检查侦测出来。

评估精子的品质，不单只是确定精子是否能在女性生殖管道里接触到卵子，也需要检测精子是否能让卵子受精，以及形成的胚胎是否能正常成长。精子的DNA有无缺损，是否关系着胚胎的形成与成长呢？最近研发出来的精子DNA检验似乎符合了这个要求，大家正引颈企盼它能带来新的突破。

近年来，陆续有许多研究显示，人类精液品质逐渐下降，同时睾丸癌发生率逐渐上升，这些情形都会出现精子染色体缺损的情形，而且不孕症男性精子的DNA缺损比率（25%～28%）高于生殖能力正常的男性（10%～13%）。而DNA缺损率高于30%的夫妻，一年内的自然怀孕率降低到只有10%。

在自然的生殖过程中，唯有基因物质正常的精子，才能够使卵子受精，然而人工的生殖技术却可以绕过这一道天然筛选步骤，使一些含有细微异常的精子也能够使卵子受精，所以如果我们能事先抓出并定量这些精子异常的基因形态与范围，便可以避免植入异常精子的情形。

目前已有数种侦测精子DNA缺损的检验方法，其中较著名的是精

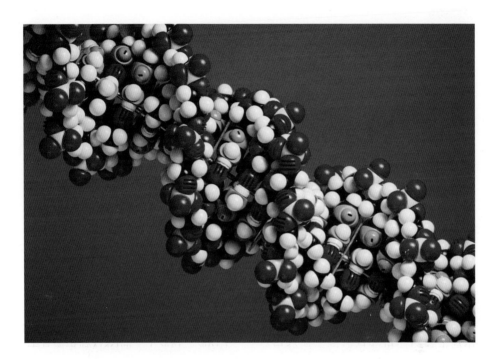

子染色质结构检验（SCSA），因为DNA缺损的精子较容易受到酸性试剂破坏，由原来双股键结构断裂成单股键，因此先将精子浸泡在酸性试剂后，经过染色，再用流性细胞计数器激光激发，使精子呈现红色或绿色荧光，由电脑程式算出红光点（出现DNA断裂的精子）和绿光点（DNA无断裂的精子）的比率，得到一组可供临床判读的参数，便可以知道代表精子DNA缺损的比率，称为DNA断裂值。

几个SCSA研究报告发现，DNA断裂值过高者很少能够怀孕，而马偕纪念医院由226个进行试管婴儿技术的精液SCSA分析也发现，当DNA断裂值愈高，流产率也愈高。

精子DNA检查，是继精子浓度、活动力、形态三项检查之外的第四项检查，是否能侦测出前三项检查无法侦测出的精子缺陷，进而在临床上能够防范植入异常精子，以及事先预估怀孕失败率和流产几率，就让我们拭目以待。

什么是抗精虫抗体检测？

李国光医生

在不孕症门诊中，常见到太太做了一系列检查，结果都正常，让急着"做人"的心愿一再落空，吃了不少苦头，也承担了许多压力。此时不妨考虑是否有抗精虫抗体的问题，以求找出最佳的处置方式。

严重度的抗精虫抗体的发生率小于2％，所谓的抗精虫抗体指夫妻的任何一方把精虫当做外来物，引起身体的免疫反应而产生对抗精虫的抗体即为抗精虫抗体。这些抗精虫抗体如果出现在生殖道及精虫表面和精液里，会造成受孕困难的可能，当然就常常变成不孕症。

抗精虫抗体藉着抗原抗体复合体的形成来影响受孕，如果结合于精子的尾部则会降低精虫的活动力，如果结合于精子的头部则会干扰精卵的结合，影响卵子的受精，进而造成不孕。

临床上，检测抗精虫抗体有以下两种方法：

一、混合凝集反应（MARTest）

最常于精液分析时合并检查。将取出的精液经过30分钟的液化，吸取约10微毫升，放于载玻片上再加入抗原抗体反应剂，直接置于显微镜下观察。若是游动精虫中精子凝聚成一团的比率超过50％，就判定为阳性。

二、免疫珠结合试验（ImmunobeadTest）

如果混合凝集反应（MARTest）检测结果为阳性，可进一步以免疫珠结合试验（ImmunobeadTest）做更精确的检查，以检测抗精虫抗体是否具有"特异性"；例如精虫抗体可能存在于精虫的头部、颈部或尾部，藉此检查可判断对受精率的影响；如果精虫头部附着IgG抗体则会影响精卵结合；如果太太体内有IgA抗体，则会影响精虫在生殖道内的活动力。

ImmunobeadTest除了检查先生的精虫外，尚须抽取太太的血液约10毫升，经离心后吸取血清部分，再以血清加上精虫混合，以检查太太体内是否有抗精虫抗体。

对于夫妻双方具有抗精虫抗体而引发不孕症时，在治疗上若大于50％的精虫具有抗精虫抗体，一般会先尝试几次子宫腔内人工受精（IUI），如果失败多次则改采试管婴儿。假如大于80％的精虫具有抗精虫抗体，则卵子受精的比率将大幅滑落，因此需要采用卵细胞质内单一精虫显微注射术的试管婴儿（IVF-ICSI），以达到成功治疗不孕症的目的。

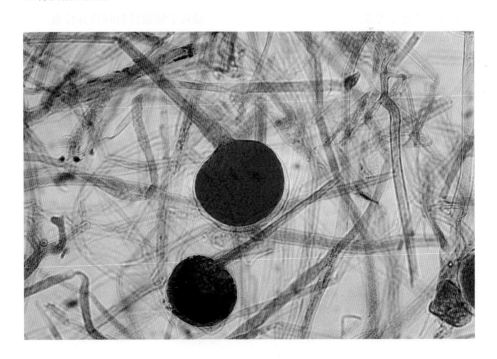

令人忧心的子宫内膜异位症

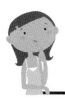

李国光医生

子宫内膜异位症的三大表征

子宫内膜异位症这个名词，对于不孕症的妇女而言并不陌生，但是对于它真正的涵义并不容易了解。顾名思义，子宫内膜异位症就是子宫腔内的黏膜生长在不正常的地方，例如骨盆腔内的腹膜、大肠和卵巢。这些长错地方的子宫内膜，并不是肿瘤，也不是癌细胞，而是具有子宫内膜同样功能的组织，只是长错位置罢了。随着月经的周期变化，异位的子宫内膜也会剥落出血，这些经血日积月累，如果积留在卵巢，便形成卵巢血瘤。因为血瘤时间一久，浓度变稠并且颜色变淡，就像加了牛奶的液态巧克力，故俗称为巧克力囊肿。此外，也会引发骨盆内生殖器官的黏连，导致不孕。

这些病患常常伴有痛经与行房时疼痛的症状，因为每次月经来潮，就是骨盆腔内的子宫内膜作怪的时候，这些流不出来的血，便会引起局部的发炎与黏连，日子一久，腹膜表面有如经血般的黑斑，整个骨盆腔的器官便可能黏成一团，导至怀孕的能力下降。行房时，一旦触及深处，当然就会有肿胀疼痛的感觉。因此痛经、性交痛与不孕症，构成子宫内膜异位症的临床三大表征。

子宫内膜异位症的三大原因

大家一定会好奇为什么这些子宫内膜会长错位置，目前有三种说法：

一、经血倒流：每次月经来潮，大部分的经血经由子宫颈、阴道流出体外，少部分的经血却经由输卵管上行流入腹腔，经血内含有许多的子宫内膜的细胞，一旦着床在骨盆腔内的

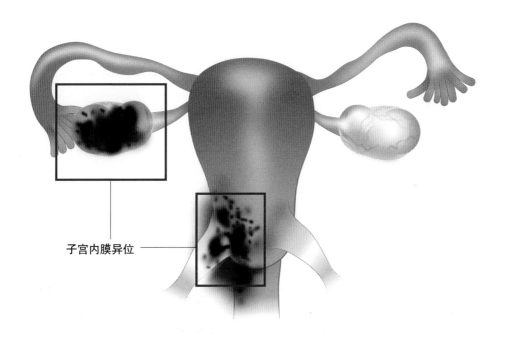

子宫内膜异位

器官，便会慢慢分裂繁殖。

　　二、胚胎期未分化的细胞存在骨盆腔的各器官内，经青春期的发育后，渐渐地演化成子宫内膜的细胞。

　　三、子宫内膜的细胞，因不明的原因侵入血管或淋巴管，而随着血液或淋巴液，被带至其他的器官。

　　一般妇女的发生率为1%～5%，这些人平常并无症状，或症状轻微，自己也未曾查觉，也能照常生儿育女。不孕症的妇女中，发生率便高达23%～40%。子宫内膜异位

症、排卵功能不良和骨盆腔发炎导致输卵管阻塞，并称女性不孕症的三大原因。

　　关于子宫内膜异位症的诊断并不容易，因为病情的严重程度与临床症状并不成正比。往往遇到病患的病灶很轻微，却有剧烈的痛经与性交痛，反之，有些病患病灶很严重，自身并无明显的症状。如果妇女在20岁以后才开始有痛经或原有的痛经表现方式改变，而且愈痛愈厉害，每次痛经的时间愈来愈长，从月经来潮前痛

至月经结束，甚至痛至肛门后方的臀部，并且伴随有性交痛或不孕，此时必须提高警觉，可能是子宫内膜异位症所引起的，最好能请经验丰富的妇产科专科医生，进行阴道诊与肛诊。触诊时，往往可以在子宫的后下侧摸到疼痛硬块，或两侧卵巢的巧克力囊肿。有些轻微的病症，并无法由问诊或触诊检查出来，必须施行腹腔镜来检查，可以看到深黑色的斑点，周围伴有白色的结疤与骨盆腔内器官的黏连，多发在卵巢、子宫、大肠、膀胱和输卵管的表层。

引起不孕症的原因

子宫内膜异位症引起不孕症的原因，相当的复杂，有些原因并不是非常的清楚，兹归纳如下几点：

一、生殖器官的黏连：卵巢与输卵管的黏连，导致卵子排不出来；纵使卵子排出来，也无法进入输卵管缴部；纵使卵子进入输卵管，卵子被传送朝向子宫的能力也受到影响。

二、骨盆腔内的子宫内膜，可能诱发巨嗜细胞的产生与前列腺素的分泌，阻碍卵子的受精与胚胎的发育。

三、卵泡黄体化不排卵症候群：卵泡虽然会长大成熟，但是并无法从卵巢排出，接着便黄体化而萎缩。

四、黄体期不全：子宫内膜异位症的病患，假如没有治疗而怀孕，流产率比治疗后的病患高出许多。

五、高泌乳激素：导致排卵功能失调。

依不同症状治疗

至于子宫内膜异位症的治疗，因病患的年龄、疾病的严重程度和不孕与否，而有不同的治疗方式。大致上，可分为内科荷尔蒙治疗和外科手术治疗两种。若使用荷尔蒙药物治疗，可以用Danazol或GnRHa等荷尔蒙治疗6个月，可以抑制排卵和月经的产生，暂时抑制病灶的生长而暂时解除疼痛，但是不会提高不孕症病患怀孕的机会。在施行腹腔镜手术做诊断的同时，以电灼或激光清除子宫内膜异位症的病灶。荷尔蒙的治疗旷日费时，难免有些副作用，例如Danazol引起男性化的症状与肥胖，

GnRHa引起更年期症状，面孔阵发性潮红、发热等。

腹腔镜手术，可以迅速达到术后病除的目的。若严重程度的子宫内膜异位症或卵巢长出巧克力囊肿合并严重的黏连，就必须施行剖腹的手术治疗；假如病患还年轻，并且尚未生育，则手术仅将病灶清除和剥离器官之间的黏连；假如病患已经年过40岁，没有生育的问题，可以考虑子宫和两侧卵巢一并切除，以杜绝后患。轻度的子宫内膜异位症经手术治疗后，一年内有70%的怀孕机会，严重程度的年轻病患经治疗，也有50%的怀孕率。

最近十年，人工生殖科技的进展突飞猛进，对于年轻并且属于轻度子宫内膜异位的不孕症病患，若输卵管畅通的情况下，可以打排卵针合并子宫内人工授精，也可以提高怀孕率。当病人的年龄大于38岁或子宫内膜异位症非常的严重，并且并发厉害的骨盆腔内输卵管和卵巢的黏连，输卵管便丧失传送精卵与胚胎的功能，或手术后仍然无法怀孕时，可以借助试管婴儿的方法（IVF-ET），将卵子在超声波的指引下吸出体外，卵子在体外受精后培养成胚胎，再经由子宫颈将胚胎植入子宫腔内，期望它能着床怀孕。这种方法不需开腹手术，病人的接受性良好。至于试管婴儿胚胎植入子宫的怀孕率，美国全国的统计平均活产率为31%；马偕纪念医院近年来的怀孕率为40%～50%。

卵巢子宫内膜瘤并发不孕症，该开刀吗？

李孟儒/李国光医生

对于子宫内膜瘤，也就是俗称的巧克力囊肿，在以前的观念是开刀治疗。但是，随着越来越多的文献报告，对于子宫内膜瘤并发不孕症的病人，开刀对于卵巢功能的破坏逐渐受到重视。因此，子宫内膜瘤并发不孕症要不要开刀，目前还是见仁见智。赞成开刀的人，主要是有两方面的考量：这些子宫内膜瘤有0.8～0.9%恶性肿瘤的几率，因此开刀才能确定诊断，另外，开完刀之后有30%～67%的几率可以自然怀孕，所以也能同时解决不孕症的问题。而不赞成开刀的人，主要是考量到这些开完刀还是没有办法自然怀孕的病人，若是进入试管婴儿的疗程，她们的怀孕率和没开过刀病人的怀孕率分别是34%及38%，所以开刀的效果帮助不大或甚至更差。此外，有开过刀的病人，所需的排卵药的剂量较多、刺激的时间

较长，但是取卵数目却较少，双侧都有子宫内膜瘤而接受开刀治疗者，有2.4%的几率会造成卵巢早期衰竭，综合考量以上的因素后，不赞成开刀的人认为罹患卵巢子宫内膜异位瘤的不孕症病患应该直接做试管婴儿。

因此，在2009年3月，Edgardo Somigliana及Garcia-Velasco在human reproduction医学杂志上发表了一篇文章，专门探讨不孕症病人的卵巢有子宫内膜瘤时在做试管婴儿治疗前到底需不需要开刀，右页表格的症状评估比较作为开刀与否的依据。

这个表格虽然是针对子宫内膜瘤将要做试管婴儿的病人所做的建议，但是我们还是可以扩大解释成所有子宫内膜瘤并发有不孕症的病人，她们到底需不需要开刀的建议，因为这些病人到最后都有可能进入到试管婴儿的疗程。在这个表格中有些项目的争

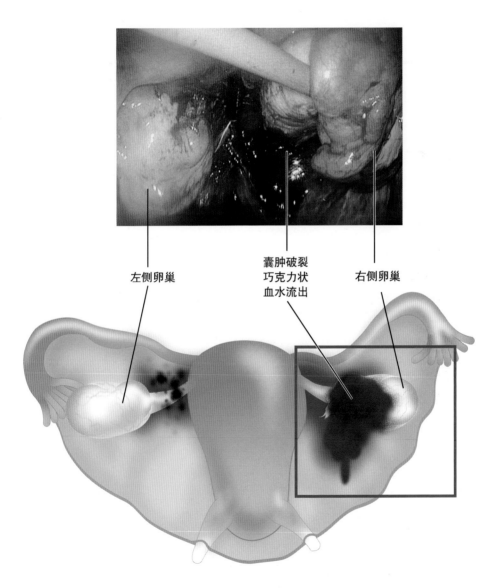

左侧卵巢

囊肿破裂
巧克力状
血水流出

右侧卵巢

手术中巧克力囊肿破裂，血水流出。

	倾向建议开刀	倾向建议不开刀
以前因为子宫内膜异位症开过刀	无	≧一次
卵巢卵泡的库存量（AMH值，滤泡数目）	正常	减少
疼痛症状	有	无
卵巢子宫内膜异位瘤的位置	单侧	双侧
超声波影像具恶性肿瘤的特征	有	无
生长速度	快速变大	稳定不变

卵巢卵泡的库存量：根据血清指标（AMH）或是前次卵巢刺激的结果来估计。
超声波影像具恶性肿瘤的特征：肿瘤有实心部分、有分隔，形状不规则，有腹水等。

议不大，例如病人有疼痛的症状，超声波影像显示有恶性肿瘤的可能，子宫内膜瘤快速变大的病患，遇到这些状况时医生会建议开刀治疗。

另外，若是以前有因为子宫内膜异位症开过刀，则是建议不开刀且尽早做试管婴儿的治疗，因为再次开刀的效果比试管婴儿的治疗差很多。关于卵巢卵泡的库存量（ovarian reserve）这个项目，以前是用病人的年龄来估计库存量，而目前有抗穆勒氏管荷尔蒙（Anti-Mullerian Hormone）来预测卵泡的库存量，准确度比利用年龄的预测更高。病人的AMH值高，就表示卵巢的滤泡库存量充足，同时如果只有单侧卵巢的子宫内膜异位瘤，则可以考虑开刀切除，因为手术后约有50%的怀孕率，如果未怀孕再进行试管婴儿的治疗，也不用担心卵巢衰竭或滤泡不足而影响试管婴儿治疗的怀孕。

在马偕医院，如果是抗穆勒氏管荷尔蒙的值小于1.5ng/mL，表示她的卵巢的滤泡库存量不足，因此如果是病人两侧卵巢有子宫内膜异位瘤，应该尽早做试管婴儿的治疗而不开刀，以免开刀以后造成卵巢衰竭或功能不足，纵使要进行试管婴儿的治疗，也无卵可取。

卵巢子宫内膜瘤并发不孕症，开刀或不开刀？还是必须依照每个病人情况的不同来做最后的决定。总之，年轻（小于35岁）、卵巢卵泡库存量多、单侧子宫内膜异位瘤、有疼痛症状、以前没有因为子宫内膜异位症开过刀、超声波特征有恶性肿瘤的可能，或子宫内膜瘤快速变大，可以考虑开刀治疗；反之，则考虑不开刀而尽早做试管婴儿治疗。

子宫肌瘤与不孕症

胡玉铭医生

子宫肌瘤为子宫平滑肌肉细胞过度增生所长出来的良性肿瘤。根据统计资料显示，子宫肌瘤为妇女最常见的骨盆腔肿瘤，大约占所有妇女的20%～25%左右，年龄超过30岁的妇女，有1/3有子宫肌瘤。

子宫肌瘤发生的原因目前并不清楚，但过去学者研究发现，在子宫的平滑肌肉细胞有少数单一细胞发生某些染色体内基因的突变，第7对及第12对染色体为产生肌瘤最常发生基因突变的染色体。这些突变的基因在经过一连串的不正常表现，引起平滑肌肉细胞过度增殖而长成肌瘤。

子宫肌瘤依位置大致可分为三型

第一型为表面型：子宫肌瘤长在子宫表面，由表面上向外长大。此型肌瘤对生殖功能大都没有影响，只有少数可能压迫到输卵管而造成输卵管阻塞。

第二型为子宫肌肉层中间型：子宫肌瘤长在子宫肌肉层中间，除非肌瘤长的太大（大于4厘米），否则对生殖功能影响也不大。

第三型为子宫内膜型：此型的子宫肌瘤由子宫内膜层下方长出而向子宫内膜腔内的空间长大。此型的肌瘤最容易造成严重的症状，特别是月经经血过多、子宫大出血，也可能在子宫腔室内占住空间，而引起胚胎着床困难或是习惯性流产等不孕症的症状。

肌瘤的生长速度常会受到动情激素的影响而加速，因此随着年龄增加，肌瘤通常变大。停经后卵巢不再分泌动情激素，因此肌瘤会逐年缩小。怀孕后，肌瘤通常会长得更大。

肌瘤的治疗原则是，子宫肌瘤如果没有引起膀胱和大肠的压迫症状或大出血的症状，通常并不需要特别的治疗，只要定期追踪即可。如果引起经血过多、子宫大出血因而导致贫血等症状时，则可考虑治疗。

治疗的方式可分为药物治疗和手术治疗两种。

子宫肌瘤目前并没有特效药可完全治疗，现有的药物皆属于荷尔蒙类的疗法，只能暂时降低或阻止体内动情激素的制造，而让子宫肌瘤缩小。

但是，药物治疗法的治疗效果大都属于暂时性的，如果停止使用药物，则肌瘤又会回复生长且继续增大，因此药物疗法在现阶段大都作为辅助性的疗法。

例如，病人的肌瘤太大或是有特别的症状（贫血），而无法立即接受手术，则考虑使用药物暂时性的抑制子宫肌瘤生长并同时改善贫血，在情况许可下再接受手术性的治疗法。

手术性的治疗法又可分为子宫内视镜手术、腹腔镜手术以及传统的开腹手术，通常由肌瘤的大小以及位置和数目来决定手术方式。子宫内膜的肌瘤，通常会用子宫内视镜来做手术切除，如果肌瘤太大或数目太多而无法用内视镜切除时，则考虑用传统的开腹手术。

对于不孕症的妇女在开腹手术或腹腔镜手术切除子宫肌瘤时，不建议同时结扎子宫动脉，以减少子宫的血流量和手术中的出血量。因为子宫动脉结扎后有5％的妇女会造成子宫附近的卵巢血流量不足，这些妇女的卵巢供应血管有异于正常人，子宫动脉结扎后会导致卵巢萎缩或卵巢功能不足，将会更进一步造成术后不孕的结果，纵使手术后怀孕也会忧虑子宫血流不足而导致流产、早产以及胎儿生长迟滞的可能。

最近有核磁共振导引定焦超声波手术（Magntic Resonance-guided Focused ultrasound）发表，在核磁共振导引下将超声波能量定焦在子宫肌瘤上，使肌瘤细胞因高热而破坏，但周围的正常细胞并不会受到破坏（因为有核磁振精确的导引），此法可使

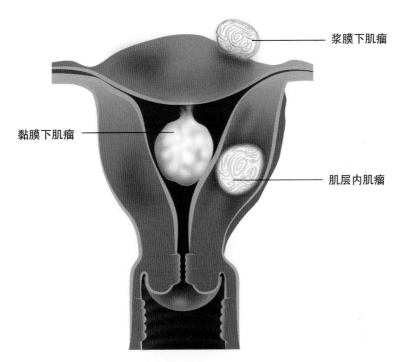

浆膜下肌瘤

黏膜下肌瘤

肌层内肌瘤

子宫肌瘤

肌瘤在治疗后逐渐自行吸收而缩小。但是，由于费用太过昂贵，因此目前并不普遍，而且此法也无法完全清除肌瘤组织，所以仍会有高几率肌瘤复发的可能性。

此种治疗日后对于不孕症、怀孕和生产过程的影响，因为追踪的时间太短和治疗个案数目不足，所以目前尚不明了长期的治疗效果。对于以后计划怀孕的妇女或不孕症病患，仍应审慎地等待长期研究报告出炉后再做决定。

所有的研究都显示，小于4厘米的肌瘤未造成子宫腔的压迫和变形，并不会影响到做试管婴儿的怀孕率或成功率。因此，一般建议没有症状的小肌瘤并不需要做任何治疗，只需要观察追踪即可。

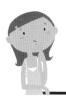

多囊性卵巢症候群与二甲双弧

胡玉铭医生

多囊性卵巢症候群为几种症状并发症候群，其主要症状包括：(1)慢性无月经或少月经，长期不排卵；(2)青春痘，多毛症或是血液中雄性激素浓度上升。在2003年时，由美国及欧洲学者在荷兰鹿特丹重新定义，多了一项指标：超声波检查有卵巢体积增大超过10毫升，或是卵巢2～9mm的滤泡有超过12个。

因此，目前的诊断标准有以下三项：(1)惯性月经少、无月经、不排卵；(2)临床上或血液生化中有雄性激素过高的现象，或是有青春痘和多毛症等现象；(3)超声波有多囊性卵巢特征，如超过12个小滤泡（2～9mm）分布于卵巢周围且卵巢体积过大。以上三项条件只要有两项符合，即可称为多囊性卵巢症候群。

引起多囊性卵巢症候群的原因不

只一种，目前已知有许多种基因异常皆可能引起多囊性卵巢症候群，如胰岛素接受器制造基因的异常，或是类固醇制造基因的异常等。另外，引起肥胖的基因也有可能引起多囊性症候群，甚至后天性的肥胖也会使血液中胰岛素浓度上升，渐渐引起胰岛素阻抗性的增加，间接使血液中SHBG下降及游离雄性激素增加。同时，血液中胰岛素的增加将间接刺激卵巢组织制造更多的雄性激素。不论是先天性或后天性的肥胖，都可能引起多囊性症候群的症状。

由于脂肪组织是内分泌器官，可分泌荷尔蒙，其荷尔蒙会引起胰岛素阻抗增高，间接引起多囊性卵巢症候群。Metformin（二甲双弧）为传统上治疗第二型糖尿病的药物，其药理作用机转可降低胰岛素阻抗，并同时

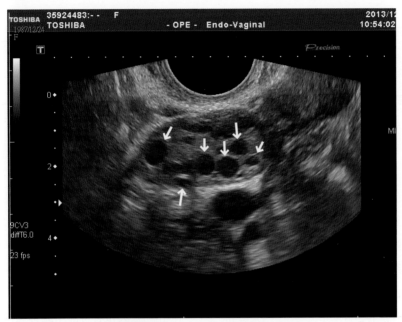

多囊性卵巢。白色箭头所指为小滤泡。

直接作用于卵巢，降低卵巢制造雄性激素。在1994年，由一位委内瑞拉医生首先报告Metformin（二甲双弧）用于治疗第二型糖尿病，其多囊性卵巢症候群也得到改善，例如月经逐渐回复正常、逐渐回复排卵、其血液中雄性激素浓度开始下降。其后陆续有学者出现相同的报告，但是clomiphene如果单独使用刺激排卵无效，而Metformin（二甲双弧）与传统的排卵药物Clomiphone合用，可能得到较好的排卵效果，比单独使用Metformin（二甲双弧）或Clomiphone效果有可能更好。

Metformin（二甲双弧）虽然是传统上治疗第二型糖尿病的药物，但对非糖尿病使用者通常不会引起低血糖，因此副作用不大。唯一的副作用是部分患者使用后会引起恶心、呕吐等肠胃不适症状。如果是肾功能异常者也不能使用，因为有引起乳酸中毒的可能。

但是，最近数年有关Metformin（二甲双弧）的大规模研究显示，Metformin（二甲双弧）若是单独使用，其排卵率、怀孕率与活产率均不如clominphene单独使用来得好。因此，在2007年美、欧两地的学者集会提出共识建议，多囊性卵巢的患者若是需要排卵怀孕，第一线用药应是clomiphene，而不是Metformin（二甲双弧）。而使用Metformin（二甲双弧）应是用在多囊性卵巢患者又同时并发有糖类代谢异常的患者身上。

2007年，学者Salley等对于Metformin（二甲双弧）的使用有更详细的建议，叙述如下：

1.多囊性卵巢患者不论胖或瘦，均应接受2小时葡萄糖耐糖试验（oral glucose tolerance test,OGTT）。

2.若患者有糖尿病家族史等高危险因子时，即使OGTT正常，每1～2年仍须重复OGTT筛检。

3.若有耐糖试验异常（impaired glucose tolerance）但尚未为糖尿病时，需每年检查是否转化为糖尿病。

4.肥胖的患者须积极接受减胖以及生活形态的治疗。

5.糖类代谢若有异常，可接受Metformin（二甲双弧）的治疗。

ASRM最后的总结以及2008年美国生殖医学会（ASRM）对于多囊性卵巢症候群与Metformin（二甲双弧）的使用建议如下：

1.多囊性卵巢患者（PCOS）有较高的危险将来患有糖尿病。

2.较肥胖的PCOS患者，饮食、运动的减肥治疗应是第一线的治疗。

3.对于想要怀孕的患者，clomiphene为第一线的刺激排卵药物，但是clomiphene若无效，可考虑合并使用Metformin（二甲双弧）。

4.Metformin（二甲双弧）并无法降低流产率，也不如clomiphene对于刺激排卵有效。

5.PCOS患者均应接受2小时OGTT检查，且每2年OGTT需重做一次。

6.若PCOS患者有糖类代谢异常，在减胖无效后，应开始使用Metformin（二甲双弧）。

总而言之，Metformin（二甲双弧）的使用，使多囊性卵巢症候群的患者多了一个用药的选择。除了改善月经周期、回复排卵外，对于代谢症候群的症状也有改善的功能。虽然如此，此药仍须在医生的处方下使用，不可擅自服用。

现代生殖医学对
人类不孕症治疗的贡献

胡玉铭医生

现代生殖医学科技有三大进步，对于治疗人类不孕症分别做出重大贡献，分别是：一、不孕症的药物治疗；二、人工生殖科技；三、冷冻技术的突破。兹分述于后：

一、不孕症的药物治疗

40多年前，1961年刺激排卵药只有Clomiphene口服药物一种，但是Clomiphene由于会抑制子宫内膜厚度和生长以及子宫颈黏液的分泌，怀孕率并不理想。1960年后，实验室中已可由停经的妇女尿液中萃取出滤泡刺激激素FSH和LH，合称HMG。1980年后，HMG成为刺激排卵药物的主力。但是，HMG为更年期妇女尿液中所提炼，缺点是来源并不稳定，不仅药物蛋白质品质不纯净，且含有许多其他蛋白等杂质。1993年后，有数家药厂已可在实验室内合成recombinant FSH和LH（基因合成的FSH和LH），此种FSH品质稳定且纯净，并可大量生产，注射方便，病人可以自行注射（大都为腹部皮下注射）。最近10年已被大量运用，而成为刺激排卵的主力药物。提炼后的高纯度HMG，由于蛋白质品质纯度大为增加，病人可自行注射，到目前为止，一直仍在使用中。而近年来，又有长效型基因合成的FSH问世，目前已开始使用。注射第一次后，药效可维持五、六天才开始注射其他药物辅助疗效，可减少药物注射次数。

GnRH在上世纪70年代被发现，GnRH可刺激脑下腺分泌FSH和LH，因而控制排卵。80年代后，GnRH的刺激剂和拮抗剂（GnRH Agonist及GnRH Antagonist）陆续被人工合成且被引用到长疗程、短疗程及拮抗剂疗程等刺激排卵各种注射方法，使得目前试管婴儿的治疗，取卵数量增加，而且品质有进步，怀孕率也增加，对于人类不孕症的治疗有重大的贡献。

二、人工生殖科技与体外胚胎培养技术的进步

哺乳动物精子与卵子体外受精以及胚胎培养的技术在上世纪中叶即已得到初步的成功，而人类体外受精技术（即试管婴儿）在上世纪70年代后有多家医院默默进行。1978年，由英国剑桥的Patrick steptoe医生和胚胎学家Robert G.Edwards的共同合作下，完成人类史上第一例成功的试管婴儿诞生，至今已超过30年，全世界已有数百万例胎儿利用试管婴儿技术而诞生于人世间。

在上世纪80年代，试管婴儿技术（体外受精）虽然已蓬勃发展，但对于精虫极度稀少或是输精管阻塞（只剩下睾丸或副睾丸内找得到精子）的患者仍是一筹莫展。而比利时布鲁塞尔的自由大学，在1992年发展出单一精子的卵细胞质显微注射方法，此方法解决了许多的男性不孕症问题，这是1978年以后的重大胚胎技术突破。

过去10年的胚胎培养技术已进步到可以将胚胎培养到囊胚期，此时可选出1~2枚最好的胎培植入，不但增加了怀孕率，而且减少了多胞胎率。

三、冷冻技术的成功

1978年后，试管婴儿技术虽然成功，但多余且无法立刻植入的胚胎必须冷冻起来。1980年初期，由澳洲首先成功地发展出冷冻胚胎技术并诞生胎儿，此后不但胚胎可冷冻，精子和卵子细胞也可冷冻。最近几年，新的快速玻璃化冷冻技术也已运用于临床冷冻胚胎及卵子细胞。目前冷冻胚胎植入的怀孕率与新鲜胚胎约略相当。而人类卵巢组织冷冻解冻后再植回母亲体内，在欧洲和美国皆有成功生下胎儿的案例。过去30年人工生殖的技术、胚胎培养、冷冻技术以及不孕症排卵药物的进步，对人类不孕症生殖做出了重大的贡献，使得不孕症的治疗成功率已大大提高。

妇女的年龄对
试管婴儿成功率的影响

人工生殖科技无法克服年龄的障碍 | 李国光医生

2008年10月份，美国生殖医学会（ASRM）官方杂志报导英国Maheshwari医生研究发现，大多数的妇女，虽然了解高龄会使女性的怀孕率下降，但是85%的不孕症妇女错误地认为试管婴儿可以克服高龄造成的不孕症。此处所称的高龄是指大于35岁的妇女。

女性的卵巢在青春期时滤泡数目约为30万颗，随着年龄的增加，滤泡日渐消耗而数目渐渐减少，卵子的品质也渐渐变差，因此年过30岁的女性怀孕能力开始下降，大于35岁的女性怀孕率下降的幅度更为明显，大约有1/3的女性开始罹患不孕症。在停经前的10年，38~40岁的妇女，不孕症的发生率为80%，相较于年轻女性的不孕症发生率只有10%，明显呈现出年龄对于妇女生育能力的影响不容忽视。

现代妇女求学的时间较长，结婚的年龄有延后的趋势（大约30岁），婚后又忙于经济状况的改善，追求事业的成就和稳定，同时有效率的避孕方式又陆续上市而被广泛的应用，等到一切就绪而开始有生儿育女的念头时，往往已年近35岁，甚至40岁的大有人在。此时除了高龄的因素导致卵巢老化的不孕以外，其他常见的不孕症因素，例如子宫内膜异位症、子宫肌瘤和输卵管阻塞的发生率也大幅上升，因此造成35岁以上的高龄妇女其怀孕率也大幅下降，三分之一的妇女不得不求助不孕症的治疗。纵使治疗后幸运地怀孕，但是高龄产妇意味着怀孕和生产过程中有较多的并发症，例如胎儿染色体异常（唐氏综合征）、流产、早产、妊娠毒血症、妊娠糖尿病、胎儿畸形和生长迟缓等。

有些妇女虽然知道随着年龄的增长，怀孕率会逐年下降，可是大多数的妇女不知道高龄妇女怀孕率下降的速度会如此快。根据1998年的统计资料，试管婴儿治疗时胚胎植入后的平均活产率为29.5％，随着年龄的增加，试管婴儿的成功率逐年下降，大于40岁的活产率只有6.3％，但是小于35岁的女性却有36％的活产率，所以妇女的年龄是试管婴儿治疗成功与否最重要的因素之一。

英国医生在本研究发现，有一半的妇女根本不知道这个事实，错误地认为大于40岁以后，试管婴儿的怀孕率才会下降，因此有88％的不孕症妇女认为40岁才生儿育女是可接受的年龄。报章杂志有时会大肆报导，年近50岁的妇女经试管婴儿治疗而怀孕生子，殊不知道这种案例是稀有个案，因此新闻界才认为值得报导，更何况其中有些个案是借卵生子而不是用自己的卵子。如果高龄导致卵巢功能不足而造成不孕症，即使使用试管婴儿治疗，怀孕率将比因为输卵管阻塞而以试管婴儿治疗的妇女更低。

本研究也发现85％的不孕症女性误以为试管婴儿可以克服高龄导致的不孕症，甚至认为40岁以上仍能轻易以试管婴儿达到怀孕的目的，以致研究中显示不孕症妇女的年龄比一般产妇的年龄高3.3岁，73％的不孕症妇女在问卷调查时后悔延迟至高龄时才开始有尝试怀孕的念头；94％的不孕症妇女人则认为，当她们更年轻的时候应该被告知"高龄将导致不孕症，而试管婴儿的治疗无法完全克服高龄所导致的不孕症"。

1982年，美国生殖医学会的主席认为：应该告知全美的女性，关于延迟生儿育女的年龄可能会遭遇不孕的困境，因而公开提出呼吁，以免妇女将来高龄时后悔莫及。根据研究显示，女性在23～30岁时身体健康，卵巢功能正常，最适合怀孕和生产。这种年龄的妇女心智较为成熟，也适合哺育和教养儿女，这是目前被公认为最适合生儿育女的年龄层。因此，在此奉劝妇女同胞，如果有生儿育女的计划时，应该趁年轻而且卵巢功能良好时早生贵子。

假如年过30岁的妇女想延迟几年才生儿育女，可以测量血中AMH的数值，当AMH的数值呈现正常时，表示卵巢中滤泡量充足，但是也不建议延迟至35岁以上才生育，以免成为高龄产妇。假如AMH值偏低，则表示卵巢中滤泡经过20多年的消耗，数目所剩无几，应该加快脚步，把握机会趁早努力做人，以免数年后滤泡耗尽，届时再努力也是事倍功半，甚至需要借卵生子。

 高龄怀孕会出现什么样的问题？

高龄怀孕的情况下，流产或者早产的几率比较高，并可能生下畸形儿或者罹患怀孕性糖尿病、怀孕高血压等各种疾病，因此必须进行完善的产前管理。

1.怀孕期间容易罹患怀孕高血压和糖尿病

2.初期自然流产率高

3.胎儿出现唐氏综合征（先天性痴呆症）的几率高

4.早产率高

5.产后恢复慢

6.新生儿的并发症增多

血清抗穆勒氏管荷尔蒙值对卵巢中卵子的库存量之预测能力

吴劭颖/李国光医生

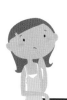

在人工生殖医学治疗的过程中，往往最困难的环节就是如何能够提早辨识成功率很低或甚至几乎不可能受孕的患者，且同时提供适当的咨询与卫教。根据美国生殖医学会所提出的伦理规范，如果是不孕症病患在接受人工生殖医学治疗后的成功活产几率介于1%～5%之间即可被视为预后极差的族群（poor prognosis），这类病人经过完整告知施术的成功率、风险和费用之后，病人仍希望接受治疗的话，仍然是可以尝试试管婴儿的治疗。如果治疗后的成功活产几率是小于、等于1%者，则被归类为几乎不可能成功受孕的族群（futility），医生在道义上须告知这组病人他们的怀孕率是微乎其微的，并建议病人不值得尝试试管婴儿的治疗。但是如果病人仍然坚持施术，医生应该帮他们治疗，完成病人的心愿。

卵子的品质和数量都是影响自然怀孕和试管婴儿成功的重要因素，年轻的卵巢中的卵子相对比较好，但是年龄只能作为预测卵子品质的参考而已，实际上针对卵子品质方面并没有一个简易且准确的评估工具。不过，对于数量则有许多可以用来预测卵巢中卵泡库存量（ovarian reserve）的指标，例如年龄、卵巢中小卵泡总数（Antral follicle count, AFC）、经期头3天的血中的滤泡刺激素（Follicular stimulating hormone, FSH）及抑制素-B（Inhibin-B）浓度、排卵药物刺激试验（Clomiphene citrate challenge test, CCCT）等。近年来，已有多篇研究报告指出血清中抗穆勒氏管荷尔蒙（Antimullerian hormone; AMH）在预测卵巢卵泡的库存量（ovarian reserve）有相当显著的准确

马偕医院各年龄层血清AMH值之百分比分布分析

Age（年龄）	N（数目）	Mean ± SD（平均值）	Percentiles（百分位）						
			5th	10th	25th	Median	75th	90th	95th
≦30	520	3.9±2.19	0.74	1.12	2.25	3.6	5.46	7.06	8.01
31～35	1132	3.09±2.08	0.49	0.81	1.48	2.68	4.275	6.09	7.36
36～38	404	2.23±1.69	0.08	0.26	0.9	2.05	3.205	4.71	5.4
39～40	150	1.66±1.51	0.07	0.14	0.6	1.16	2.290	3.70	4.87
41～42	82	1.24±1.65	0.05	0.06	0.28	0.85	1.32	3.15	4.44
≧43	87	0.66±0.68	0.05	0.06	0.13	0.48	0.83	1.56	2.46
总人数	2375								

度，使得抗穆勒氏管荷尔蒙成为一项不孕症治疗中重要的预测指标。AMH值和其他预测卵巢功能的方法相比，侦测血中抗穆勒氏管荷尔蒙的浓度值有以下优势：(1)妇女随着年龄的增加，卵巢功能会逐渐衰退，AMH值也随之下降。在所有检测卵巢功能的方法中，AMH值能最早筛检出巢的衰竭。(2) AMH的浓度几乎不受到月经周期的影响，因而在月经周期的任何时期抽血浓度都一样稳定。(3)年轻女性检查AMH值能筛检出卵巢功能提早衰退的女性，以便即时治疗生子，以免蹉跎岁月，等到计划生子时已经为时已晚。综合以上的研究显示，抗穆勒氏管荷尔蒙为预测卵巢中卵泡库存量的一项重要指标。上表为过去三年之间马偕医院不孕症科所统计的各年龄层血清AMH值的百分比分布。

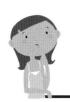

抗穆勒氏管荷尔蒙是可以预测未来卵巢老化的水晶球吗？

黄梦婷/李国光医生

在女性，AMH是由卵巢小滤泡的颗粒层细胞所分泌的，胎儿在子宫内的第九个月开始，卵巢便不断制造这种荷尔蒙。当成年女性卵巢内卵子的品质和数量降低或减少时，就代表着卵巢正朝着老化前进，亦即女性生殖力的衰退。举例来说，一般女性的停经年龄约在51岁，可是10位女人里就有1位会在45岁前停经、100位就有1位女人在40岁之前停经。更何况已有研究指出，早在停经发生的前13年，大约38岁时卵巢功能就已经开始大幅度地衰退了！于是，许多预测卵巢功能的检查不断地被开发，这都是为了筛检出卵巢可能提早老化的女性，以便提醒她们及早生育的必要。其中，又以AMH在预测卵巢卵子库存量（Ovarian reserve）的准确度最高。过去十年来，学者们进一步致力于研究AMH对于试管婴儿治疗成功的预测能力，作为术前咨询的依据。恰巧的是，2011在欧洲人类生殖暨胚胎医学会（The European Society for Human Reproduction and Embryology，ESHRE）所属的期刊（Human Reproduction）上发表的一篇论文，就替我们整理了近年来AMH在临床上各种领域的运用。

AMH可以预测试管婴儿是否能成功吗？

做试管婴儿最怕遇到对打排卵针反应不良的病人，临床上2%～30%的女性在接受治疗时会出现打针后卵泡生长的数目不如预期，我们称之为卵巢反应不佳（poor responder），这些病人与同年龄的女性相比怀孕率是下降的。当我们开始试管婴儿疗程后才发现病人的卵巢反应不佳，不仅怀孕率下降，同时病人也得面对突如其来的心理压力。如果是在开始疗程之前便已抽血确认血清AMH值并完成详细咨询，让病人提早做好心理准备，便可降低这些非预期性的压力。

AMH除了可以预测卵巢反应不佳，另一方面它同样可以预测哪些人可能会发生卵巢过度反应症候群（ovarian hyperstimulation syndrome,OHSS）。根据Lee等人在西元2008年的研究，用AMH来预测OHSS的发生率可达到90.5%的敏感度和81.3%的特异度。有了事前的准备工作，我们便可以依据AMH值来调整打针的剂量，以避免很多可能发生卵巢过度反应的机会！

那么，AMH可以用来预测此次试管婴儿是否能成功怀孕吗？AMH虽然能准确预测卵巢对打排卵针的反应，但是毕竟还是无法准确预测每位病患是否能够怀孕。这可能是因为AMH代表的是卵巢卵子库存量，而无法反应卵子的品质。再者，年龄、造成不孕的原因、不孕的时间等都和能否成功怀孕有关，无法单一使用AMH来预测怀孕与否。AMH值偏低的女性接受试管婴儿治疗时，怀孕率相对偏低的原因是打排卵针后取出的卵子数目偏少，以至于可植入的胚胎数目也相对偏少所造成的结果。

AMH可以预测长期生育力吗?

当血清AMH值落在正常范围内时，它可以代表当下的卵巢卵子库存量是足够的，但是我们并不知道每个人的AMH下降的速度。目前的研究还无法确定需要间隔多久检查一次AMH，或是多低的AMH值是我们该积极介入人工生殖技术的时间点。因为无法知道卵巢自然老化的机转和每位女性AMH下降的速度，所以目前关于用AMH来预测妇女个人长期生育力这点来说还不够成熟，但是整体而言，女性随着年龄增加，AMH值会大幅滑落。因此，根据目前的研究资料，AMH还无法准确预测谁会发生早期卵巢衰竭，但是AMH值偏低的病患，是否会比AMH值正常的同年龄女性提早发

214

生卵巢衰竭的议题，仍受医界高度的关切并持续进行研究中。毕竟，AMH的检查在临床被大量地应用，大约只有八年的时间。

AMH可以预测女性的停经年龄吗？

目前有许多研究都证实AMH会随着年龄逐渐下降，直到数值低于临床上可侦测得到的最低数据，这表示病患卵巢库存的滤泡所剩无几，而且AMH值也是预测卵巢功能的工具中唯一会随着年龄增加呈现直线下降的检查。那么，AMH可以用来预测熟女们何时会停经吗？同样的难题是，AMH虽然随着年龄增加下降，但是

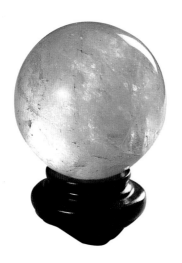

下降的速度却因人而异！所以AMH运用在预测个别女性的停经年龄上仍有待研究证实。初步的研究显示，整体而言AMH值偏低的年轻女性，停经的年龄有提早的趋势，这个现象仍需大量增加研究数目和长期的继续研究来证实。

AMH可以预测接受化学治疗后，是否仍能保有生育力吗？

近年来，癌症连续多年位居国人十大死因之首，有关于女性癌症治疗前后的生育问题不断被提出与讨论，尤其是化学治疗后对卵巢的伤害。我们都知道用来治疗癌症的化学药物会快速地减少卵巢卵子库存量，虽然有些女性在接受治疗后仍能回复规则月经，但是这并不能与恢复生育能力画上等号。于是，有些学者便想以AMH值的高低来决定谁需要规划化疗前生育力的保存。有趣的是，即便是一般女性都无法用AMH值来预测长期生育力了，更遑论是即将接受化疗治疗的患者！根据美国临床癌症指引，在接受化学治疗前，所有的癌症学家都

需要与正值生殖年龄的女性患者讨论可能的生育力保存方式，不管她们的AMH值高低。

AMH可以用来预测手术对卵巢组织的伤害吗？

我们已经知道AMH可以准确反应卵巢内库存的原始滤泡的数量，而手术后AMH值的改变有可能是初期、可信赖且直接代表卵巢功能衰退的指标吗？由于腹腔镜手术日渐盛行，无论是电烧止血或是手术器械都会或多或少伤害正常卵巢内的原始滤泡。目前已经有学者建议使用血清AMH值来诊断手术后造成卵巢功能损害的程度，以利下一步预测未来的生育力。这不仅还没有足够证据佐证，而且连一般女性都无法用AMH值来预测长期生育力，所以术后的AMH值并无法保障哪些人可以成功受孕，或哪些人需要接受积极治疗。目前的研究显示卵巢部分切除手术后，AMH值呈现明显的下降，如果两侧卵巢瘤同时切除，AMH值下降得更显著。过去的研究也证实，手术过的卵巢在试管婴儿治疗时取得的卵子数目明显偏低。以上两者都在说明同一个现象，就是卵巢手术明显减少卵巢中卵子的库存量。重要的是，医生需在病人接受手术前便告知手术后的卵巢功能可能会降低的事实，尤其更要提醒手术前AMH值偏低的病患，让这些卵巢中滤泡库存量偏低的病患有选择试管婴儿治疗以取代手术治疗不孕症的机会。

AMH可以用来筛选或诊断多囊性卵巢（polycysticovaries/PCOS）吗？

Pigny等人在2006年便提出利用AMH来诊断PCOS可以达到92％的敏感度和67％的特异度，尤其在缺乏高解析度超声波的情况下，可以用AMH代替AFC（antral follicle count）作为诊断标准。另外，对于尚未进入青春期、不适合阴道超声波检查的小女孩，抽血检查AMH反而较不具侵略性。目前我们最常用来诊断PCOS的Rotterdam标准并不包括AMH，因为关于PCOS病人有较高的血清AMH值是肇因于有较多腔前小滤泡或者是

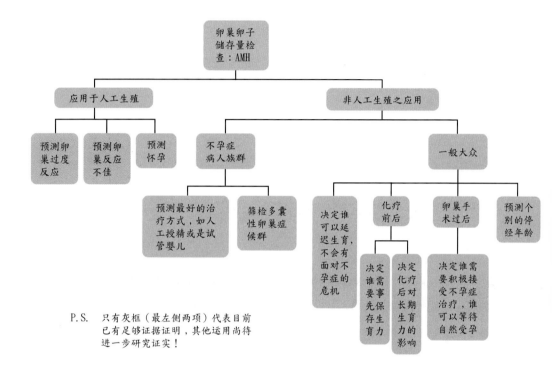

卵巢卵子储存量检查：AMH
├─ 应用于人工生殖
│   ├─ 预测卵巢过度反应
│   ├─ 预测卵巢反应不佳
│   └─ 预测怀孕
└─ 非人工生殖之应用
    ├─ 不孕症病人族群
    │   ├─ 预测最好的治疗方式，如人工授精或是试管婴儿
    │   └─ 筛检多囊性卵巢症候群
    └─ 一般大众
        ├─ 决定谁可以延迟生育，不会有面对不孕症的危机
        ├─ 化疗前后
        │   ├─ 决定谁需要事先保存生育力
        │   └─ 决定化疗后对长期生育力的影响
        ├─ 卵巢手术过后
        │   └─ 决定谁需要积极接受不孕症治疗，谁可以等待自然受孕
        └─ 预测个别的停经年龄

P.S.　只有灰框（最左侧两项）代表目前已有足够证据证明，其他运用尚待进一步研究证实！

AMH制造异常过多造成滤泡停止生长，彼此的因果关系并不清楚，尚待大型研究证实。还有几点需要注意的是，AMH值会因为抽烟而下降，因为肥胖而上升，而且多囊性卵巢的高AMH值并不代表卵巢功能好，相反的，多囊性卵巢的病人其卵子品质与非多囊性卵巢的卵子相比反而较差。

协助胚胎孵化的新方法——
透明带激光打薄技术

李国光医生

因结婚年龄的提高与生育意愿的下降，导致某些地区的新生儿出生率明显下滑，但是却有许多夫妻饱受不孕的困扰，在"做人"的路上备受煎熬，所幸"透明带激光打薄技术"已成为二次以上尝试试管婴儿失败或38岁以上妇女求子的新希望，是近十年来在不孕症治疗上的新星。

早期胚胎外围有一圈糖蛋白，由特殊蛋白和碳水化合物组成的透明层保护胚胎的发育，称为透明带。

如果这个透明带太厚或太硬，将阻止晚期胚胎(囊胚期胚胎）的孵出和子宫内着床。早期的协助性孵化技术（Assisted Hatching A.H.)是利用酸液（acidTyrde's solution）或是激光在透明带上打洞（直径10～20um），帮助胚胎孵出透明带。在国外的一些统计上，发现对于二次以上尝试试管婴儿失败或年龄超过38岁的妇女，接受协助性孵化技术可显着提高试管婴儿的怀孕率与着床率。

	怀孕率		着床率	
	接受协助性孵化技术	未接受协助性孵化技术	接受协助性孵化技术	未接受协助性孵化技术
Chaoetal.,1997	42.4%	16.1%	11.0%	3.7%
Maglietal.,1998	33.0%	12.0%	13.3%	4.1%
Nakayamaetal.,1999	19.4%	5.9%	10.1%	2.6%

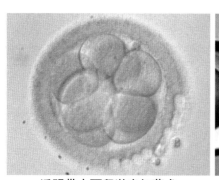

透明带大面积激光打薄术

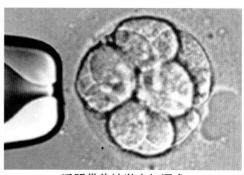

透明带传统激光打洞术

最近的协助性孵化技术是以激光在早期胚胎的透明带外2/3层，做大面积的打薄（约1/4圈），打薄的长度约120～150μm，取代以前的打洞技术，打薄后的透明带仍然维持其完整性以保护胚胎的继续发育，在透明带加大打薄的面积可以提高胚胎孵化的机会，期望藉此种透明带打薄技术比打洞技术更提高试管婴儿的怀孕率。

传统透明带打洞所使用的酸液会伤及透明带内的胚胎细胞，如果操作时间过久，酸液将抑制胚胎细胞的发育。而近年来引进的激光打洞技术，经由实验证明，激光对胚胎细胞并没有实质的伤害，激光打薄术并未打穿透明带，更不会伤害胚胎细胞，同

时激光兼具操作快速和精准度高的优点，因此怀孕率也比早期酸液打洞技术更高。

根据马偕医院生殖医学中心二年当中，为38位尝试试管婴儿失败一次的病患进行透明带激光打薄技术的治疗，胚胎植入后有16位已成功受孕，怀孕率达42％。26位曾经失败二次以上的病患目前已有14位怀孕，受孕率为54％，比一般首次施行试管婴儿46％的怀孕率毫不逊色，但是先决条件是品质良好的胚胎才能达到如此的怀孕率。因此，透明带激光打薄技术对于多次尝试试管婴儿失败或是38岁以上的妇女而言，是其求子的一大福音。

纺锤丝观测仪

李采芳医生

"纺锤丝观测仪"的成像原理就是利用偏光镜的特性，将可让光线曲射的物质放在两个偏光镜之前，当光线通过观测物并经过两个互相垂直的偏光镜时，向量改变的光线通过第二个偏光镜后会将影线显现出来。而纺锤丝本身可让光线曲射，因此在没有染色的情况下，就可以在活的卵子中看到纺锤丝。除此之外，卵子的透明带和极体、精子的尾部也都具有光线曲射的特性，因此也都可以利用纺锤丝观测仪来观察。

"纺锤丝观测仪"是在不伤害卵细胞的活性下，以高倍显微镜放大后观测卵细胞内纺锤丝的位置（卵子不必用药物固定和染色）。纺锤丝的功能是在细胞分裂时确保染色体正常地分离成两个新细胞。在细胞分裂过程中，不正常的纺锤丝可能导致细胞分裂停止或造成染色体异常。当进行精虫注射入卵细胞内时，在显微镜下可以利用纺锤丝观测仪闪开纺锤丝，避免注射到纺锤丝而影响受精卵分裂时染色体的正常分离，因此可以避免造成染色体不正常的胚胎。如果使用纺锤丝观测仪来施行单一精虫卵细胞质注射时（ICSI），可以提高正常受精率和正常胚胎发育率。

虽然"单一精虫卵细胞质显微注射技术（ICSI）"解决了大部分男性不孕症的困扰，但是在传统的精虫注射入卵细胞的过程中，有10～20%的机会可能会伤害到卵细胞的纺锤丝，造成受精失败或形成染色体不正常的胚胎，因此，"纺锤丝观测仪"合并"单一精虫卵细胞质显微注射技术（ICSI）"是提高这类不孕夫妻受孕的新方法之一。

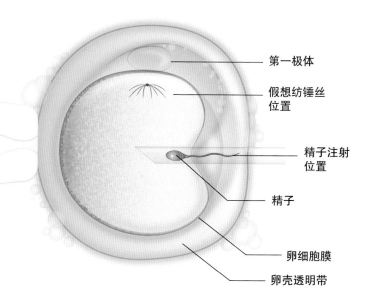

第一极体

假想纺锤丝
位置

精子注射
位置

精子

卵细胞膜

卵壳透明带

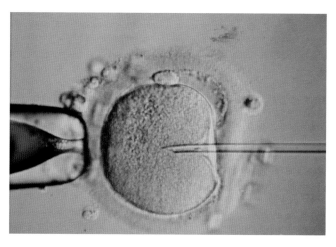

单一精虫卵细胞质显微注射技术（ICSI）

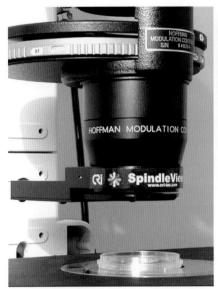

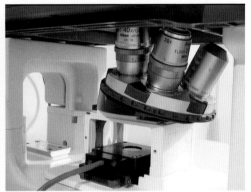

纺锤丝观测仪

　　目前国外的研究报告显示，利用"纺锤丝观测仪"也可以评估卵子品质的好坏。年龄比较大的妇女，老化的卵子较多，发现其卵子纺锤丝消失、变小、形状异常的比率较年轻妇女来得高。此外，可以看到纺锤丝的卵子其受精率也较无法看到纺锤丝的卵子来得高，胚胎早期的发育也较好。有学者利用"纺锤丝观测仪"观察卵子透明带内层的厚度与亮度，来评估此胚胎着床怀孕的几率。

　　所以运用卵子纺锤丝的观察，能够进行卵子品质的评估，若发现有品质好的卵子，在胚胎植入时，便可以较准确挑选好胚胎，减少植入的胚胎数目，以减少多胞胎怀孕的几率，及提高试管婴儿的成功率。

胚胎着床前基因诊断以及染色体晶片筛检

胡玉铭医生

胚胎着床前基因诊断（PGD）是指由试管婴儿技术所产生的胚胎在植回子宫前，先利用基因诊断的技术，检测出具有异常基因的胚胎（例如地中海贫血、肌肉萎缩症、血友病等），因此只植入具有正常基因的胚胎。藉此技术，避免此遗传疾病的基因继续延续下去。此外，也可以用染色体晶片技术找出染色体正常的胚胎，再给予植入回子宫，所以称为着床前基因及染色体晶片胚胎筛检术（Preimplantation genetic screening）。

在上世纪80年代，由于PCR技术及试管婴儿技术的发展，已可用在动物胚胎的基因诊断上。1989年英国Handyside教授利用PCR技术筛出异常性联遗传的基因，而植入回正常胚胎，成功在1990年诞生正常的婴儿，从此开启了人类胚胎着床前诊断技术的新世纪。目前全世界已有许多试管婴儿中心可从事着床前胚胎诊断技术。目前亦有多家试管婴儿中心可进行此种胚胎基因及染色体筛检诊断技术。

胚胎诊断依卵子及胚胎发育的阶段，可在卵子阶段（极体polar body）、第3天的胚胎（约8细胞阶段）、第五天囊胚期（blastocyst）阶段进行。其显微操作方法分为两个阶段，先是将卵子的外壳透明层打出的小洞，再用细玻璃针伸入洞内吸出细胞作为诊断之用。卵子极体的诊断只能诊断出卵子的异常，但对于父亲精子所造成的遗传异常无法诊断。第3天8细胞阶段是目前较多的生殖医疗机构所使用的阶段，所以此阶段可检出父母双方的基因异常。但是，由于只能取出1～2个含核的细胞做PCR、FISH或晶片的诊断，因此诊断失败率较高，准确度也较差。有时DNA信号放大失败，即造成失败的诊断，而第5天囊胚期的胚胎细胞取样，则可取出5～6个细胞作为诊断的样本，由于细胞数较多，所以PCR、晶片的诊断正确率大为提高，但此法的缺点是并非每一个胚胎皆可培养到囊胚期，一般估计只有不到50％的胚胎可培养到囊胚期，因此有20％～30％的患者，根本没有胚胎可培养到囊胚，因而无法进行囊胚期的诊断。如果是以囊胚期的胚胎进行晶片染色体诊断，常需要数个工作天才能完成。因此，囊胚期的胚胎需要先冷冻，等待数天晶片染色体诊断结果出来后，下个月经周期以后，再解冻植入正常胚胎。

取出细胞样本后，接着可用PCR（Polymerase chain reaction），FISH（Fluorescent in situ hybridization），或是aCGH晶片（array comparative hybridization）等方法来侦测基因或染色体的异常，以建立最后的诊断。

FISH免疫荧光原位杂交法可用来诊断染色体的结构及数目异常，但是，目前FISH可被aCGH或SNPmicro arrays所取代。如果父母一方已知带有可遗传的疾病基因，如血友病、肌肉萎缩症、舞蹈症等基因，则须用PCR方法来侦测胚胎是否带有此异常遗传基因，如果父母有染色体转位所造成的习惯性流产，则可用aCGH或SNP array来确立诊断。因此，找出正常胚胎，可减少未来的流产以及避免植入异常遗传基因的胚胎。

此项技术也可用来诊断胚胎性别，因此也牵涉到法律伦理问题。目前国内人工生殖法规定禁止做胚胎性别筛选，除了性联遗传疾病之外，都不能透露胚胎性别。其他世界各国也有相同的规定。胚胎植入前做基因或aCGH晶片染色体分析的不正确诊断率（Misdiagnosis），根据过去的经验分析为0.2％～5％（per embryo）。如果成功受孕，在怀孕16周后，仍建议羊水检查以确定染色体或基因是否正常。

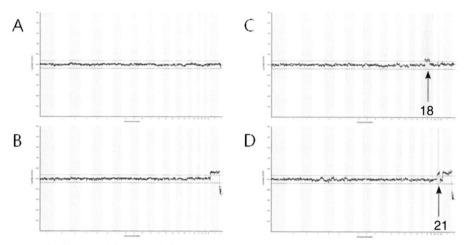

胚胎着床前染色体筛检（Preimplantation Genetic Screening，PGS）结果图

研究显示：染色体异常，是多数无法正常怀孕的因素。而这项技术，是配合试管婴儿，在精子卵子结合后、植入胚胎前利用晶片式比较全基因体定量分析术（aCGH），检视胚胎里46条染色体有无异常，帮助植入正常胚胎细胞，提高受孕几率。图示为四个胚胎的晶片结果图：A、B皆为正常胚胎；C为爱德华氏症（18号染色体三倍体症）；D为唐氏综合征（21号染色体三倍体症）。结果出来后，医生就能选择染色体正常的胚胎植回妈妈子宫内，大大增加受孕的机会。

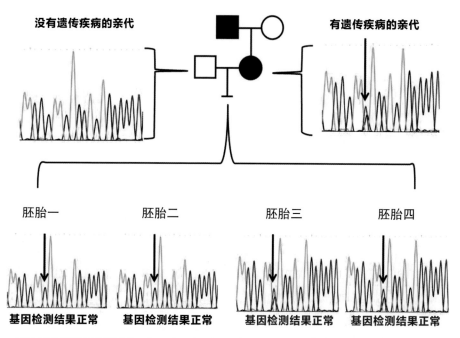

没有遗传疾病的亲代

有遗传疾病的亲代

胚胎一

胚胎二

胚胎三

胚胎四

基因检测结果正常　　基因检测结果正常　　基因检测结果正常　　基因检测结果正常

胚胎着床前基因诊断（Preimplantation Genetic Diagnosis，PGD）示意图

　　带有家族遗传病的父母，在生育下一代时，往往担心子女带有相同疾病的疑虑。现可以通过胚胎着床前基因诊断技术，配合试管婴儿技术，在精子卵子结合后、胚胎植入母体前，诊断胚胎是否带有特定遗传疾病。图示为一家族遗传图谱，首先分析两至三代内带有相同遗传疾病的亲属基因，找出致病基因点位后，以此订制个人化遗传疾病探针并通过特殊检测来找出胚胎是否带有相同疾病。本例中，通过这样的方式发现四个胚胎中有两个是不带遗传疾病的，因此医生就可以此为依据植入正常胚胎，协助父母生下没有遗传疾病的下一代。

成熟卵子的冷冻保存
要存几颗才够？

何信颐医生

"冻卵"近年来成为影剧版很热闹的话题，其实在医学界也有一些突破。美国生殖医学会在2008年仍将卵子冷冻视为实验性质的技术，随着玻璃化冷冻及其他相关实验的研究，卵子冷冻逐渐达到可接受的成功率。美国生殖医学会在2012年新制定的指引中，不再认为卵子冷冻是实验性质。欧洲生殖医会的观点，认为预期高龄时接受别人的捐卵，不如贮存自己的卵子备用更为合理，但是贮存卵子仍有许多需要事前注意的问题。

冷冻卵子的历史——为什么冷冻卵子不容易成功？

在上世纪50年代就曾有报导冷冻精子解冻后使人成功怀孕活产的例子。1978年人类第一个试管婴儿诞生后，在1984年第一个人类冷冻胚胎也成功怀孕。之后没有多久，1986年也报导了人类第一次冷冻卵子解冻后成功怀孕的案例。在这二十多年来，冷冻胚胎有长足的进步，已经成为每个试管婴儿实验室必备的基本技术，但是，冷冻卵子的研究却一直原地踏步，怀孕成功的案例并不多。

这主要是因为卵子是一个较大型的细胞，含水量较多，冷冻时产生的冰晶会破卵细胞内的结构，所有的成熟卵子都处在减数分裂第二期的阶段，排列中的纺锤丝很容易在冷冻过程中受损。此外，卵子的皮质颗粒（cortical granules）会在冷冻解冻中提早释出，造成卵子透明带（卵壳）变硬，影响受精。卵子细胞的这些特性使冷冻卵子一直无法突破技术上的瓶颈。

近年来随着单一精虫显微注

射技术的应用，以及玻璃化冷冻（vitrificaiton）技术的进步，冷冻卵子的怀孕成功率已经达到可接受的水准。每次植入胚胎怀孕率在36％～61％，平均每颗卵子解冻怀孕率为4.5％～12％，这已经接近一般试管婴儿使用新鲜卵子的怀孕率。因此，美国生殖医学会在2012年新制定的指引中，不再认为卵子冷冻是实验性质。

冷冻卵子生下的小孩健康吗？

以往大家都担心卵子的纺锤丝会在冷冻解冻过程中受到损伤，以致产生染色体数目异常的胚胎。到目前为止追踪的结果，藉由冷冻卵子所生下的小孩，并不增加染色体异常或出生缺陷的几率，但仍须更长时间和更多个案的追踪才能下定论。

冷冻卵子可以应用在哪些妇女身上？

以下是美国生殖医学会在指引中列出可以实施卵子冷冻的适应症：

1.癌症病人将接受抗癌治疗前所做的生育能力保存。尤其是针对未婚、无法实施胚胎冷冻的病人。

2.接受试管婴儿疗程时，取卵当天取精失败的状况。

3.卵子捐赠：施行卵子冷冻，捐卵者和受卵者的周期配合就可以更加弹性。很多卵子冷冻的进步也是来自卵子捐赠时冷冻的研究。对捐赠的卵子实施冷冻另有一层更重要的检疫上的意义，是让实验室有足够的时间确认捐卵者没有传染性疾病再使用，例如艾滋病和梅毒都有检验的空窗期。对设置卵子银行的可行性，美国生殖医学会认为仍需要更多关于安全和效能的资料。

4.不能实施胚胎冷冻的地区。例如意大利和德国。

5.延迟生育年龄：即媒体三天两头炒作的冻卵议题。美国生殖医学会虽然将这项适应症也列入可能应用项目，但也提出警告：行销这项技术可能使一些妇女有不适当的期待，在施行前也必须让冻卵妇女对所有相关实际数据和风险都能充分知情同意。

要在几岁冷冻？

美国生殖医学会也提出警告，目前一些院所公布的良好成绩，多半来自较年轻的妇女，其中很多是35岁以下的族群。较大年龄的妇女能不能有这么好的成绩，还有很大的疑问。站在医生的立场，当然要冻卵就要趁早，冷冻愈年轻的卵子日后解冻的成功率愈好。欧洲生殖医学会的伦理法律委员会建议最好在35岁之前冻卵，超过38岁的妇女，除非医生评估卵巢功能还好，不然不建议冻卵。

不过就社会现实面来看，大部分的妇女其实并不会在35岁之前想到要冻卵。美国生殖医学会也认为必须要让冻卵的妇女知道，在35岁之前冻卵，日后用不到的机会很大，毕竟人生的变化很大。

根据统计，外国寻求冻卵的平均年龄是38岁，这已经是欧洲生殖医学会所建议的底线了。

要存几颗才够？

目前稳定的卵子冷冻的成绩，在小于35岁的女性中，每颗解冻卵子的活产率为4%～5%，因此欧洲生殖医学会也建议，要存下20～25颗成熟的卵子，才能期待有一次活产。这可能需要前后3～4次的取卵手术才能存够。对更高龄的妇女而言，由于每颗卵子的解冻怀孕率更低，可能需要下30～40颗卵子才够。但另一方面，高龄妇女每次刺激排卵所得到的卵子数会更少，所以有可能要更多的取卵手术才能储存足够的卵子。

要存在哪里？

尽管卵子冷冻目前已进步到可以临床应用的水准，但美国生殖医学会在指引里也提到，每个院所所能达到的成绩其实参差不齐，不是每一家试管婴儿中心都能达到一样的水准。美国生殖医学会也要求各院所应主动提供自家院所存卵的怀孕和活产成功率。可见慎选一家好的中心冻卵也是很重要的。由于这是非常先进的高科技医疗，冷冻后也是要好几年之后才会再拿来使用，因此建议要选择一家已经有良好解冻活产成绩，并且永续经营的试管婴儿中心。

囊胚期的胚胎解冻植入后怀孕率的大幅提升

开启单一胚胎植入的时代

古培筠/李国光医生

在不孕症患者接受试管婴儿疗程中，若胚胎发育情形良好，选择植入发育至第五天的胚胎，即所谓"囊胚（Blastocyst）"，已成为普遍的做法。在现行的情况下，为了避免多胞胎的产生以及连带产生其他母体与胎儿的并发症，我们往往会限制胚胎植入的数目。

通常挑选品质优良的新鲜胚胎植入之后，往往会余下一些品质良莠不齐的胚胎，于是发展出冷冻的技术来保存剩余的胚胎。目前许多研究已证实玻璃化冷冻（Vitrification）可以有效地保存胚胎，与旧法慢速冷冻（slow freezing）相比可减少冰结晶所带给胚胎的伤害，因此玻璃化冷冻的技术将胚胎解冻后，胚胎的存活率由60%提高至90%以上，解冻后胚胎植入的怀孕率也大幅提高。

于是，已有许多研究开始针对试管婴儿在刺激排卵的周期植入新鲜胚胎与自然周期植入冷冻胚胎的怀孕率来做比较。在想法上，原先认为新鲜的胚胎植入应有较高的怀孕率，因为植入新鲜胚胎为同期胚胎中品质最好且未经冷冻伤害的胚胎。但是，愈来愈多研究指出，冷冻胚胎解冻后植入有较佳的怀孕率，因此推测可能归因于细胞培养技术的进步使胚胎已经能培养至第五天的囊胚期，以及冷冻胚胎与解冻技术的改良，目前已多采用玻璃化冷冻胚胎的技术以增加胚胎解冻后的存活率。此外，部分医学专家也认为，在自然排卵的周期解冻植入胚胎时，子宫内膜为生理性的荷尔蒙刺激而自然生长，因此子宫内膜的成熟度与胚胎发育的同步性较高，使得子宫内膜对于胚胎植入的接受度也较高，所以自然周期植入冷冻胚胎的成功率比试管婴儿在打针刺激排卵的周期植入新鲜胚胎之怀孕率还要高。

在一些国内外研究中皆有统计数据显示，比较新鲜胚胎与冷冻胚胎解冻植入的临床怀孕率（clinicalpregnancyrate）与胚胎着床率（implantationrate），冷冻胚胎都不亚于新鲜胚胎。马偕纪念医院的经验也呈现冷冻胚胎解冻后在自然周期植入的怀孕率为73％，高于新鲜胚胎在打针刺激排卵周期植入的65.9％怀孕率。

冷冻胚胎解冻植入的成功，为广大患者带来三大福音，一为不一定要做新鲜胚胎植入，对于施打排卵针后可能出现卵巢过度反应的高危险群而言，可以等到下一个周期再做冷冻胚胎植入，而不必担心怀孕率降低，同时避免怀孕后产生大量腹水的后遗症；二为可以放心地进行单一胚胎植入（single embryo transfer），将其他胚胎冷冻保存，减少多胞胎的几率；三为增加累积怀孕率（cumulative pregnancy rate），冷冻保存下来的胚胎，可在日后患者想要再接受不孕症疗程时，直接配合患者的排卵周期，施行胚胎解冻植入术，免去施打大量荷尔蒙针剂和取卵手术的痛苦。

马偕纪念医院新鲜囊胚与解冻囊胚植入怀孕率与着床率的比较

	新鲜囊胚	冷冻囊胚
周期数	91	41
临床怀孕率	65.93%	73.17%
着床率	48.11%	48.28%
流产率	16.67%	20.00%
持续怀孕率	54.35%	58.54%
单胞胎比例	54.00%	62.50%
双胞胎比例	46.00%	37.50%

临床怀孕率：超声波可见子宫内的囊胚。
着床率：所有植入之胚胎着床的比例。
流产率：怀孕小于12周内即自然流产或胎死腹中。
持续怀孕率：怀孕大于12周以上。

双胞胎妊娠——
不应该忽视的课题

何信颐/李国光医生

由于人工辅助生殖技术（assisted reproductive technology, ART）的成功率愈来愈高，目前ART的目标已经不只是提高怀孕率。更进一步，我们要努力追求的是怀孕和生产的品质，而且同时致力减少ART的并发症，这其中包括了卵巢过度刺激症候群（ovarian hyperstimulation syndrome, OHSS）以及多胞胎妊娠所造成的早产儿。

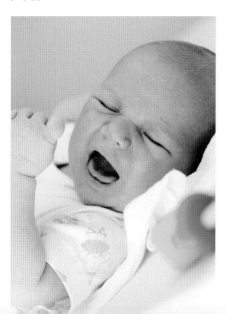

我们都知道，三胞胎以上的多胞胎（high order multiple pregnancy），新生儿的预后都很不好，很多ART中心都希望能尽量避免三胞胎以上的多胞胎。但是，愈来愈多的声音在反思，双胞胎也不是一个我们可以容忍或忽视的课题。

ART和双胞胎的关系

从全部新生儿来看，根据统计在2006年全美因ART诞生的新生儿占全部新生儿1%，但这一年内多胞胎新生儿中有18%都是经由ART诞生的。在有些已开发国家，甚至报导有30%～50%的双胞胎妊娠是ART造成的，这是自然受孕双胞胎妊娠率的15～20倍。

再从ART的新生儿来看，美国在2006年有30%的ART活产都是多胞胎，造成当年48%的ART新生儿都是以多胞胎产下，这几乎占所有ART新生儿的一半。

不容忽视的双胞胎新生儿结果（neonatal outcome）

根据统计，双胞胎平均生产周数是35.3周，平均新生儿体重为2347克，比正常单胞胎（3358克）足足少了1000克。光看这些平均值，也许感受不到双胞胎新生儿有较差的结果。但是，ART造成的双胞胎中有60%～70%会在37周前早产（preterm），甚至有15%会非常早产（verypreterm）于32周前。ART造成的双胞胎中，高达53%为低于2500克的低体重儿，有25%需要新生儿加护病房（neonatal intensive careunit,NICU）照护，甚至有10.3%成为低于1500克的非常低体重儿（very low birth weight）。根据马偕医院近两年来的统计，双胞胎妊娠甚至有6%会在28周前早产，而大约有8%的双胞胎出生时是体重低于1000克的极低体重儿（extremely low birth weight）。

这些数字显示出许多早产儿需要长期的后续医疗照顾，而这些照顾都由后面周产期医生和新生儿科医生在承担，在我们庆祝受术夫妻成功受孕的同时，不孕症医生不可以忽视这个问题。想一想，ART所造成的双胞胎妊娠，最后竟有一半生下低体重儿，甚至有8%的新生儿连1000克都不到。这些体重非常低的"巴掌仙子"，首先要面对平均有42天的NICU住院：这段时间不仅宝宝身体受苦，在NICU外的妈妈内心也跟着煎熬难过。这些极低体重儿有1/3是救不起来的，花了这么多金钱和身心折磨，换来的却只有伤心和遗憾。这些早产儿即使很辛苦地从鬼门关拉回来，日后还要面对其他可能影响终身的后遗症，例如脑性脑瘫、视脑膜病变以及学习障碍等。相信这绝对不是我们当初协助这些不孕夫妇怀孕时所希望见到的结果。

Vanishing twins和减胎

有些初期双胞胎妊娠的孕妇，其中一个胎儿可能会停止生长

（spontaneous reduction），只存活一个胎儿继续怀孕，这就是所谓的vanishing twins（消失的双胞胎），发生率据报导为12%～38%。这个存活下来的surviving twin新生儿结果虽然总比双胞胎妊娠好，但和一般单胞胎妊娠相比，仍然有显著较高的比率会有早产（＜37周：13.2% v.s. 9.0%）、非常早产（少于32周：3.8% v.s. 1.2%）、低体重儿（低于2500克：11.7% v.s. 6.3%）及非常低体重儿（低于1500克：4.1% v.s. 1.5%）。

在一些双胞胎接受选择性减胎（selectiver eduction）成为单胞胎的研究中，减胎后的流产率约2%～7%；减胎后的单胞胎，有3.7%怀孕周数会少于28周，有15.9%会非常早产于32周前。

这些讯息告诉我们，一开始就应避免双胞胎妊娠的产生，vanishing twins或减胎的新生儿健康仍然不如一开始就是单胞胎妊娠。

从经济层面来考量

多胞胎妊娠虽然只占全美出生数的3%，但却占全美早产儿的13%，更占全美较低体重儿（低于2000克）的25%。这些多胞胎当然造成周产期及新生儿照护上很大的医疗负担。

根据统计，在2006年全美用在ART的花费约为11亿美元，但是花费在ART所造成的早产儿照护也用了9亿6千万美元。换句话说，为了治疗这些ART早产儿所用掉的费用，几乎等同是全年用在ART上的费用。

北欧各国早在多年前便常规推动双胚胎植入（dual embryo transfer, DET），但仍然有约30%为妊娠双胞胎，还是太高。这些DET双胞胎的新生儿照顾上的支出，足以多做几次单胚胎植入（single embryo transfer, SET）来生下同样数目的新生儿。比利时也曾报导，只要省下花在ART多胞胎照顾费用的一半，就足以支付比利时全年的试管婴儿疗程。加拿大统计2005～2007年NICU的医疗使用，认为如果实施SET，每年全加拿大可以减少30～40个新生儿死亡，34～46个重度颅内出血，减少约7000天的呼吸器治疗以及约4万天的NICU住院。

我们也知道，做试管婴儿疗程的不孕夫妇，不论在身体、心理或经济上都承受了很大的压力。也有很多夫妇直接挑明要一次就怀双胞胎甚至龙凤胎，或要求医生植入较多胚胎数。医生在植入胚胎时应该尊重不孕夫妇的要求，但这篇文章也强调我们对植入胚胎数的立场也要有所坚持。作者以小儿科医生的观点直接在文章标题点明，这些因为ART多胞胎妊娠所增加的新生儿加护医疗是"不负责任的代价"（The cost of irresponsibility）。

这个讯息值得公卫专家、管理机关，尤其是第一线的临床医生和受术夫妻应该好好地想一想：做一次试管婴儿真的很贵，如果一次能怀上单胞胎当然很好，但如果怀的是双胞胎，那日后光花在早产儿照顾上的费用，都可以多做好几次试管婴儿疗程了。而且，不要忘了有些早产儿终身的后遗症，是不论日后花多少钱都换不回来的。也有辛苦的双胞胎孕妇，钱也花了泪也流了，剖腹产的手术也做了，却根本没有机会带宝宝回家。

降低植入胚胎数也能维持怀孕率

当然，临床医生在植入胚胎时也肩负着很大的压力。减少植入胚胎数也一直是生殖科技很重要的课题。近年来，一方面随着冷冻和解冻技术的改良，对胚胎伤害愈来愈小，另一方面在解冻植入的周期，妇女不必接受超量排卵刺激，子宫内的环境可以更符合正常生理着床状况。因此，现今的冷冻胚胎解冻怀孕率已经接近新鲜胚胎植入的水准。多出来这一颗两颗好的胚胎，冷冻起来放到日后再植，其实并不会影响到怀孕率。统计报告也显示，有63％的ART双胞胎发生在35岁以下的妇女。因此，对这些可能怀双胞胎的年轻妇女（twin prone patients），北欧甚至认为连DET都应该避免。受限于医疗文化和环境的不同，也许不能全然移植这些国家的经验。但是，努力降低植入胚胎数仍然是不孕症科临床医生及实验室人员一个必须追求的目标。对可能怀多胞胎的年轻妇女而言，尝试DET甚至SET是一个很好的起点。

结论

在ASRM探讨多胞胎的委员会意见（ASRM Practice Committee opinion）中，认为即使是双胞胎也不是我们乐见的结果。而要避免这些多胞胎妊娠的并发症，最直接的方法就是SET。

医生在从事ART时，不能再把双胞胎当成沾沾自喜的成功案例，最重要的是如何生下一个健康的宝宝。除了给不孕夫妇正确的卫教资讯，医生自己也必须严肃看待双胞胎妊娠所带来的周产期及新生儿的高风险，并在植入胚胎数上严格把关，以降低这些悲剧。

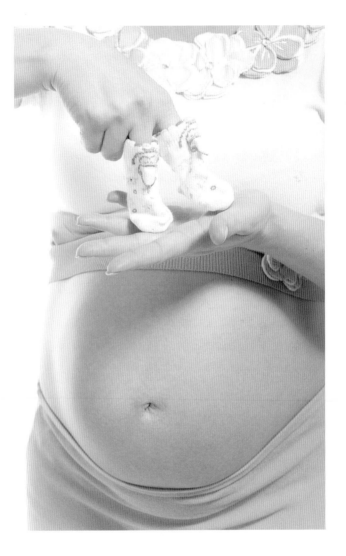

单一胚胎植入的好处

减少多胞胎和早产儿的发生率　　古培筠/李国光医生

生殖医学最主要的目的无非是协助不孕症夫妻生下健康的孩子，但是自上世纪80年代人工生殖方式兴起，多胞胎的发生率随之提高。上世纪80年代，双胞胎率约18.9‰；90年代，约22.6‰；而2000年之后约29.3‰。而多胞胎所带来的并发症，包含母体本身、胎儿以及新生儿等各方面的影响，都不容小觑。

首先，怀有多胞胎的孕妇并发妊娠毒血症、妊娠糖尿病以及早产的比例皆较高，而且可能因为上述并发症而需提前住院甚至有生命危险。而早产本身则为造成新生儿死亡或其他并发症最主要的元凶。

根据2006年美国的统计，该年出生的双胞胎中（共137,085胎），有60%（78,824胎）为早产或体重低于2,500克（82,799胎），所有双胞胎

中更有10%是在怀孕32周前即出生（16,597胎），并且体重低于1500克（13,983胎）属于低体重早产儿，发生严重并发症的比率非常高，需要长期的后续治疗。但是，双胞胎发生早产的比例为单胞胎的6倍之高，早产儿常见的并发症包含呼吸窘迫、心血管问题、感染、败血症、视网膜病变、脑部病变以及长期的神经学后遗症。神经学后遗症所带来的问题，例如脑性麻痹，对整个社会和早产儿家庭来说，在经济、生理或心灵各方面都是最沉重的负荷。

对于人工生殖所带来的较高比例多胞胎的问题，是不孕症科医生所必须慎重面对的课题。想减少多胞胎的产生，最有效的方法就是减少植入胚胎的数量，甚至对于特定条件的病患选择性单一胚胎植入（elective single embryo transfer,eSET）。

根据加拿大的统计，在2005～2007的两年之间，由于eSET的实行，减少了新生儿住院天数以及新生儿死亡、颅内出血、视网膜手术的比例。根据美国生殖医学会（ASRM）统计，自2004年首度公布eSET治疗指引后，至2010年，eSET个案已增加8倍之多（从2004年的0.72%跃升至2010年的5.6%），并有效改善新生儿出生周数和体重。

另有一篇研究针对经由试管婴儿怀孕的个案，比较两次疗程各怀一个胎儿的个案与单一疗程植入两个胚胎怀双胞胎的个案，统计结果发现，在母体方面，怀双胞胎的个案之妊娠毒血症、早期破水以及剖腹产率皆较高。在新生儿方面，双胞胎的个案有较高的比例有早产、体重过轻、呼吸窘迫、败血症以及后续儿童时期的诸多后遗症。由于胚胎冷冻技术的进步——玻璃化冷冻（Vitrification），大大地增加了胚胎冷冻解冻后的存活率和植入后的怀孕率。所以，在新鲜周期做选择性单一胚胎植入，再搭配后续的冷冻胚胎解冻植入，不仅可以有效地降低多胞胎率，而且仍可维持满意的怀孕率。

马偕医院从2009年起开始进行囊胚期胚胎玻璃化冷冻，目前研究统计发现，新鲜囊胚与冷冻囊胚解冻植入，在单一胚胎着床率（50.9% v.s. 43.2%）和临床怀孕率（66.1% v.s. 59.3%）上都没有统计上显著差异。因此，我们更有信心地建议，对于怀孕率高的年轻妇女，应尽量减少新鲜周期的胚胎植入数量，甚至是进行单一胚胎植入，以减少多胞胎发生率，以后的自然周期再进行单一冷冻胚胎解冻植入。根据上述的数据可以预测，二枚胚胎分二次植入的累计怀孕率，仍然可维持一定的水准（大约72%），不仅略高于同时植入二枚胚胎的怀孕率（66.1%），而且也可以大幅度减少双胞胎的发生率（44.8%降为2%），从而减少安胎的辛苦和极低体重早产儿重度残障的并发症。

新鲜周期植入两枚胚胎的怀孕率为66.1%，但是双胞胎率高达44.8%。

新鲜周期若植入单一胚胎着床

新鲜囊胚与解冻囊胚植入怀孕率与着床率的比较

	新鲜囊胚	冷冻囊胚
周期数	118	59
临床怀孕率	66.1%	59.3%
着床率	50.9%	43.2%
流产率	14.1%	20.0%
持续怀孕率	56.8%	47.5%
单胞胎比例	53.7%	60.7%
双胞胎比例	44.8%	39.3%

条件：1. 年龄小于35岁。
2. 第一次施术或前次试管婴儿活产。
3. 有多枚高品质的胚胎。

预测单一胚胎植入（SET）加上冷冻胚胎植入的累计怀孕率：

$$50.9\% + 49.1\% \times 43.2 = \mathbf{72.1}\%$$

率即有50.9%，且同卵双胞胎率极低（约1%～2%），多余的胚胎可以冷冻保存，往后解冻单一胚胎植入的着床率仍有43.2%。

因此，对于怀孕率高的年轻妇女，在新鲜和解冻植入周期各植入一枚胚胎之累计怀孕率可达七成以上，

高于同时植入两枚新鲜胚胎的怀孕率（66.1%），又可免去双胞胎常见之早产、胎儿体重过轻、早产儿重度残障等相关并发症。

有了上列数据的支持，马偕医院从2012年5月开始实施选择性单一胚胎植入（eSET），施术对象为年龄

新鲜周期非选择性囊胚植入与选择性单一囊胚植入怀孕率与着床率的比较

	选择性单一囊胚植入	非选择性囊胚植入
周期数	20	118
平均植入胚胎数	1	1.98 ± 0.13
临床怀孕率	70.0%	66.1%
着床率	70.0%	50.9%
流产率	21.4%	14.1%
持续怀孕率	55.0%	56.8%
单胞胎比例	100%	53.7%
双胞胎比例	0	44.8%

38岁以下、有两枚以上高品质的囊胚、第一次接受试管婴儿疗程或前次试管婴儿疗程有活产的案例。截至目前为止（2013年6月），已有20名病患接受单一胚胎植入，有14名怀孕，临床怀孕率为70.0%，其中无任何多胞胎发生。另外，有4位患者后续接受冷冻胚胎解冻植入，其中有3位怀孕，累积怀孕率达85%。目前的数据支持了我们对选择性单一胚胎植入既不影响怀孕率又可有效降低多胞胎率的看法，未来则尚待更多数据来观察与证明。

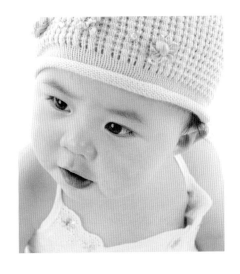

世界卫生组织2010年最新精虫分析标准

吴劭颖/李国光医生

世界卫生组织所制订的精虫检测标准，长久以来一直是各地实验室分析精虫的主要参照数据'WHO manual for the examination of human semen and sperm[semen]-cervical mucus interaction'（WHO,1987,1992,1999）。不过这些所谓的精虫"标准数据"在临床上的判读以及应用上仍有许多争议，主要原因是用来制订这些标准的精虫并非是从正确的参照族群所取得，而且先前参与研究各个实验室的分析判读标准也参差不齐。除此之外，这些数据并没有包括近期成为人父（recent fathers）族群的精虫检查值，对正常值也仅武断地设了一个标准而未有一个参考区间（reference range）。因为大家对于这些数据的临床适合性仍没有达成共识，所以在一些医学中心会认为

这些精虫分析的标准过度严谨，在他处则认为过度宽松。

如果把标准值界定得太高，有过多的男性的精虫会被归类为不正常，尤其是在外观、浓度以及活动力这几项检查。如此一来，许多原本健康的男性会被认定为男性不孕症的病人，甚至造成非必要的人工生殖技术的介入治疗。反之，有学者认为先前WHO所定的精虫浓度参照标准（20×10^6/mL）是过低的，因为根据他们研究显示此浓度的受孕率和更高浓度精虫（$40{-}50 \times 10^6$/mL）的受孕率是几乎是呈线性关系的，而且有更高浓度的精子的男性仍有可能是不孕症患者。也有学者认为不应针对任何精虫分析的指标设立上限，因为较佳的外观及活动力通常都会伴随着更高的怀孕率。因为有这些争议的存在，

已经有许多研究针对WHO所界定的标准是否足以用来当作区分有受孕能力的男人和男性不孕症的病人的界定值（cut-off-limits）提出质疑。

面对以上的问题，Cooper et al.在2009和WHO合作的研究针对男性精虫的正常值有提出重大修正。修正的部分和先前不同之处，在于正常精虫参考值全部是从五个跨国大型研究中近期成为人父的精液分析而来（recent fathers）（n=1953），也就是其配偶尝试怀孕而在12个月内成功怀孕的男性族群（Time to pregnancy，TTP：≦12months）。此研究结果已发表于2010的Human Reproduction Update和最新版的WHO laboratory manual for the examination and processing of human semen, 5th edition当中作为新的精虫检查标准参考值。此版本的精虫检查标准参考值下限（reference limit）主要是定于所有收集样本中最低的5%个案的数值（lower 5th percentile），同时并提供其95％的信赖区间做为参考。

新版的精虫检查标准值和前一版主要的不同之处整理如下：

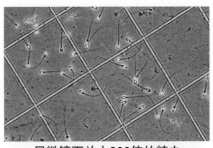

显微镜下放大200倍的精虫

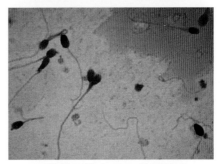

显微镜下放大1000倍的精虫

1.浓度（Concentration）：由≧$20×10^6$/mL向下修正为≧$15×10^6$/mL。

2.活动力（Total motility）：由≧50%向下修正为≧40%。

3.精液容量（Volume）：由≧2mL向下修正为≧1.5mL。

4.外观型态（Morphology）：由≧15%（Kruger strict morphology）向下修正为≧5%。

5.精虫总数量（Total sperm count）：由≧$40×10^6$向下修正为≧$39×10^6$。

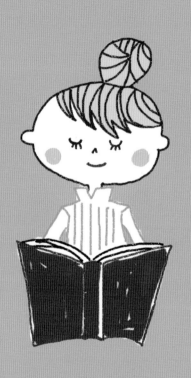

妇科癌症的
预防和诊断

人类乳突病毒与子宫颈癌

王功亮医生

人类乳突病毒（HPV）是一种非常微小的去氧核糖核酸（DNA）病毒。目前发现的HPV共有一百余种基因型，其中有四十几型专门感染下生殖系统，每一种基因型的HPV对女性的伤害程度不同，较轻微的可能导致菜花等性传染病，严重的可能引发子宫颈癌病变。因为人类乳突病毒会经由阴道性行为的皮肤接触而传染，所以只要有过性行为的人都有感染到人类乳突病毒的机会。根据统计，20岁左右的年轻女性在有初次性行为两年之内常有很高的比率（六至八成）带有人类乳突病毒的感染；而性伴侣愈多的人，危险性愈高。总而言之，年轻女性过早有性行为或是有多个性伴侣，或是你的性伴侣另外还有很多性伴侣，都会比一般人有更多感染到人类乳突病毒的机会。

子宫颈上皮病变与子宫颈癌是妇女子宫颈常见的病变，这些病变和某几型高危险群的人类乳突病毒相关。子宫颈是子宫的一部分，它的开口位于阴道，而子宫颈的上皮移行区（Transformation zone）是最容易发生病变之处。子宫颈癌（不包含原位癌；即严重型的子宫颈上皮病变）目前是妇科癌症发生率第二高的癌症，仅次于子宫内膜癌。子宫颈病变是子宫颈癌的癌前病变，如果能在成为癌症前早期发现，治疗的效果非常好。政府大力推行的每年一次子宫颈抹片检查，是针对女性子宫颈细胞变化的一种细胞学筛检检查。从子宫颈采样出来的细胞放在显微镜下观察后可以找出不正常的细胞，它是一种能找出子宫颈癌细胞或有可能变成子宫颈癌的癌前细胞的一种有效方法。不过，由于国人民风保守，因此抹片检查的普及率大约只有55%，远低于国家卫生单位所要求的目标70%。

从病因学来说，子宫颈上皮病变以及子宫颈癌源自于高危险群人类乳突瘤病毒（HPV）的感染，所以，侦测子宫颈是否存在高危险群HPV的结果，有助于判别患者是否属于容易罹患疾病的高危险族群。根据日新月异的分子生物科技，高危险族群的HPV检测包括了检测DNA的方法、检测讯息RNA（mRNA）的方法、酶素免疫法（EIA）和基因晶片的方法，而且许多已经在临床医疗市场上应用。

现在，美国食品药物管理局（FDA）通过将人类乳突病毒检查（Digene Hybrid Capture® HPV DNA Assay）纳入子宫颈病变的筛检项目之一。人类乳突病毒筛检试验（HPV testing）原则上和传统抹片的做法一样，都只是将软毛刷置入子宫颈中取出细胞再送去实验室检查，人类乳突病毒检查合并一般的抹片检查可以协助诊断一些不正常的抹片状况。例如若是抹片出现一种称为"非典型的鳞状上皮细胞"（ASCUS）异常时，便可以藉由人类乳突病毒检查来得知ASCUS是否来自人类乳突病毒感染，还是有其他原因。有一半的人在抹片出现ASCUS时会同时存在有人类乳突病毒的感染，但另一半的人却不会。只有在抹片为ASCUS且人类乳突病毒检查发现有高危险群的病毒存在时，才需要进一步做阴道镜检查子宫颈。年满30岁的健康女性，若是同时做传统的抹片检查与人类乳突病毒筛检，而且两种检查结果都呈阴性，甚至可以将抹片检查的间隔拉长到3年之后再做检查。

最后，为了避免影响子宫颈检查的准确性，妇女朋友在前往医院或诊所做抹片检查或再加做人类乳突病毒检查时，下列事项请一定要注意：

1. 不要在月经期间检查。

2. 做检查前48小时勿做阴道灌洗。

3. 在检查前48小时避免性行为。

4. 在检查前48小时避免使用棉条、杀精泡沫、润滑液或是阴道塞剂。

子宫颈癌的预防——
谈人类乳突病毒的预防型疫苗

陈桢瑞医生

人类乳突病毒（Human Hapilloma Virus; HPV）是一种带有去氧核糖核酸（DNA）的病毒，目前约有二百余种。其中少数几型感染人体之后，会因为身体的免疫力不足，无法对这几型的病毒产生足够的中和抗体，因而无法靠自身抵抗力来排除特别的这几型病毒，这几型的病毒称之

为高危险族群的人类乳突病毒（Hgih risk group HPV）。目前已经证实，高危险群的病毒若是长时间持续存在于女性的子宫颈或阴道上皮，会诱发产生高度子宫颈上皮病变（CIN,HSIL）和子宫颈癌。此外，高危险族群的人类乳突病毒还有可能诱发肛门直肠癌、口腔癌与会阴癌。虽然如此，对

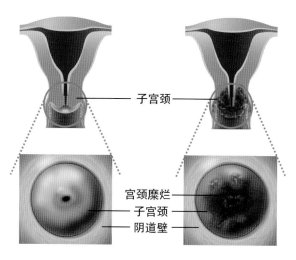

子宫颈

宫颈糜烂
子宫颈
阴道壁

正常的子宫颈（左）与子宫颈癌病变（右）

女性健康影响最大的仍莫过于占国内妇女三大妇科癌症第二位的子宫颈癌。一旦不幸得了，手术、放射线治疗的并发症都会深深影响患者日后的生活品质与身体健康。

根据预防医学的原则，预防子宫颈癌首重安全的性行为、不要年纪轻过早发生性行为、最好维持单纯的性行为（这个建议主要是着重于预防经由性行为得到高危险族群的人类乳突病毒）以及绝对避免吸烟。如果能早期诊断癌前病变并加以治疗效果较佳。依照目前的统计数据来看，在实施制度化子宫颈抹片检查筛检的国家，其子宫颈癌的发生率已经有逐年下降的趋势，目前已经退居为第二大妇癌，仅次于子宫内膜癌。

可是，令人忧心的是，虽然整体的子宫颈癌患者人数在下降，但是子宫颈癌里的腺癌（adenocarcinoma）与鳞状腺癌（adenosquamous carcinoma）却是不降反升，在30年（1973～2003年间）来的趋势里，腺癌的病患数增加3.6倍，鳞状腺癌的患者数甚至增加了7倍之多！这两种细胞型的子宫

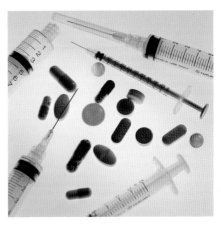

颈癌主要由属于高危险群的第18型的人类乳突病毒引起，患者得到时通常较为年轻，病灶常位于较深，而且不易采取细胞检查的子宫颈内颈部，抹片不易筛检到，也不易早期发现。目前已有资料显示，妇女在感染高危险族群的人类乳突病毒后，所产生的抗体不足以对抗此病毒，因此防疫必须升级。我们必须在有机会经由性行为感染高危险族群的人类乳突病毒前加以预防，而不是得到之后才以抹片筛检的方式来亡羊补牢，在这个前提之下，可以预防高危险群人类乳突病毒感染的疫苗就被研发面世了。

人类乳突病毒的疫苗是使用基因工程合成的类病毒蛋白颗粒（virus-like protein; VLP）疫苗，目前是针对最容易引起高度子宫颈上皮病变与子宫颈癌的高危险群的人类乳突病毒中第16及18型来诱发身体的免疫反应与免疫记忆效应，在妇女还没有接触到高危险族群的人类乳突病毒前，产生大量的中和抗体，或是让身体内的白血球拥有对这些病毒抗原的记忆效应，以便加以预防病毒感染。目前针对高危险族群的人类乳突病毒预防型疫苗已经有两家公司上市，第一家是MSD公司在2005年上市的"加德西"（Gardasil TM）疫苗，这是混有四种类病毒颗粒（16,18,6,11）的四价疫苗；另外一家是GSK公司在2008年上市的"葆蓓"（Cervaix TM）疫苗，这是混有两种类病毒颗粒（16,18）的二价疫苗。现今这两种疫苗都建议最好施打于尚未感染高危险族群的人类乳突病毒，或甚至没有开始性行为之前的年轻女性。以下便针对这两种疫苗详细说明。

MSD公司的"加德西"（Gardasil TM）疫苗，混有四种类病毒颗粒（16,18,6,11），为四价疫苗，在美国药物及食品管理局通过的适应症中，除了能预防因第16、18型病毒所产生的70%～75%子宫颈癌外，还能预防低危险群第6、11型所引起的会阴部、肛门尖锐湿疣（菜花）。目前接种的适应年龄是9～26岁女性，接种时程是第一、第三与第七个月各施打一剂，之后体内抗体将比起自然感染HPV大幅上升。根据目前研究的结果是，接种此种疫苗所诱发的第18型病毒抗体在追踪时虽然抗体浓度下降较多，但是，因为接种此种疫苗所诱发的第18型人类乳突病毒抗体仍然优于身体自然感染所诱发的抗体浓度，且再度以抗原诱发免疫反应时仍能观察到因为"记忆效应"存在所产生的抗体大幅上升，因此仍具有一定的保护效果。

GSK公司的"葆蓓"（Cervarix TM）疫苗，混有两种类病毒颗粒（16,18），为二价疫苗，仅对因第16、18型病毒所产生的70%子宫颈癌有预防的效果，没有预防尖锐湿疣（菜花）的效果。目前接种的适应年龄为10～25岁女性，其接种时程是第一、第二与第七个月各施打一剂，

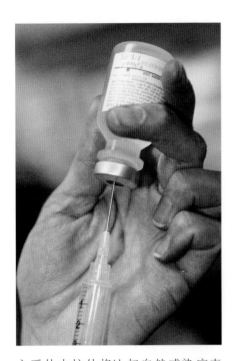

之后体内抗体将比起自然感染病毒
大幅上升。因为该厂使用独立研发
的新佐剂（adjuvant）ASO4，不同
于传统疫苗的氢氧磷硫酸铝佐剂，
因此在接种后所产生的抗体上升极
为显著，第18型病毒抗体在5年以上
的持续追踪当中均维持高效价的抗
体。虽然目前的研究结果显示，临

床上尚无法证实有较高的抗体效价
在预防子宫颈癌的能力就一定比较
好，但是理论上较高的抗体效价，
或许将比效价较低的疫苗有较长的
保护时间，也减少将来需要再追加
接种（reboost）的可能，却是可能
的事实。根据最新文献的大规模研
究结果，如果不将HPV予以分型统
计，葆蓓疫苗对感染HPV的整体
保护力将高达出乎意料的九成（约
93%），相当令人注目。

　　目前以子宫颈癌疫苗来预防子
宫颈癌，医界已经开始跨出了第一
步，但是必须注意的是子宫颈癌疫
苗预防子宫颈癌的能力，并无法达
到百分之百，因此子宫颈抹片检查
仍不可偏废。至于疫苗的施打，目
前的结果是愈年轻、没有性行为施
打的效果将会最好！年纪较长、或
是曾经感染过高危险群HPV的妇
女，施打所产生的血中抗体效价将
低于年轻与未曾感染过的族群。

如果子宫颈抹片异常该怎么办？

陈桢瑞医生

医疗制度的不断完善，子宫颈癌病例随着抹片检查的普及与日递减，抹片检查的制度化，虽然帮助妇女早期发现子宫颈异常的机会，可是，不可讳言的，当妇女朋友收到子宫颈抹片检查报告的同时，除了正常的报告能够令人宽心外，其他异常或是疑似异常的抹片结果，都会让妇女朋友陷入一阵恐慌中，甚至影响正常的日常生活作息、性行为等。因此，对于抹片结果报告的判读，有必要加以详加解释。

如果收到的抹片检查结果为正常，恭喜你，这也是大多数妇女朋友所收到的结果。字面上的意思就是在病理科医生的显微镜检查下，抹片上面的细胞均未有异常的变化（例如细胞核的变大、核仁的出现、细胞质的缩小，以及细胞核有丝分裂的现象

等）。这个讯息告诉我们，这次抹片检查所采取到的细胞均是正常的子宫颈表皮细胞，患者可以一年之后再度进行子宫颈的抹片检查即可。这次检查虽然正常，并不担保几年之内一定不会出现子宫颈的表皮病变问题。在抹片正常的情况下，如果进行高危险群人类乳突状病毒筛检（HPV testing, Digene(TM) Hybrid Capture-2）的结果为阴性，目前临床研究结果认为，三年之内仅有小于4.5‰的妇女会得到子宫颈上皮病变，因此建议有此种阴性检查结果的妇女朋友或许可以延长抹片和人类乳突病毒筛检检查的间隔到三年一次。

如果收到的结果是"发炎"或是"筛检的结果有异常，但是并非癌症迹象"这些叙述，这所代表的意义是抹片上除了上皮细胞之外，还存在其

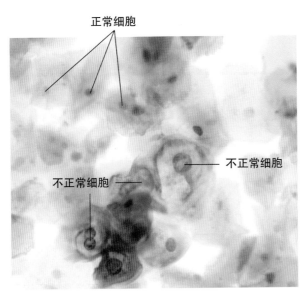

正常细胞

不正常细胞

不正常细胞

薄层细胞抹片

他可以观察到的细菌、滴虫（一种阴道内的单细胞鞭毛虫，会引起化脓性子宫颈发炎）、念珠菌（常存在女性阴道的一种霉菌，因其常使分泌物呈现白色块状，且在显微镜下观察其孢子呈现串珠状，因此一般常称之为白色念珠菌）。如果出现这些菌，代表阴道内有出现发炎的迹象，是应该回到妇科门诊接受进一步的治疗。治疗之后，建议可以在治疗完成之后三个月后重新接受子宫颈抹片检查，在无发炎的情况之下重新做子宫颈细胞筛检。此外，尚有一部分的妇女是因为

更年期后荷尔蒙缺乏造成子宫颈上皮萎缩，或是因为曾经接受过骨盆腔、阴道的放射线治疗所引起的子宫颈表皮萎缩性发炎，这些患者仅需接受定期追踪即可，若是阴道、子宫颈上皮极度萎缩的妇女，可以考虑接受经阴道给予的局部的荷尔蒙药膏治疗，三个月后再度进行抹片检查即可，如果再度检查抹片结果已经正常时就不必特别担心病变。

有些妇女收到的结果是"抹片品质不良"，这个医学名词往往吓坏许多妇女朋友。其实品质不良指的就是

病理科医生在显微镜下阅读抹片时，发现可以被观察的表皮细胞太少，或是临床的妇科医生在执行抹片检查时，涂抹太厚的细胞在玻片上，或是采取到沾染血液的部分，以至于影响正常的判读。这些情况出现时，是指采取的方式或固定过程不好造成事后的判断困难，不是妇女朋友方面的问题，此时仅须返院重新做抹片检查即可，不必太过忧虑。

收到的检查结果如果是"有异常"，或是"筛检的结果有异常，必须尽速回门诊处理"，这就是病理科医生在显微镜检查下可以观察到抹片上面的细胞有特异的变化（例如细胞核的变大、核仁的出现、细胞质的缩小，以及细胞核有丝分裂的现象等）。其中可以包含非典型鳞状上皮细胞（ASC，ASC-H，ASC cannot exclude HSIL）、非典型腺体细胞（AGC，AGC favor neoplasm）、子宫颈轻度表皮病变（CIN-1 with or without koliocytosis）、子宫颈中度表皮病变（CIN-2）、子宫颈重度表皮病变（CIN-3）、子宫颈原位癌（CIS）、鳞状上皮癌（SCC）、原位腺癌（AIS）以及腺体上皮癌（Adenocarcinoma）。基本上，这些病变的进一步检查，必须至妇产科妇癌专科医生的门诊进行。检查项目包括阴道镜检查（一种子宫颈的放大镜检查），做检查的同时在子宫颈上涂抹5％醋酸溶液或是含碘溶液后进行观察。医生将针对子宫颈表皮上特定、强烈怀疑的病变部分，做局部小切片病理检查，或是做子宫内颈细胞刮取病理检查，以确定真正的子宫颈病变为何。容易令人混淆的是，为何子宫颈抹片已经有异常，还必须切片检查来确定病变呢？因为抹片是属于病理科的细胞学检查，只是针对细胞的型态、大小、细胞核、细胞质与核仁来推断是否有病变。但是，切片检查的部分是病理组织的部分，不但包含上皮部分，尚包括一部分表皮下的基质组织，可以依照整个切片组织结构的情况在显微镜下进行更精确的判读，以便于确定诊断子宫颈的病变。

多年来，抹片检查已经协助非常多的妇女朋友在子宫颈癌发生前的早期子宫颈病变时提早发现疾病并加以治疗，另一方面也有效地减少子宫颈癌的发生。但是，在进行抹片检查之前，为了避免出现上述一些会影响判读的状况，并减少妇女因收到异常报告的精神忧虑，所以有一些抹片检查前的注意事项需要大家遵守。例如检查前24小时前最好不要有性行为、不要使用阴道灌洗液或是消毒药水清洁阴道、月经来潮或有出血时不要进行检查、倘若有严重的阴道感染症状（例如许多阴道分泌物、白带、瘙痒、局部灼热以及不正常分泌物异味等）时，应避免当下接受抹片检查，而必须先进行治疗后再做检查。依照目前的准则，第一次性行为之后3年需有第一次的子宫颈抹片检查

（根据美国妇产科医学会在2009年后新发表的抹片筛检准则，建议不论是否有过性行为，年满二十一岁的年轻女性朋友需要开始定期抹片检查，但是国内妇产科界对于是否跟随此准则仍存在许多分歧，目前尚无共识。有关于美国近年来对抹片筛检准则的改变，详请见拙作《2011年后美国子宫颈癌筛检准则最新现况介绍》，在此仅简单提及），尔后应该至少一年有一次抹片检查。有过病变，或是子宫颈治疗后的患者需要3～6个月追踪一次抹片检查。年纪大于65岁且并以往抹片检查均正常的妇女，可以考虑延长筛检的时间至2到3年检查一次（美国新准则建议停止65岁以上未曾有子宫颈筛检异常妇女做抹片检查）。总之，唯有大家一同携手对抗子宫颈癌，才能让子宫颈癌的威胁真正远离我们的生活。

2011年后美国子宫颈癌筛检准则现况介绍

陈桢瑞医生

目前我国的子宫颈抹片筛检政策，是建议有性行为满三年后的女性建议接受每年一次的抹片检查。但是，在医疗先进国家的美国，因为考量到医疗费用支出、子宫颈癌的发生风险与医疗效益比问题，美国医学界的共识和我们的抹片检查公卫政策有不同的筛检时间和次数。以下文章的内容，来源自2011年十二月份新英格兰医学期刊（N Engl J Med.2011; 365(23):2145-7），文章题目为"Making sense of the new cervical-cancer screening guidelines"，主旨在回顾美国针对子宫颈癌筛检准则的一些现况。目前我国的政府卫生机构与医学会，尚未针对此结论做出更改现行子宫颈抹片筛检准则的建议，因此以下的内容，仅供了解美国最新的现况，或许将来可以作为我们未来制定抹片筛检准则的参考。

文章摘要如下：

在过去的60年间，因为推行完善的子宫颈抹片检查制度，美国子宫颈癌的死亡率下降70％。其实同样的情形也发生在中国，子宫颈癌虽然在中国常见，可是已经不是排行第一的妇科癌症了，根据美国国家癌症登录资料，其年发生率也在逐年下降。大约18年前，美国妇产科医学会（ACOG）建议妇女一旦有过初次性行为，或是年满18岁以上，每年都必须接受一次子宫颈抹片检查，同时一并进行骨盆腔检查。当下多数妇科医生对ACOG的这个建议，不但觉得好记，在推行上似乎并无遇到困难。ACOG之所以建议每年检查，主要是要将子宫颈抹片检查视作是女性一个年度健康检查的项目之一，另外当然也是担心子宫颈抹片检查本身的敏感度不高，容易失误无法检测出子宫颈癌前病变的患者，所以每年重复做检查才能抓到那些伪阴性的漏网之鱼。但是，这个建议似乎不是建立在实证医学的证据之上！

在2002～2003年间，ACOG、美国癌症学会（ACS）和美国预防医学研究组织（USPSTF）均针对以往这个每年进行抹片筛检的建议，给予许多的意见与讨论。2006年，美国阴道镜与子宫颈病理学会（ASCCP）根据实证医学的研究资料，整合出一套"子宫颈抹片筛检与异常抹片结果处理"的准则（guideline），但是，却因为流程表十分复杂，以及人类乳突瘤病毒筛检（HPV testing）也一并加入此准则的应用，其实增加了许多临床医生在记忆与临床应用上的困难。根据新准则建议，医生建议患者每三年做一次抹片与HPV筛检的合并检查即可，可是实际的情况是，许多临床医生、甚至患者根本不遵循准则建议，仍然要每年做一次抹片检查与HPV筛检的合并检查。

在2009～2011年间，上述的这些学会，多加一个美国临床病理医学会（ASCP），再度针对这些实证医学证据，举办许多共识会议来讨论新的准则，目前已经有了一些初步的共识。可以将其整理如下页的表格，并加以说明如下：

子宫颈癌发病在20岁之前十分少见，其发病率高峰不在25～30岁间！而且一般若是经由筛检方式所找出的子宫颈癌的患者，一般多属于早期，也适合使用生育保存（fertility sparing）的手术方式治疗，绝大部分不需要用到根除性手术或放射治疗等会影响生育的治疗方式。因此，如果免疫力正常的女性，几乎所有的准则都认为抹片检查自21岁后才开始即可，这样也可以避免过于年轻的女性，过早接受抹片检查时，因为可能出现疑似的暂时性病灶，而被过度诊断、甚至给予非必要过度治疗的情形也可能出现。但是，对于免疫能力不佳的女性（例如艾滋病带原），其抹片筛检的开始年龄，因为尚缺乏大规模的世代研究证据，各准则目前普遍同意并给予的建议是：开始性行为后

2011年后美国建议筛检间隔	
1.开始筛检年龄	21岁（不建议小于20岁筛检）
2.筛检频率：	2-1：每3年一次
2-1：21~29岁纯粹只做抹片者：	（这些女性不建议作HPVtesting）
2-2：30岁以上只做抹片者：	2-2：每3年一次
2-3：30岁以上合并做抹片与HPVtesting，且HPVtesting呈现阴性：	2-3：筛检间隔建议不要少于3年一次（有专家认为可以5年一次）
3.何时停止筛检？	65岁，条件是之前有连续三次正常的抹片结果或两次阴性的HPVtesting
4.全子宫（含子宫颈）因良性疾病切除（不包括子宫颈上皮病变与子宫颈癌患者）	手术后停止抹片筛检
5.有施打过子宫颈癌疫苗者	相同于未施打疫苗的女性

三年开始，或是21岁之后开始。

目前根据实证医学的研究证据，对于有接受定期抹片的30岁以上的妇女，发现若是将筛检间隔延长至3年一次，其实统计上并没有大幅增加发生子宫颈癌的风险。可是若将筛检间隔拖长成5年一次，或是在抹片筛检结果有异常时未能进行适当的处置时，子宫颈癌症发生的风险确实有上升。所以，目前各准则偏向于将30岁以上女性的抹片间隔设定为3年抹片一次。但是，针对20~30岁之间的女性，需要多久做一次抹片的问题，却也因为缺乏足够的实证医学证据，目前仅能建议至少连续有两次筛检结果正常后（为了降低抹片的伪阴性结果），才能考虑延长筛检的时间间隔。美国的筛检建议间隔时间如上表中所述，请参照。

目前对于高危险性人类乳突瘤病毒筛检（HPV testing）的态度，各准则普遍同意不要施行于21~30岁间的女性身上，因为这一年龄层的女性感染高危险群人类乳突瘤病毒后，一年之后70%会自行消失，二年之后高达91%会自行消失。这一年龄层的女性，倘若抹片出现非典型鳞状上皮细胞ASCUS（atypical squamous cells of undetermined significance），才可以考虑再加以HPVtesting来确认是否须转诊至妇癌专科医生处进行阴道镜检查。目前在美国，HPV testing仍是建议只施行于30岁之后的女性身上。有趣的是，关于30岁之后的女性，是否每次接受抹片检查时都必须一并加上HPV testing，专家们其实仍存有许多不同的见解。以往的资讯都认为每年一次的子宫颈抹片检查，若其本身HPVtesting的结果呈现阴性，妇女在此情况下可以享有延长抹片间隔为3年一次的福利。但是，如果是以最近准则的建议（请见上表），30岁以上的女性纯粹只做抹片，也可以拉长间隔成3年一次的建议来看，抹片时一并作HPV testing的需要性就令人质疑，有专家甚至认为可以在抹片检查正常且HPV testing呈现阴性结果时，可以把筛检间隔延长至5年一次。美国目前新准则建议，30岁以上女性免疫功能异常或抹片结果不明确的情况下（例如ASCUS），HPV testing可以作为传统抹片细胞检查外的合并辅助诊断之用。

但是，针对一向健康且有定期接受筛检的女性而言，各准则均同意这些女性倘若在停止筛检前十年之内没有曾经有过癌症或是表皮病变（dysplasia）的病史，或是这段时间内有过三次正常的抹片筛检结果，在65岁之后就可以停止抹片检查。倘若病史不清楚或之前筛检报告难以取得

的女性，建议若要65岁后停止抹片检查，还是必须做一次抹片检查，假如结果确定是正常才可以停止筛检。

至于子宫全切除的患者，若不是因为子宫颈疾病才切除子宫的患者，因为阴道癌的发生几率极低，建议停止阴道抹片检查。治疗过子宫颈、阴道上皮病变（dysplasia）或癌症的患者，纵使子宫已经全部切除，建议至少再追踪20年抹片检查。

对于接受过HPV疫苗的女性，其筛检的时间间隔，相同于未曾接种疫苗的女性，也就是筛检的间隔并不因为施打过疫苗而有所变动。

因为医疗资源是有限的，如何在最少的花费下，达到最大的疾病预防效益，是大家一致追求的目标。建立清楚、易遵循的临床准则，对于临床医生与患者，都是有助益的。但是，虽然准则的制定都是有实证医学作为佐证，但也不代表其必须被遵行不悖，临床医生还是应该依照患者状况的不同而有不同的变通，这才是准则最高的精神。

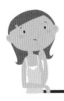

认识阴道镜检查

陈桢瑞医生

阴道镜是一部特殊的放大镜，只需将检查仪器放置于阴道外，经由观察子宫颈，便能将子宫颈表面放大5～40倍，使妇科医生可以仔细观察子宫颈表面的异状。

阴道镜检查前24小时内避免进行阴道灌洗，不要使用塞入阴道的药物以及避免于月经周期时接受检查，因经血会妨碍诊断和观察。

一般阴道镜检查的过程像是一般妇产科的内诊，会将一个阴道扩张器放进阴道并张开阴道，以便检查到子宫颈。然后使用生理食盐水清理子宫颈分泌物，这时先使用阴道镜做第一次的观察，主要是看子宫颈外颈与内颈交界处的移行上皮区（Transformation zone）的位置以及是否存在明显的病变。

接着，涂抹醋酸后观察子宫颈状况，就阴道镜所观察到的子宫颈，可以分为下列几种情况：

一、子宫颈炎症反应状况

1.Nabothin's cyst：这是一种子宫颈表面腺体发炎之后所造成分泌腺出口堵塞，使得腺体扩张的现象。一般为子宫颈慢性发炎之后的后遗症，并不属于病变。

2.**鳞状上皮化生**（Squamous metaplasia）：这是子宫颈受伤之后的一种修复变化，一般可见鳞状上皮细胞和腺状上皮细胞混杂出现。这是一种上皮的正常变化，不属于病变。

3.**子宫颈外翻**（Ectropium）：这是指肉眼观察下可以轻易观察到子宫颈的内颈分泌上皮细胞。以前被俗称为子宫颈糜烂，但是现在都以外翻这种生理性名词称呼，以免造成病患

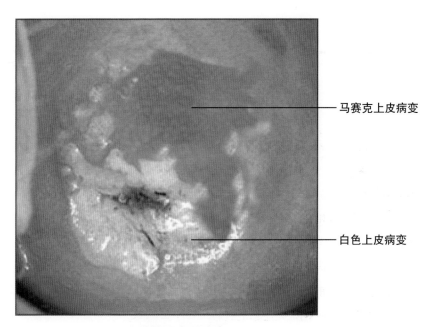

马赛克上皮病变

白色上皮病变

阴道镜子宫颈病变

的恐慌。有子宫颈外翻的患者，一般分泌物黏稠且较多，而且较容易在性行为之后出血。如果仅有存在子宫颈外翻，抹片正常（无病变）时，一般不必治疗。然而，若是有令人困扰的分泌物增多或是出血，在排除病变存在的情况下，也可以给予局部（电烧、冷冻、激光）治疗，以解除患者的困扰。

4.火焰状变化：一般为人类乳突状病毒（HPV）感染所造成，尚未进展到上皮细胞病变，有时候，其中也潜藏有轻度的上皮病变CIN-1。

二、子宫颈上皮病变

1.醋酸化白色上皮：这是指被醋酸所染出的上皮变成白色，而且没有办法藉由棉签涂抹而消失。一般而言，病变的细胞带有比较大的细胞核、较少的细胞质，在涂抹醋酸后会

260

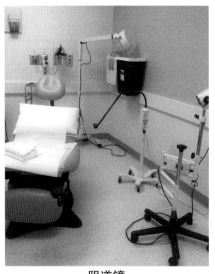

阴道镜

呈现白色变化。

2.**镶嵌状变化**（Mosaic，又叫马赛克变化）：这是指腺体的开口不正常地出现在上皮的细胞层中，外观上看起来像是磁砖一样。

3.**斑点**（Punctation）：这是指不正常的子宫颈新生微血管，出现在上皮之中，看起来像是黑胡椒粉撒在白盐上的变化。

4.**不正常的血管形式**（Abnormal blood vessels pattern）：一般而言，血管的口径大小不一，有血管的断裂消失现象，大都是指比较厉害的上皮病变，甚至可能是已经进展到侵犯性子宫颈癌的程度。

使用完醋酸之后，有时会在局部涂上碘液，有助判断子宫颈病变的范围和程度。在阴道镜检查终了之前，必须就可能的病变部分加做活体组织切片，以做病理化验。最后，在确保只有小量流血后，会在阴道放纱布给予压迫止血，一般数小时后即可自行取出。

根据切片的病理检查结果，医生会安排以后适当的治疗或追踪。不过必须注意的是，因为阴道镜检查不属于筛检性的检查，所以不建议在未做过子宫颈抹片的状况之下，直接跳过抹片检查这项目去做阴道镜检查。有时候，可能会因为检查医生过于主观的看法，造成过度诊断，增加不适当切片的比率或过度治疗的后果。在抹片筛检之下有问题的患者，才加做阴道镜检查，并在最有可能有病灶的部分做切片，然后依照切片检查结果安排适当的追踪或做进一步的手术治疗，这才是针对子宫颈病变正确的处理原则。

如何早期发现卵巢癌?

陈桢瑞医生

卵巢是女性体内的生殖器官，负责每个月排出卵子以及分泌雌激素。卵巢深藏于骨盆腔内，位于子宫的两侧。一般而言，正常大小的卵巢于腹部触诊的时候并不能触及，也因此，要早期知道卵巢是否有肿大、是否有长卵巢瘤，可以说是一件十分不容易的事情。

卵巢长瘤，或是俗称的卵巢瘤，在临床上并不一定是恶性的肿瘤。卵巢肿瘤大多数为良性的卵巢瘤，包括生理性的卵巢滤泡水瘤、黄体囊肿、单纯浆液性水瘤、单纯黏液性肿瘤、子宫内膜异位瘤（俗称巧克力囊肿）、成熟性囊状畸胎瘤以及纤维实质瘤等。当然，卵巢肿瘤也可以是恶性肿瘤，这时恶性的卵巢瘤就称之为卵巢癌，卵巢癌可能来自上皮性表层细胞（epithelial cell）、生殖细胞（germ cell）、基质细胞（stromal cell），也有可能是其他器官的癌症转移到卵巢。卵巢癌的粗发生率为每十万人口中9.7人，是女性癌症发生的第10位。根据该年报统计，卵巢癌造成2008年444人死亡，占当年所有女性的癌症死亡人数之第9位。在国外的统计资料里，卵巢癌是妇女癌症死亡的第一位。也有人把卵巢癌和肝癌相提并论，说它们都是"沉默的杀手"。

早期的上皮性卵巢癌往往没有症状，所以一旦确立诊断为卵巢癌，3/4的患者已达到疾病的晚期（即癌症的第三、第四期），病患的症状多半为非专一性的肠胃道症状，包括腹部肿大、胀气、食欲减退、体重不正常减轻等腹部不适症状，或是出现不正常的腹壁、肚脐、腹股沟、颈部肿块。除此之外，腹水和肢体水肿的症状也十分常见。患者往往先前往肠胃科或内科的门诊求诊，被发现是恶性卵巢癌，才被转诊至妇癌科医生处接受后续的进一步治疗。卵巢因为潜藏于腹腔之内，不易检查、不易触及，当上述这些症状出现时，原发疾病在腹腔内已经呈现弥漫性的扩散与转移，不但后续的治疗上（手术清除肿瘤、化学治疗）十分困难，患者的预后也较差。根据统计，罹患卵巢癌的患者，平均5年的存活率大约只有30%而已，大部分的患者都在疾病治疗完成的2年内复发甚至死亡。因此，是否能够早期发现卵巢癌并及早加以治疗，便成为一个重要的课题。

如何早期诊断这个可怕的癌症？以往临床上只能针对妇女本身的警觉性和卫教着手，加强宣导有不正常的下腹疼痛、压迫症状、痛经、腹胀不适或本身可以触摸到腹部不明硬块时，一定要立即就医接受检查。此外，每年在做子宫颈抹片检查时，医生内诊都会顺便用手触摸下腹做骨盆腔检查，有时也因此意外发现卵巢肿瘤或子宫肌瘤。

接着必须要了解哪些患者是属于卵巢癌号发的高危险族群，并加以宣导对这些高危险族群详细地做定期检查，希望能早日发现卵巢癌。根据目前的一些流行病学研究，以卵巢癌里最常见的上皮性卵巢癌为例，已确立的高风险族群有：

一、**月经史**：初经来得早（小于12岁），停经停得晚（大于50岁）。

二、**生育史方面**：未曾生产或第一胎生产时已逾35岁。

三、**家族史方面**：要是家族内有两个或两个以上的一等亲罹患上皮性卵巢癌者，或是家族中存在有乳腺癌或直肠癌的病史。

四、**基因方面**：某些特定基因的缺陷（例如BRCA-1，BRCA-2），会同时增加家族中罹患上皮性卵巢癌及乳腺癌的危险。如果有家族遗传性的上皮性卵巢癌，80%以上与BRCA-1或BRCA-2基因的突变有关。一般民众中0.1～0.2%有BRCA-1或BRCA-2基因的突变。这些突变者，其一生中罹患上皮性卵巢癌的几率为20%～40%（BRCA-1）

及10%～20%（BRCA-2）。这些患者，建议在生殖年龄期间，接受半年一次的阴道超声波与抽血CA-125检查，以便能早期发现卵巢癌。此外，建议一旦完成生育后，建议立即进行预防性的双侧卵巢切除术。

五、年龄：大部分的卵巢癌发生于停经之后，根据统计，约有一半的卵巢癌在初次被诊断时，年龄已经大于65岁。所以，更年期之后，若是出现有卵巢肿瘤者，恶性的机会将大幅上升。

六、曾使用治疗不孕症的药物：例如ClomipheneCitrate（克罗米酚柠檬酸盐）。但是，根据一些较新的研究结果显示，治疗不孕症的药物本身并不会提高罹患卵巢癌的几率，这些患者罹患卵巢癌的机会增加主要可能和未曾生育有相关。

七、使用滑石粉，或者有暴露于石棉的环境者。

八、喜好高热量、脂肪类饮食者。但是，目前对于这些饮食容易致癌的机转却还是不清楚。

九、最新的病理研究，指出一些

特定的上皮性卵巢癌或许其致病的根源是来自于"输卵管"！因此，国外有趋势，医生在帮患者进行子宫切除会一并摘除双侧输卵管，以避免其后可能诱发上皮性卵巢癌。但是，是否所有专家学者均同意此理论，目前尚有所争议。

了解哪些患者属于高危险族群后，接下来就必须了解这些患者如何能在妇产科方面，被有效地筛检出卵巢瘤或早期的卵巢癌。妇产科的检查中，内诊、超声波检查与血液中肿瘤指数（例如CA-125）的测量，被认为是能够早期发现卵巢肿瘤的有效方法。阴道式超声波合并多卜勒彩色血流的超声波，对于已存在的卵巢肿瘤，藉以评估良性或恶性肿瘤十分有帮助。在阴道超声波的观察下，以下的这些特征存在时，可以告诉我们这个已存在的卵巢瘤或许是恶性卵巢肿瘤：

一、巨大的卵巢肿瘤。一般而言较大的卵巢肿瘤（例如大于十厘米），有愈高的机会是恶性。

二、就超声波下的特征来看，

单纯囊状、内涵均匀的结构很有可能是良性的肿瘤，但是若为固体部分很多、固体部分出现乳突或指突结构、很厚的隔间（3mm），甚至有腹水存在的情况下，都比较有可能指向恶性卵巢肿瘤。

三、就卵巢囊肿内的血管观之，尤其是隔间上血管的血流阻力测量来说，一般恶性的卵巢肿瘤常常出现具低阻力的血管，所以使用多卜勒来测量卵巢肿瘤上的血管阻力时，假如阻力指数（Resistant Index; RI）小于0.4，或者脉冲指数（Pulse Index; PI）小于1.0的情况下，有较大恶性几率表示这些血管是恶性肿瘤的新生血管。

四、就卵巢瘤上血管的分布而言，血管粗且分布密集的卵巢瘤，一般是恶性的几率较大。

因此对于早期性卵巢癌筛检，临床医生均建议，对于有家族史的高危险族群妇女或停经期后的妇女，定期使用妇科的阴道超声波（附加多卜勒血流测量）和抽血测量血液中肿瘤指数CA-125的方式来筛检初期卵巢癌。因为现今的超声波技术进步、解相力高、方便、不具放射性与低侵袭性，用来作为观察女性体内卵巢的变化是一项利器，在筛检卵巢癌上扮演了不可或缺的重要角色。CA-125这个肿瘤指数，在体内的腹膜受到刺激或侵犯时将会上升，也可提醒临床医生或患者必须要特别注意腹腔内是否有不寻常的变化。现今大规模的学术研究，并未提及间隔多久做一次阴道超声波加上抽血测量CA-125可以最有效的、并最经济的早期发现卵巢癌。可是妇产科医生的建议是：在没有症状、健康、无家族或卵巢癌危险性的患者身上，一年一次的检查即可。若是有家族性卵巢癌或本身具备有卵巢癌危险因子的妇女，至少半年进行一次检查。若是妇女腹部有特别不适的症状，例如腹胀、腹痛，不管原因如何，仍需要立即前往妇产科门诊接受进一步的检查。

但是，还有更进步的筛检方式吗？答案是有的！而且可能改变未来的疾病诊断方式。近年来，拜分子生物学和基因工程学的大规模进步，基因体和蛋白质体陆续被解密。21世纪最热门的生物科学重点，包括基因体研究基因的图谱，而蛋白质体主要研究分子量小的蛋白质。目前已有研究者专门研究循环在血液里的蛋白质体（即血液中的小分子蛋白质），希望能研究出正常人（没有卵巢癌）和卵巢癌患者血液中不同分子量的蛋白质体的分子量散布模型，再用这两个模型来筛检一般大众的血液，以达成筛检卵巢癌的目的。这个研究的结果，当时发表在2002年英国着名的医学期刊《刺胳针》（The Lancet）杂志时，立刻引起学术界广泛的讨论。研究者宣称此法可以达到百分之百的敏感性，与高达95％的专一性。以此来看，这实在是一个划时代的卵巢癌侦测方法，也因此，临床医学和分子生物学终于在21世纪有更进一步的结合。厂商随即嗅到商机，立刻将其实验方式与电脑资料库内的蛋白质体模型予以商品化，并以OvaCheck™这个商品名上市作为临床应用。这个方法让卵巢癌在筛检的工具，20世纪多年的浑沌不明后，露出了一线曙光。目前，在美国使用OvaCheck™检测一次的费用约为200美元。目前该厂商已经在发展第二代的OvaCheck。

目前结论是，在全民健保的照护下，定期且固定的妇科阴道超声波检查，与抽血测量肿瘤指数CA-125，相对于蛋白质体筛检法OvaCheck，是便宜、有效率、又高敏感度的早期卵巢癌筛检方式。除了这些检查外，还必须教育大家认识罹患卵巢癌的高危险症状，加以积极的筛检，或鼓励家族性异常基因带原患者进行预防性的切除手术。一般民众必须多提高警觉，若有肠胃不适的症状，除了需要到肠胃内科检查外，更不可对妇科方面疾病掉以轻心，而忽略了妇科检查。此外，绝不可因为更年期后而开始忽略妇科检查的重要性，反而更应该积极小心，藉由这些定期检查，提早抓出卵巢癌，早期发现早期治疗，以期能在初期治愈卵巢癌，藉此彻底脱离卵巢癌魔掌。

什么是上皮细胞卵巢癌?

陈子健医生

卵巢癌发生率的排名，在女性所有癌症中为第8位，发生的年龄大约为50岁（中位数年龄）。卵巢癌每年夺去三百多位妇女的生命，占所有女性癌症死亡人数之第10位。

卵巢的癌症有几种不同的病理学型态，一般分为上皮细胞性、低恶性度（或称边缘性）上皮细胞性、生殖细胞类，以及性索—间质细胞类等。

其中，占最多数的是上皮细胞性卵巢癌。依细胞组织型态的不同，上皮性卵巢癌又可分为浆液型、黏液型、亮细胞（或称清澈细胞）型、类子宫内膜型等。上皮性卵巢癌的患者，其整体的五年存活率约为30%，因癌肿瘤侵犯范围所定的不同期别而异。第一期的存活率约为九成，第二期约为七成，第三期约为四成，第四期约为一成。

一旦被诊断为上皮细胞性卵巢癌，75%的患者已经达到第三或四期，因为早期的上皮性卵巢癌往往没有明显的症状，卵巢癌患者的症状多半为腹部肿胀、胃肠道胀气等腹部的症状。上皮细胞性卵巢癌往往在腹膜腔里扩散，经由横膈膜而侵犯肋膜腔，也常有淋巴结转移，或经由血流转移至脑部、骨骼等远处器官。

上皮细胞性卵巢癌患者，如果年纪较轻、不是黏液性细胞或亮细胞型、体能良好、早期发现、癌症细胞分化良好、肿瘤体积较小、没有腹水产生，以及手术之后的残留肿瘤的体积小等状况，则这些患者的存活状况较为乐观；但如果不幸相反，则预后较差。

有些状况可能会增加发生上皮细胞性卵巢癌的风险，这些状况为：生第一胎的时候已经超过35岁或从没生产过，亲戚里有乳腺癌或卵巢癌的病史等。不孕症的患者也比一般人的风险大一些；连续地服用排卵药clomiphene超过一年以上，上皮细胞性卵巢癌的风险有增加的趋势。反之，如果在25岁之前就生产，生产之后有对婴儿哺育母乳，或曾经服用口服避孕药一段时间，则上皮细胞性卵巢癌的风险有减少的趋势。

上皮细胞性卵巢癌的病患中，5%～10%有家族遗传性。遗传性的上皮细胞性卵巢癌病患当中，超过八成有BRCA1或BRCA2基因突变。反观在一般人当中，只有0.1%～0.2%的人有这些基因突变。如果有这些基因突变，则一生中罹患上皮细胞性卵巢癌的几率高达四成（BRCA1）及二成（BRCA2）。亲戚里面如果有人罹患乳腺癌或卵巢癌，则可以请教妇癌或乳腺癌专家是否需进行BRCA基因突变检验。所谓的亲戚，包含母亲、女儿、姐妹、祖母、外婆、姑姑以及阿姨。如果经过评估，判断有基因突变上的风险，则建议要加强卵巢与腹膜的监测，例如每半年作多卜勒超声波检查，测量血中CA125值等。如果检查有BRCA1或2的基因突变，口服避孕药是否能减少风险，仍有不同的看法。如果已知有BRCA1或2的基因突变，其实可以用预防性的卵巢输卵管切除手术，来大幅减少上皮细胞性卵巢癌的风险。这种手术建议在完成生育的计划之后就实施，手术之后可以补充荷尔蒙至50岁。这种预防性手术，同时也发现可以减少罹患乳腺癌的风险。接受这种预防性的手术的BRCA1或2基因突变者当中，有2.3%被发现已经有第一期的卵巢癌而不自觉；而没有接受预防性切除手术的BRCA1或2基因突变者当中，有两成在日后会发生上皮细胞性卵巢癌，而且其中3/4的个案已经达到了癌症末期的第三四期。

治疗上皮细胞性卵巢癌的主流，是尽可能切除所有的癌组织、做完整的手术分期，对于大部分的患者，进行以铂类化合物为基础的化学治疗。对于强烈想要保留生育能力的患者，如果手术时所见为第一期单侧卵巢病变，是可以考虑保留子宫与对侧的卵巢，但必须执行完整分期手术的其他项目。要判定上皮细胞性卵巢癌是第几期，需要根据手术当中的发现，以及手术检体的组织病理检查来作为依据。病理报告包含有细胞组织的类型、细胞的分化程度、癌组织的转移部位、腹膜腔细胞学检查的结果等。简单来说，第一期的病灶只限于卵巢，第二期则有骨盆腔内的扩散，第三期有病灶转移到骨盆腔以外的腹膜，或是有转移到后腹腔或鼠蹊部的淋巴结，第四期是转移到腹腔以外的远处。对于扩散的病灶，必须尽可能地做到最大程度的切除，因为剩下残余病灶的大小，和之后的存活时间有密切关系。为了尽可能切除病灶，有时候需要进一步切除部分肠道或是其他的内脏。

手术之后，大部分的上皮细胞性卵巢癌患者需要接受化学治疗。对于第三、四期的患者，第一线化学治疗处方为六次或以上的铂类化合物加上太平洋紫杉醇（paclitaxel）；较早期的患者则考虑给予3～6次的化学治疗。化学治疗期间与之后，使用血管新生抑制剂癌思停（Avastin），对于延长存活有些许的助益。

腹腔内化学治疗，是当今治疗晚期上皮细胞性卵巢癌的新趋势。虽然尚有争论，而且治疗后短期的副作用较大，但是已经有几个大规模研究验证，显示腹腔内化学治疗加上静脉注射化学治疗，可以延长晚期卵巢癌患者的存活，增加长达16个月的寿命。因此，美国国家癌症院（National Cancer Institute）已发表声明，鼓励医生们对于适合的晚期上皮细胞性卵巢癌患者，施行合并腹腔内注射加上静脉注射的化学治疗。

上皮细胞性卵巢癌治疗完成后，需要定期回诊。每次回诊的时候，施行理学检查，也常会检查肿瘤指标。如果状况需要，则还要检查血球、肝肾生化值、电脑断层扫描、胸部X光等。有些早期的上皮性卵巢癌患者，在先前的手术当中保留了子宫和单侧的卵巢输卵管，这些患者在完成生育计划之后，应考虑切除子宫及残余的卵巢输卵管。

如果怀疑上皮细胞性卵巢癌有复发，通常会先做影像检查，如电脑断层扫描（CT）、核磁共振造影（MRI）等。已经接受过化学治疗的患者，如果血清肿瘤指标CA125浓度上升，但是其他检查还找不出复发的证据，这个时候可以选择口服tamoxifen，或是直接接受化学治疗，或是先继续观察，等到有确定复发的表征以后再接受治疗。对于已经有明确的复发证据，但以前未曾接受过化学治疗的患者，则再次进行手术和给予后续的化学治疗。在化学治疗完成之后，如果6个月内就复发，这表示对于原先的化学治疗配方有抗药性，接着就宜直接采用第二线的化学治疗药物。完成化学治疗超过6个月以后才复发，则视为对于原先的化学治疗配方反应良好，可以再次使用原先的配方。如果患者在完成化学治疗以后超过6个月才复发，而且只有局部复发，则可以考虑再次手术切除病灶，后续再进行化学治疗，放射治疗偶尔也有其应用价值。

如上所述，上皮细胞性卵巢癌总体而言，存活状况并不理想。以下则简介两类治疗效果不错的上皮细胞性卵巢癌。

低恶性度（或称边缘性）上皮细胞性卵巢癌，在组织学上有癌症的外貌，但缺乏真正的癌症侵袭行为。其预后比起上皮性卵巢癌为佳，整体的五年存活率可超过八成。治疗以手术为主，且绝大多数的此类患者不需要后续的化学治疗。年轻的此类患者，绝大多数可保留其生育能力。

生殖细胞类的卵巢癌，多发于年轻女性。大部分的这种患者，在手术之后须进行化学治疗。由于化学治疗的效果很好，又患者大部分为年轻女性，而且此类卵巢癌多为单侧性，因此大部分的患者也可以保留其生育能力。

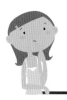

腹腔镜手术
治疗妇科癌症

王功亮医生

由于医学科技的进步，腹腔镜手术已可广泛运用在妇科的病患，而妇癌方面同样也可以藉由腹腔镜的低侵犯性来处理。如何能藉由腹腔镜完成妇科癌症的手术，便成为妇癌医生努力克服的课题。目前临床上腹腔镜手术可应用在妇科三种常见的癌症，如子宫颈癌、子宫内膜癌以及卵巢癌。

子宫颈癌的腹腔镜手术

早期子宫颈癌，使用腹腔镜协助经阴道子宫根除手术或是腹腔镜全子宫根除手术，并加上完整的腹腔镜双侧骨盆腔淋巴腺廓清术。目前除了有伤口小、术后恢复快及膀胱解尿功能恢复快的效果，更重要的是，患者并不会因此增加复发的几率，亦不会增加患者手术之后因安全范围不足而须接受放射线治疗的几率。

局部严重型的子宫颈癌患者，腹腔镜的角色在于患者在接受疾病评估时，可以藉此手术的方式来摘除主动脉旁的淋巴腺，以确定是否有主动脉旁淋巴腺的癌症转移。藉由腹腔镜手术的好处在于不会增加骨盆腔和腹腔内肠沾黏的机会，日后患者接受放射线治疗时，放射线对肠道的伤害能减低。目前本部积极发展腹腔镜腹膜外主动脉淋巴腺摘除手术，不但可以适用于较肥胖的患者身上，患者术后恢复更快，更少造成肠沾黏，而淋巴摘除的高度，甚至可以到达肾脏静脉的高度（达到高位主动脉淋巴腺摘除），而无手术视野因肠道阻挡而操作困难的情况。

晚期子宫颈癌及骨盆腔局部复发性子宫颈癌，可以在腹腔镜协助之下放置放射线射源的导管，或者在患者预接受全骨盆腔脏器切除手术前，经由腹腔镜摘除主动脉旁淋巴组织先化验，确定无转移下才执行此一大手术。

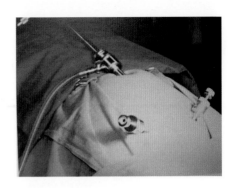

子宫内膜癌的腹腔镜手术

因子宫内膜癌一般属于早期疾病，目前使用腹腔镜微侵犯手术来切除子宫、摘除骨盆腔及主动脉旁淋巴组织的手术方式，早已运用自如。最近的文献在比较腹腔镜手术和传统开腹手术去做子宫内膜癌的手术分期，在生活品质的比较上，腹腔镜手术的这组明显较传统开腹手术来得佳，至于手术并发症、疾病复发几率与患者的预后，在两组之间并无太大差别，因此使用腹腔镜做早期子宫内膜癌分期手术也是一种可选择的治疗方式。至于较严重、较晚期的子宫内膜癌患者，使用腹腔镜来做分期手术上，不但困难度较高预后方面更无文献可以佐证和传统手术相同，所以目前不被接受。

卵巢癌的腹腔镜手术

目前腹腔镜的分期手术局限在早期的卵巢癌上，而且卵巢癌组织必须使用塑胶袋包裹取出，避免摘取时破裂造成腹腔内广泛性散布与腹腔镜套管处的转移，目前难度十分高。一般而言，手术前未能怀疑是恶性肿瘤、术中完整摘除卵巢未破裂、术中切片结果属于卵巢癌，藉由腹腔镜完成剩余的骨盆腔及主动脉旁淋巴组织摘除、大网膜及阑尾摘除实属可行的方法。然而、若是以上有任何一条件不符合，建议立即转成传统开腹手术，以避免造成患者预后变差。

另外，如果是卵巢癌患者接受过手术与化学治疗，在无疾病存在的证据下，有必要接受第二度手术探查腹腔内状况的需要时，虽然传统式开腹手术为正统手术方式，但是腹腔镜也不失为一种可行的取代方式。

外阴部白斑是癌症的前兆吗？

陈子健医生

外阴部白斑中的硬化性苔癣（lichen sclerosus）和外阴癌有关，硬化性苔癣可能发生于各种年龄的男性或女性的皮肤，但是最常发生于停经后的妇女。大约每30位年长的女性当中，可能有1位得病。这种病变本身不是癌症，而是一种可能和淋巴球有关的慢性发炎，发作在女性的外阴和肛门附近。有21.5％的硬化性苔癣患者，并发有自体免疫相关的疾病。

硬化性苔癣常见的症状有瘙痒、刺痛、性交疼痛、局部撕裂等。但是，大约有1/3的硬化性苔癣是没有症状的。外观看起来，呈现白白的斑块或小疹子，也常伴随小瘀血或紫斑。患部皮肤通常看起来比较薄、有点皱皱的，但也可能变厚凸起，也有可能颜色会变得比较深。如果病灶长在阴道口附近，可能导致阴道口狭窄。如

果影响到肛门周围，可能造成排便疼痛。硬化性苔癣也可能造成左右阴唇互相粘连、阴唇裂痕等现象。

妇女如果外阴部有白斑出现，必须确认是否为硬化性苔癣，因此需要进行病灶部位的初步切片检查。除非患者是小孩，否则只要有疑似的外阴变化，就应该要切片。如果病灶呈现颜色变得比较深、变厚凸起，并发有异常的血管变化，患部破皮溃疡，或是一直治疗不好，更需要进一步切片并做病理检查，来鉴别诊断是否有癌症的病变。

硬化性苔癣和外阴的癌症有关，大约60％的外阴癌患者伴随有硬化性苔癣的病灶。据估计，大约有4.5％的硬化性苔癣患者，在10年之后可能发生外阴的扁平细胞癌。女性患有硬化性苔癣，日后得到外阴的扁平细胞

癌的机会，是没有硬化性苔癣者的300倍。有报告显示，如果硬化性苔癣经过妥善治疗，则在8年内发生的外阴癌几率仅为1/213。但是，治疗硬化性苔癣是否真的能减少后续外阴癌的风险，仍有待更大规模的研究来确认。

治疗硬化性苔癣的主流，是强力的类固醇药膏，目前建议用药是0.05%的clobetasol propionate（丙酸氯倍他索乳膏）。通常是第一个月每天擦一次，第二个月两天擦一次，第三个月每个礼拜擦两次。第三个月和第六个月要评估治疗效果。一半以上的患者在治疗之后可以达到完全缓解，但是有许多患者将来还是有复发的可能。至于是否要进行预防复发的维持性治疗，目前尚无定论。如果硬化性苔癣愈来愈严重，因此造成局部萎缩导致大小便困难，或阴道口狭窄而无法性交，则可能需要用手术的方式来处理。

曾经罹患硬化性苔癣的患者，需要持续的追踪。平时可以自己检查，定期用镜子观察自己的外阴，看看有没有复发的病灶。至少，每年要让妇科医生（最好是妇科癌症的专门医生）检查一次。如果医生怀疑有癌病变的可能，至少3～6个月要追踪检查一次。如果发现有可疑的病灶，则需要再做切片检查。

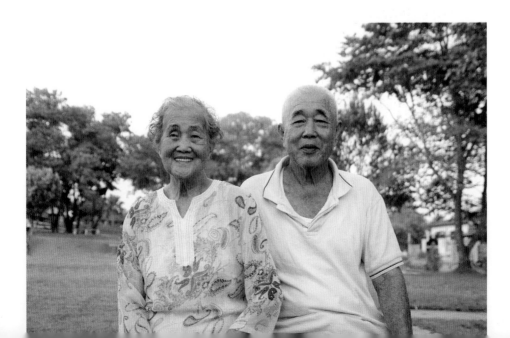

既期待又怕受伤害——
妇科癌症病人还可能生育吗?

张志隆医生

由于现代治癌药物的发展和诊断技术的进步，癌症病人的存活率和存活时间得到不断的改善，癌症在某些方面可视为另一种慢性疾病。随之而来的是，患者的生活品质也必须逐渐受到重视。在癌症治疗之后同时得以保存生育能力，对于年轻的病人这是非常重要的事情。有自己的下一代，能够和健康的人一样享受家庭欢乐，更能肯定自己存在和生命的意义，这样的观念和做法已经愈来愈受到重视。

美国癌症医学会在2008年提出一个重要的声明，强调医生在面对癌症病患时，不论疾病的严重程度，或者已经接受治疗的种类和剂量多寡，都应将病人的生育能力列入治疗的考虑因素之一。针对病人的疾病状况、癌症分期、细胞的型态以及生育能力是否仍可能保留做出全面评估，以决定合理的治疗方式，尽可能保存患者的生育能力。

当女性被诊断为癌症又强烈渴望孕育下一代时，对医生和患者的确是两难的抉择，其中又以妇女生殖道的癌症最为棘手。因为对生殖器官恶性肿瘤患者，在治疗的同时又要保留负责生育任务的生殖器官，在以往被认为是不可能的任务，但是经由不停的临床研究和试验，如今已不是梦想。女性生殖器官各种不同的恶性肿瘤都已经逐渐发展出个别的治疗方式，目的都在不危害癌症治疗效果的前提下将生殖器官和能力给予保留。

卵巢癌

上皮性卵巢癌早期通常没有症状，当被诊断出时，往往是已经有腹腔内转移的晚期疾病。尽管近年来在手术和化学治疗方面有长足的进步，但晚期卵巢癌的存活率始终不高。相反的，早期卵巢癌的患者，特别是肿瘤局限在一边的第一期，患者五年的存活率高达95％以上。标准的卵巢癌治疗为分期手术合并使用化学治疗，传统的手术方式包括全子宫切除、双侧输卵管卵巢切除和后腹膜淋巴摘除，病人因此没有生育的可能。虽然目前对上皮性卵巢癌的患者保留生育的作法仍有争议，但大多数学者认为，若是癌症病灶局限于单侧或双侧卵巢的第一期患者，癌细胞分化良好或为低恶性度而且也无其他转移，此时可考虑单侧卵巢输卵管切除（若为双侧，则须确定切除后有足够的安全界限，以确定病灶不会残留在

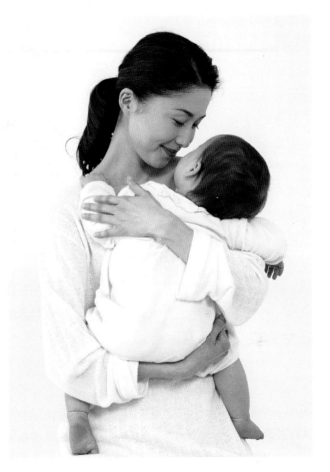

卵巢）。但是，病人必须接受完整的癌症分期手术，加以评估有无其他潜在性的肿瘤或转移的肿瘤。

这样的病人在接受保守性的手术治疗后，如果无法在短时期内受孕，可能需要不孕科医生的会诊，决定是

否需要接受协助孕育，例如刺激排卵和试管婴儿。刺激排卵是不是会引起卵巢癌复发，目前仍未有大量而确切的证据足以回答，其安全性也尚未完全受肯定，仍需小心行之。

另一种卵巢恶性生殖细胞瘤的临床特征和上皮性癌未尽相同，发生时通常为单侧，化学治疗的效果较好，目前医界对于这类癌症可以保留生育功能的看法较一致。对于年轻患者通常的做法可保留子宫和对侧健康的卵巢，为病人留下一线生机。

子宫颈癌

子宫颈侵犯性癌的标准治疗不论是根除性全子宫切除及淋巴摘除手术疗法，或者放射线治疗，都会造成病人生育功能的丧失。可喜的是，临床研究的资料显示，对于早期子宫颈癌的患者采取保留生育功能的治疗方式是有可能的。例如，对于早期子宫颈侵犯性癌（IA1期）可考虑子宫颈锥状切除手术，对于IA2期及IB期侵犯性癌可考虑根除性子宫颈切除术，两种手术方式都得以保留子宫。但前提

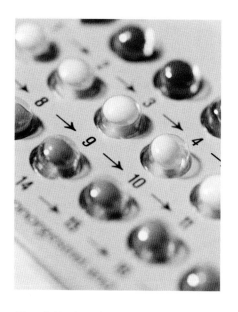

是，病灶需局限于子宫颈且直径小于2厘米，同时没有淋巴结转移，而且癌细胞并未侵犯到淋巴血管或子宫内膜。根除性子宫颈切除术可经由阴道或腹部施行，将子宫颈周围组织和阴道上部做完整的切除，而子宫体则被保留下来与阴道相连。这样的手术通常需要加做一个环扎术，以免因子宫颈消失导致容易流产。目前此类保留子宫体疗法的病例已经非常多，安全性也得到肯定，但仍须长时间的追踪观察。许多报告显示，在根除性子宫颈切除手术后，病人有不错的自然受

孕率，可是对于流产、早产或早期破水的危险性普遍认为比较高。

子宫内膜癌

传统子宫内膜癌的手术治疗，包括子宫和双侧输卵管切除和淋巴摘除，但是近年来开始尝试对于细胞分化良好的第一型子宫内膜癌，在癌细胞没有侵犯子宫肌肉层的情况下，如果病人希望保留生育能力，可以尝试给予药物疗法暂时取代手术，一般采用高剂量的黄体酮抑制子宫内膜细胞的分裂和生长。但是，这种治疗方式仍有争议，首先病人在治疗前必须做完整和仔细的评估，确定没有并发卵巢的癌症病灶。在药物治疗3个月后施行子宫内膜刮搔术，若组织变化显示好转，则可继续治疗3～6个月直到肿瘤消失；如果治疗后组织切片检查显示没有改善，此时应考虑做完整的手术治疗。至于治疗后可否使用排卵药物刺激，目前仍未有定论。

除了上述个别的癌症治疗之外，对于需要接受放射线治疗的妇癌患者而言，此类治疗通常需要涵盖整个骨盆腔，且剂量动则高达五六千单位，放射线治疗后卵巢功能必然受到破坏。这时候可以使用保存生育技术将卵子、卵巢或胚胎冷冻保存，待治疗后再使用协助性人工生殖技术怀孕。此外，以腹腔镜手术将卵巢转位到放射线照射以外的区域可避免卵巢受到损害也是一种可行的作法。至于化学治疗对卵巢功能的影响，往往取决于接受治疗时患者的年纪，以及接受化学药物的种类和剂量，应尽量选择对卵巢毒性较小的化学药物。

总之，保留生育能力在妇癌的患者身上，特别是年轻的女性身上是一项重要且必须提供给病人参考的选择，这个议题需要经过医生与病人以及家属之间非常清楚的讨论和充分的沟通，病人也必须了解这些非标准疗法背后的风险，并且能够接受长期的追踪。妇科癌症的治疗已不再只是延长患者的存活，提高生活品质并且保留年轻妇女的生育能力，更是当今重要的议题。

浅谈治疗性的癌症疫苗

张志隆医生

长期以来，医学界对于癌症治疗方式常采用传统的手术、化学疗法或放射疗法，尽管近年来针对癌症的研究和对抗方法有实质的进步，譬如绝佳的定位仪器、专一性更高的药物和更能改善副作用的方法，但是病人存活率的提升，往往不如预期。因此，新治疗方式的发展迫在眉睫，免疫疗法则是最具潜力的疗法之一。

科学家开发癌症免疫疗法的理论基础非常简单。也许是癌症疾病本身会破坏免疫系统，或者免疫机制的弱化导致癌症的发生，了解免疫系统如何对抗恶性肿瘤细胞的侵袭，以及肿瘤如何对抗免疫系统的攻击，便更形重要。总之，癌症免疫疗法主要是加强或活化体内既有免疫机制去对抗癌症。但是，这种疗法大略可分为三类：被动免疫治疗、主动免疫治疗（癌症疫苗）以及非特异性免疫生物制剂治疗。

首先，被动免疫治疗是目前癌症免疫疗法中最被广泛使用的，它是使用大量合成的单株抗体，带动一连串后续的免疫反应。

而癌症疫苗意指含有抗原的生物制剂，抗原的来源可以是完整细胞或细胞的部分构造、蛋白质或胜肽、去氧核糖核酸，甚至是细胞表面的糖化合物。这种疫苗可以促使免疫系统对抗体内的特定癌细胞，它常伴随着佐剂，以加强反应。癌症疫苗由于可以引发自体的免疫系统，所以被视为主动免疫治疗，其专一性较高。

研究人员相信只要找到对的方法，刺激自己的免疫系统，便能更有效对抗恶性肿瘤，提升癌症患者的存活率，而且减少严重副作用的发生。

不过，也许实际的情况比想象中复杂许多，对肿瘤免疫的知识仍不够清楚，几十年来在这个领域仍是雷声大雨点小。事实上，要成功地用疫苗来治疗癌症并不是那么容易，甚至可以说比其他疗法要困难许多，其中有许多因素会左右它的成功与否。

1.肿瘤的大小和多寡：一般而言，当肿瘤生长到一定的程度，大都会发展出"自我保护"的机转，包括对于病人免疫系统监视（immunosurveillance）的逃避，或是抑制病人免疫细胞的活性。当这些有效的免疫细胞无法辨认并进入肿瘤，自然就不可能有疗效。免疫系统也不像化学治疗能一次毒杀大量的癌细胞，能处理的肿瘤大小有限，所以常必须搭配其他疗法。

2.病人的整体状况：癌症的治疗很多是经过放射线治疗和化学治疗，这些步骤的副作用往往造成病人骨髓的破坏，而免疫细胞的初始根源，正是这些受损的地方，病人免疫系统不全，疫苗很难发生作用。另外，病人因为疾病或化学治疗也可能产生营养不良的情况，会进一步影响免疫力。

3.肿瘤抗原（tumor antigen）：决定癌症疫苗成败最重要的条件，取决于是否找到一个适当的抗原，足以诱发猎杀癌细胞的免疫反应，而且此抗原良好的特异性，又不至于伤害正常的组织。以妇科癌症中的子宫颈癌和卵巢癌为例，就代表着癌症疫苗免疫疗法两种截然不同的例子。子宫颈癌的病因几乎全和人类乳突病毒长期持续性感染有关，癌细胞基因体中嵌有病毒的基因，因此癌细胞也会有病毒特有早期蛋白的表现，例如E6或E7蛋白表现，这种蛋白胜肽可以说是制作癌症疫苗最佳的肿瘤抗原。因为是外来抗原（foreign antigen），免疫诱发性强，而且特异性高，对于癌细胞辨识度极佳。相反的，卵巢癌癌化过程中目前已知并没有外来蛋白的参与，一些内生性肿瘤抗原因为是自体抗原（selfa ntigen），免疫性不佳，专一性差，加上纵使同一类型的卵巢肿瘤在不同病人的卵巢肿瘤蛋白表现的种类可能不同，表现差异也大，因此很难找到一个理想的肿瘤抗原。这两种癌症在癌症疫苗的开发难度，当然就有极大的差别。

4.治疗的时机：治疗性疫苗在癌症的治疗因为是崭新的做法，一开始总是临床试验阶段，对象常是较晚期的病人，或是已经尝试过多项治疗的病人，这些情况不利于免疫系统的启动和强化，效果自然不如预期。再者，免疫细胞不适合于大量病灶，较常与其他传统疗法合并使用，治疗的时机因此非常重要，一方面得靠其他疗法减少肿瘤，另一方面又不希望其影响其效果，又能尽早开始，在时程的设计上必须深思熟虑。

5.抗原呈现机制和佐剂：如何将抗原呈现到一连串相关的免疫细胞非常复杂，也同时牵涉到肿瘤的微环境和病人整体状况，疫苗的设计必须考量克服所有问题。佐剂可视为仅次于疫苗本身最重要的另一种药物，佐剂可以放大提升免疫反应，产生大量的抗体来攻击癌细胞，让不可能变为可能。不过，现况中理想的佐剂仍相对缺乏，需要进一步努力开发。

但是，这几十年的研究和临床试

验也非全然白费，随着经验的累积，慢慢知道问题所在和研发出解决的办法。2010年4月，美国FDA终于核准了第一个癌症治疗性疫苗——针对转移性前列腺癌的疫苗Provenge。这是利用自体树突细胞（由病患血液中的单核细胞monocyte培养而得）和特定的肿瘤标的（融合性抗原recombinantantigen），由前列腺酸性磷酸酶（prostate acid phosphatasec）结合颗粒单核球群落刺激生长因子（GM-CSF），形成强力的前列腺癌特定抗原。树突细胞像是免疫系统的警卫，会吞噬外来物并且将抗原讯息传递给淋巴细胞。这些树突细胞从病人身上取得，经由在Dendreon制造的仪器中上述肿瘤特异抗原处理后再注射回病人体内，进而诱生毒杀癌细胞的淋巴球。第三期的临床试验证实，前列腺癌末期病患接受Provenge的治疗后，比对照组平均多活了4个月，三年存活率增加了38％，整体死亡率降低22.5％，但因为是个人化医疗，所费不赀。

事实上，还有许多正在发展或

试验中的癌症疫苗非常令人期待，也勾勒出不久的将来，这个新领域的新蓝图。如Galena Biopharma的NeuVax（E75）胜肽乳腺癌疫苗已经成功完成了第二期临床试验，由HER2衍生而来的E75抗原结合使用GM-CSF佐剂，可成功引发CD8+性淋巴球反应，毒杀具HER2表现的恶性细胞。由于达到二期研究的延长无罹病存活率（disease-free survival）预期结果，FDA已进一步批准第三期的临床试验。该疫苗更计划与

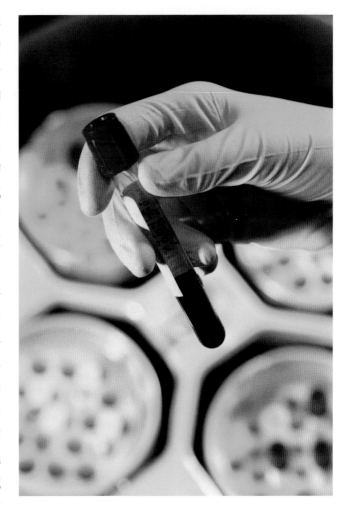

Herceptin（trastuzumab）并用，进行一个乳腺癌的二期临床试验。另外，Antigen Express公司也开发一个类似的产品—AE37，在抗原片段做一些改变已达到更强的免疫反应，结合GM-CSF，进行一个二期临床试验，使用于有淋巴结转移的乳腺癌患者，初步有令人满意的结果。

全球性的大药厂似乎也不愿意在这个革命性的时代缺席，Glaxo Smith Kline（GSK）目前有一个以MAGE-A3为抗原的癌症治疗性疫苗，结合该公司着名的佐剂AS15，使用于黑色素癌和非小细胞肺癌的第三期临床试验。这家素以疫苗著称的药厂还分别以WT1、NY-ESO-1及PRAME为主要肿瘤抗原的治疗白血病的疫苗。默克雪兰诺药厂也不遑多让，在非小细胞肺癌一个第三期的临床试验，疫苗为Stimuvax（BLP25 liposome vaccine），这个疫苗的标的为细胞表面糖蛋白（MUC1），在很多癌症也都有表现。其他的药厂，像NovaRX也针对非小细胞肺癌设计疫苗Lucanix的第三期试验，这是一个用四个经过基因改造的肺炎细胞株，不表现TGF-β，TGF-β是一个免疫抑制因子，所以此疫苗的反应，会明显地提升抗体的生产量。另外在英国，GemVax A.S的TeloVac Trial，是利用针对telomerase端粒酶的疫苗（GV1001）阻止肿瘤生长，第三期的临床试验和标准的化学治疗并用，

已在数百名胰脏癌病人身上试用，并预期很快就会有临床结果。

在台湾，中央研究院翁院长团队找到了在乳腺癌组织及其他多种癌症中有特别表现的六分子糖脂质Globo H，这个细胞表面的系列糖分子，提供了一个不同于以往局限于蛋白质胜肽或核糖核酸的新抗原，Globo H乳癌治疗性疫苗，可刺激患者免疫系统产生针对Globo H的各种抗体反应，并可能引发后续的免疫机制消灭癌细胞。该疫苗第一期临床试验，在美国乳癌及摄护腺癌癌末病患的疗效相当好，追踪10年有80%的治愈效果。台湾、韩国等亚洲地区，已同时进行临床二、三期大规模试验，预计几年内会有成果。

由这些相关癌症疫苗的临床试验正如火如荼进行的现象看来，我们相信，经过这几年的研究和临床试验的基础，治疗性癌症疫苗在几年内将会成为非常重要的癌症治疗方式之一，其治疗的机转和低副作用特性，定会为人类癌症治疗史，开创新局面。

浅谈妇科癌症标靶治疗

陈桢瑞医生

肿瘤细胞是身体里面脱序、不受控制生长的细胞。目前肿瘤的发生理论，简单地指向肿瘤细胞里可能发生了三种的基因异常：一是原本无害的基因突变成致癌基因，第二是细胞内的抑癌基因因突变失去作用，第三是细胞本身染色体（去氧核糖核酸，俗称DNA）修复基因出现异常，造成损伤的细胞内DNA无法修复而造成细胞生长混乱。肿瘤细胞其实尚具备身体体细胞的部分特质，因此，也需要身体内的既有生长因子来茁壮自己的族群、需要充足的血液循环来营养本身所分裂出来的癌细胞。此外，它还会因为细胞内基因错乱的关系，可能在细胞上出现一些异于身体正常细胞的蛋白组成。因此，根据特定肿瘤细胞上所表现出的上述特定特征，或是针对细胞癌化所需的特定小分子物质予以锁定和攻击的新一代药物，就统称为"标靶治疗"（Target therapy），或叫做分子标靶治疗（Molecular target therapy）。

现今运用在临床癌症治疗的标靶治疗，主要分为下面几大类，兹分述如下，并顺便提及标靶治疗在妇科癌症方面的应用：

一、对抗表皮生长素受体（Epidermal growth factor receptor; EGFR）的标靶治疗药物

目前研究肿瘤的生长，发现肿瘤细胞上常常具备表皮生长素受体EGFR，其存在的主要目的在于接受身体血管内血液中的表皮生长素的刺激以后，增加癌细胞的分裂与增长能力。根据统计，头颈部肿瘤会有九成

以上具备此种受体，此外非小细胞肺癌、乳腺癌、大肠直肠癌、前列腺癌与上皮性卵巢癌可能其癌细胞的细胞膜上30%～70%不等会出现这种受体。目前上市一些标靶治疗的药物是针对抑制这个受体的作用而来，虽然其抑制受体的机转有所不同，却都是希望藉由减少表皮生长素的刺激而减少肿瘤细胞增生。例如，目前核准使用在非小细胞肺癌上的易瑞沙（Iressa）或Tarceva，核准使用在乳癌上的赫赛汀（Herceptin），以及目前经过临床实验，发现可以在上皮性卵巢癌化学治疗后给药来延后癌症复发的Pazopanib均属于此类。

二、对抗血管内皮生长素受体（Vascular endothelial growth factor receptor；VEGF）的标靶治疗药物

肿瘤要成长，除了必须不断扩充癌细胞的族群之外，还必须获取身体足够的养分滋养才能成长与藉机转移。自从1970年以来的研究，发现肿瘤细胞有让身体产生新生血管的能力，它会分泌血管内皮生长素VEGF，或是在癌细胞细胞膜表面呈现多量的VEGF受体，使身体的既有血管长出向着肿瘤前进的新生血管，让肿瘤来获取体内的养分。因此，如何能截断肿瘤的血管新生效应，顺便使其因为缺乏血液循环而死亡，成为了抑制癌细胞研究的一个重要课题。目前主力的药物为阿瓦斯汀（Avastin；Bevacizumab），这是对抗血管内皮生长素受体的单株抗体，本来运用于乳腺癌的治疗之中，后来在大规模的上皮性卵巢癌初次手术后临床研究发现，其与第一线化学治疗药物紫杉醇（Paclitaxel）和卡波铂（Carboplatin）并用时，能够延后患者疾病的复发时间与增加患者的整体存活率。目前在美国，已经主动建议妇癌医生于第三、四期卵巢癌症患者手术后应该合并使用化学治疗和标靶治疗。然而必须小心的是，卵巢癌患者常因为手术有做肠道切除或是因为疾病因素而出现肿瘤性肠阻塞，这些患者在使用阿瓦斯汀时将会提高肠道穿孔的危险并发症比率，使用上不可不慎。此外，以前在妇产科声名狼藉的致畸胎药沙

利窦迈（Thalidomide），也被发现其有抗血管新生的效果，目前也渐渐被运用于肝癌的治疗中。

三、抑制特殊基因产物（蛋白质）的标靶治疗药物

目前研究在特定的肿瘤细胞上，会因为基因重组或是变异，因而大量出现一些致癌蛋白质产物，而这些产物将促进细胞的分裂与增生。费城染色体就是一种特别的染色体错位所造成的特殊血液癌症，其中的染色体异常造成异常的蛋白质增生而刺激骨髓造血细胞的不正常生长与分裂。格列卫（Glivec; Gleevec; Imatinib）即为对抗此种异常蛋白质的单株抗体，它也曾被美国时代杂志以"神奇子弹"来称呼，运用在慢性骨髓性白血病的治疗上，目前证据是患者在使用五年以上仍有一半左右的有效率，一半以上患者存活六年当下仍在使用此"神奇子弹"压抑疾病的复发。目前在临床妇癌的治疗上，虽然尚未有足够的证据能使用此种药物，然而在肠胃道基质性肉癌肿瘤（Gastric-Intestinal Stromal Tumor, GIST）已经有证据可以使用格列卫来做手术后的辅助治疗。或许将来能有机会可以应用在我们妇科癌症方面化学治疗与放射线治疗均无特别疗效、特别棘手的的肉癌（sarcoma）上。

四、其他标靶治疗药物

分子生物细胞医学的日新月异，许许多多致癌的细胞内机转被陆陆续续地发现，当然许多药厂也将磨刀霍霍向着这些新发现的致癌机转，制造出对抗的药物，希望能在将来抗癌药物的市场上占有一席之地。例如，对抗叶酸受器的抗体、细胞膜表面多糖体的抗体、抗mTOR机转、PARP机转等等的药物正如火如荼展开，虽然目前尚未有充足的资料证明出此种抗癌药物的疗效，但是可说是前景看好，值得耐心等待其未来成果。

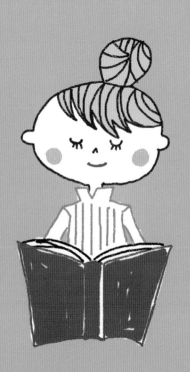

妇女排尿的
困扰

骨盆松弛与尿失禁

王有利医生

骨盆松弛是妇科门诊中相当常见的问题，也是妇科疾病中唯一与生育有密切关系的疾病，但是并非每一个生育过的妇女都会遇到这种疾病。

造成骨盆松弛的原因，主要是因为生产造成骨盆底肌肉、神经的损伤，再加上其他相关因素，如体质、老化与生活习惯（如重度劳力工作者、需要强大爆发力的运动员、慢性咳嗽的病人，较易引发骨盆松弛。年龄老化、肌肉萎缩也是造成停经妇女易发生骨盆松弛的原因）等，而造成子宫下垂、膀胱尿道下垂、直肠膨出、小肠脱出或阴道松弛等问题。

随着骨盆器官下垂松弛，一些相关症状，如下腹部胀痛、尿频、用力性尿失禁、小便困难、便秘、小便解不干净或性生活障碍等情况便陆续出现。

至于骨盆松弛与一些相关症状的治疗应先做详细的检查，包括尿液检查、骨盆松弛程度评估（内诊、超声波或X光检查）、尿动力学检查、膀胱镜检查等，以确定松弛种类、严重程度以及相关症状的真正原因，以分辨是应力性尿失禁、逼尿肌不稳定、膀胱过动症、泌尿道感染、尿道口狭窄或阻塞、敏感性膀胱或间质性膀胱炎，然后再根据个别症状采取适当治疗，如药物治疗、物理治疗、尿道扩张或是手术治疗等。

此外，这类病人在日常生活作息也要注意自我保护，应避免憋尿造成泌尿道感染，避免粗重的工作和爆发力大的运动。慢性咳嗽的病患应寻求内科医生诊断与治疗，而停经妇女若无其他相关禁忌，且经医生评估后，认为适合且需要荷尔蒙补充治疗者，

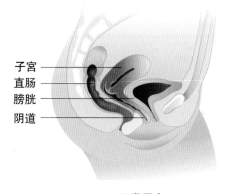

正常子宫

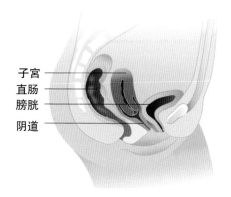

子宫 I 度脱垂

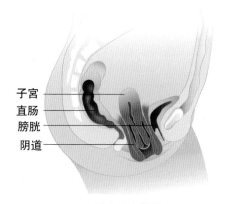

子宫 II 度脱垂

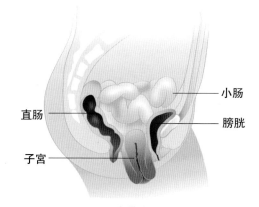

子宫 III 度脱垂

子宫脱垂示意图

也应给予适当的荷尔蒙治疗。

　　总而言之，骨盆松弛和尿失禁是一种与生育有关的疾病，须接受专业医生的检查和治疗才是解决骨盆松弛和尿失禁等相关症状的最好方法。妇女朋友若有这方面的困扰，千万不要觉得难为情而讳疾忌医，才能有效解决骨盆松弛的困扰，增进生活品质。

医生如何帮助妇女解决尿失禁的问题

陈淑湘医生

尿失禁是妇女常见且困扰的疾病之一，随着年纪的增长其盛行率也逐渐提高。所谓尿失禁指的是"无法用意识控制、不自主地尿液漏出"现象。产生的原因，包括因怀孕或生产带来的骨盆腔底肌肉、韧带和神经损伤；因停经后雌激素的缺乏造成尿道黏膜的萎缩老化；因内科疾病、脊髓损伤、脑部疾病、骨盆腔手术所引起的神经损害或是膀胱功能不良等，都可能产生临床上不同程度的尿失禁。

尿失禁虽不至于对生命健康带来极大的威胁，但对生理或心理层面都可能造成伤害，如泌尿道感染、因长时间使用棉垫造成的阴部皮肤潮湿溃疡、发炎，以及身上可能存在的尿骚味使得外出社交活动变少、自尊心降低、沮丧忧郁，甚至进一步引起性生活的障碍。

尿失禁背后可能蕴藏着许多复杂的因素，一般而言，尿失禁的种类大致上可分为以下几类：

一、暂时性尿失禁

因泌尿道感染、停经后的萎缩性阴道炎、过多尿液产生（如糖尿病、郁血性心脏衰竭、高血钙）、精神方面疾病或服用某些药物所造成，只要针对根本的原因治疗即可获得缓解。

二、应力性尿失禁

因解剖构造上支持膀胱颈及尿道的韧带或肌肉松弛，或是尿道本身关闭功能不良，导致病患咳嗽、大笑、打喷嚏、抬起重物等腹腔内压力上升时，膀胱颈及尿道无法提供足够的收缩力，而有尿失禁的情况发生。

三、急迫性尿失禁

在尿失禁发生之前，会有急迫性想要解尿的感觉。因某些特定状况，例如听到流水声或是洗手时，会有急迫性想要解尿的感觉，接着发生尿失禁。

四、混合性尿失禁

同时有应力性和急迫性尿失禁。

五、溢满性尿失禁

因神经病变使得膀胱收缩不良，或是因严重骨盆腔器官脱垂而造成膀胱出口被压迫阻塞，导致因尿液滞留，膀胱内压过度增加引起尿液漏出，此类患者可能抱怨有尿频、解尿速度减慢、解尿变得迟疑（不能立即解尿，必须等待一段时间）、解尿无法持续而滴滴答答的，或是临床上有残余尿量增加的情形。

六、分流性尿失禁

因结构上的异常使得下泌尿道的连续性受到破坏，常见的原因如生殖泌尿道瘘管或尿道下憩室等，此种尿液漏出通常是持续性的，和日常活动不相关。

当出现尿失禁症状时，应寻找医生做初步的问诊、身体检查、骨盆腔内诊和基本的检查，包括尿液检验、棉垫测验等，必要时须进一步安排尿动力学检查，以厘清尿失禁的种类与发生原因，作为未来治疗的依据。

治疗方面，需根据尿失禁的原因与严重程度来择适当的治疗，一般可分为手术和非手术治疗。常见的非手术治疗方式，包括药物治疗、骨盆腔底肌肉收缩运动、骨盆腔底电刺激疗法等。

手术治疗主要是针对病情较严重，或是经非手术治疗失败的应力性尿失禁的患者，目前的主流是以传统耻骨后膀胱颈悬吊手术以及无张力性中段尿道吊带手术为主。耻骨后膀胱颈悬吊手术的成功率可达七成。近几年发展出微创性的无张力性中段尿道吊带手术，其成功率则可达八成以上。

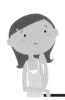

尿失禁治疗新趋势

王萱/刘蕙瑄医生

根据世界卫生组织颁布，中国部分省市已正式进入高龄化社会，老化造成的妇女尿失禁问题也越来越被重视。根据2007年以来之统计，40岁以上的妇女中，约每4人就有1人深受尿失禁症状的困扰，但只有两成的患者求助医疗咨询和治疗。

尿失禁是一种不自主漏尿的疾病，由于骨盆腔松弛，造成尿道闭合能力降低，或是膀胱神经调节系统变差，造成膀胱不正常收缩所引起。症状包括急尿、尿频、漏尿、夜尿以及解尿困难等千变万化，相当恼人。依据生理解剖学成因，可分为以下几种：

一、应力性尿失禁：为最常见的尿失禁，患者常在大笑、咳嗽或跑跳等腹部用力的状况下漏尿，主要治疗方式为手术治疗。

二、急迫性尿失禁：主要症状为急尿和尿频，可通过药物治疗改善。

三、溢尿型尿失禁：其症状为膀胱过度膨胀时尿自己溢漏出来。

四、混合型尿失禁：应力性尿失禁以及急迫性尿失禁的合并症状。

许多危险因子包含抽烟、高龄、多产、需要腹部长期用力劳动、糖尿病、高血压或曾经接受过妇科手术等，经统计显示60岁以上的女性罹患尿失禁之风险大大增加。病患长期以来面临生活上许多困扰而致生活品质大大受损，如阴道搔痒或发炎、反复泌尿道感染、社交生活意愿降低，甚至失去自信心和产生抑郁。

过去的治疗方式，包括保守疗法如女性荷尔蒙等药物治疗或骨盆腔肌肉神经生理刺激，行为疗法如凯格尔运动、减肥或膀胱解尿训练，往往只适合轻微型应力性尿失禁或急迫型尿失禁患者。

以往许多手术治疗，如阴道前后壁修补或膀胱颈悬吊手术，都因存在许多缺点而渐渐式微，主要的缺点为：

一、使用原本失去强韧度的老化自身组织修补，导致成功率低、复发率高。

二、传统开腹手术之伤口较大，住院及恢复时间较长，并且容易造成排尿功能恢复缓慢等问题。

三、腹腔镜的阴道或膀胱颈悬吊手术，可能造成后腹腔荐椎神经和血管丛损伤。

目前，无张力阴道吊带手术已成为严重型应力性尿失禁或经保守治疗无效之病患的治疗黄金准则。然而，最新的治疗趋势即朝向微创、降低伤口数目、提供更好的治疗结果、缩短手术所需的时间以及更快的恢复速度的方向努力。自从上世纪90年代，Petros和Ulmsten两位医生提出尿失禁疾病成因理论——"吊床理论"后，即大大改变了理想手术的选择。目前

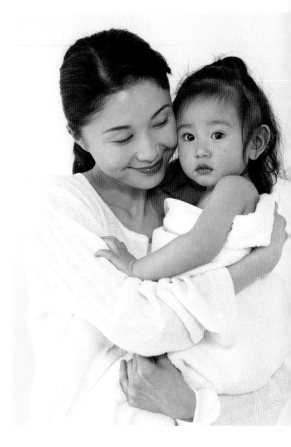

认为尿失禁来自于当腹压增加时，松弛的骨盆腔肌肉无法稳定维持膀胱以及尿道原有的位置和角度，造成膀胱颈过度移动所致。

因此，聚丙烯类材质的中段尿道下吊带，可经由阴道的一个小伤口置入，由耻骨后方或经闭孔由股沟大腿

内侧穿出，总共只有三个不到1厘米的小伤口，即可提供尿道下方有效的支撑结构，托住尿道中段，避免用力时漏尿，却不影响平常尿道的正常压力，减少尿液滞流的并发症。

无张力性人工阴道悬吊带（TVT）手术于1998年经美国食品卫生管理局认可使用，多项大型临床试验显示其长期成功率高达九成（其中八成患者完全治愈，另有两成病人自述症状有明显改善）。"经闭孔式无张力性吊带（TVT-O）"比起第一代经耻骨后方穿出的吊带，不但保有相等的成功率，并具备更少的手术相关并发症（如膀胱穿孔）、低侵入性、手术步骤简单、手术时间短、住院时间短（1~2天）、病患排尿功能恢复快等优点。在生活品质改变上，尿失禁症状困扰量表（UDI-6）及尿失禁生活冲击量表（IIQ-7）之平均得分于术后也有显著的降低。

以上两种无张力式悬吊带虽已带来尿失禁患者的福音，为了追求更加微创的单一伤口手术，减少由股沟大腿内侧穿出的伤口，因此可以减少过去吊带手术可能产生的疼痛感，最新单一切口可调整式悬吊带（Single-incision, adjustable mid-urethral sling）于近年问世后，病人术后明显减少疼痛感，因此大大提升手术后的满意度。

目前初步的国际研究结果显示，术后一年不论在尿动力学检查或日常主观之尿失禁症状皆有八至九成的成功率。

因此，当前的医疗必须提供给民众的正确观念为，尿失禁其实有不同的类型，也有不同的治疗方式，要视病患情况鉴别诊断和治疗。更重要的是，选择合适的手术方法，尿失禁是可以改善治愈的。过去许多妇女因为害羞，或不好意思询问就医，认为隐忍疾病就好，殊不知目前的尿失禁治疗方法早已日新月异，可以得到完善的治疗，还给尿失禁妇女良好的生活品质，重拾彩色人生。

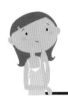

尿失禁一定要开刀吗?

王卜璀医生

许多生育过的妇女都有过相同的尴尬经验,那就是:一旦咳嗽、打喷嚏,小便就会不由自主地流出来。轻则造成外阴部的潮湿瘙痒,漏尿严重的,有时候连裤子都会湿透了,不仅影响美观,也造成个人社交上的困扰。统计上30%～50%的妇女都经历过漏尿这个烦人的问题,有些还并发有尿频、夜尿、解尿困难、急迫感、下坠感等其他的泌尿道症状。

为什么会引起尿失禁呢?尿失禁成因可以简单地区分为骨盆松弛或是膀胱颈闭锁不全造成的应力性尿禁、膀胱不由自主收缩所造成的急迫性尿失禁、泌尿道感染诱发的暂时性急迫失禁,此外,多发于糖尿病患者、重度骨盆脱垂、老年人,因为膀胱排空不良所造成的满溢性尿失禁,以及综合了上述两者或两者以上的混合性尿失禁。依据尿失禁的原因以及程度的不同,治疗方式也不同。

因膀胱不正常收缩造成的急迫性尿失禁,就要以药物治疗为主,再辅助以电刺激、自我膀胱训练等,并不适合施以矫正尿失禁的制尿手术。然而,若是有并发子宫、阴道、膀胱脱垂的病人,施以骨盆腔重建手术来矫正脱垂,则大约有一半的病人术后同时也解除了紧迫的症状。

有些重度脱垂或神经病变造成的长期尿液滞留,病人会有满溢性尿失禁的现象,这种尿失禁的临床表现往往与脱垂的程度和膀胱的收缩能力有密切的相关,治疗的方式也因人而异。有的病人需要手术矫正骨盆腔脱垂,来抑制膀胱功能的进一步恶化,也有的病人必须用教导解尿训练和间歇性自我导尿来治疗,不适当的手术反而会加速肾功能的进一步恶化。

即使是最常见的应力性尿失禁，除了手术，也有一些非侵袭性的治疗方式可供选择。治疗上首先要评估病人的漏尿程度、骨盆脱垂的程度以及膀胱排空的能力，要一并检查。轻度的应力性尿失禁，可以考虑用骨盆底肌肉训练的方式来治疗。骨盆底肌肉训练就是俗称的凯格尔运动，藉由增加骨盆底肌肉的强度，使得膀胱颈和尿道获得较好的支撑，在腹压增加的时候，不至于产生剧烈的移动而漏尿，或是减少漏尿的量和频率。临床上大约有一半的病人可以经由适当而且持之以恒的骨盆底肌肉训练来缓解尿失禁的症状，大部分是轻度尿失禁而且不是膀胱颈括约肌闭锁不全的病人比较有效。因为骨盆底肌肉训练比一般的骨骼肌锻炼的难度较高，病人较易半途而废，临床上也发展出许多方法来辅助这种训练，例如生理回馈训练、阴道锥、电刺激治疗等。在许多大医院的妇产科或泌尿科都有提供这些辅助训练的方式，可以在医生专业的检查和评估后，给病人作为选择。

至于重度的应力性尿失禁和膀胱颈括约肌闭锁不全的病人，目前手术仍是最有效的治疗方式。手术的方法有很多种，要看医生的经验、病人漏尿的程度、脱垂的程度以及临床上是否有其他妇科合并症状来选择。目前常使用的手术方式是阴道悬吊术、耻骨尿道吊带术，以及无张力性阴道吊带术。其他如尿道旁填充注射的方式也有人使用，但是价格较贵且不持久，病人往往在几年后要重复注射。对于某些状况特殊的病人则要做更复杂的手术，如尿道括约肌重建手术等。

总之，尿失禁不是只有开刀一种治疗方式，也没有任何一种手术可以一招行遍天下。病人都应该经过专业医生的仔细评估过后，依据膀胱功能、完整的妇科检查（包含是否并发妇科肿瘤和脱垂状况评估）、尿流动力学生理检查，再决定最适合的治疗方式。有这种困扰的妇女不要讳疾忌医，与医生密切合作，选择适当的治疗，充分的沟通，你也可以找回属于你的正常生活，不再为尿失禁所苦。

骨盆腔脱垂治疗新趋势

刘蕙瑄医生

骨盆脱垂是一个令人困扰又造成生活品质下降的问题，以脱垂的部位来做疾病的区分，传统上这些骨盆腔器官脱垂，可分为膀胱脱垂、直肠脱垂以及子宫脱垂，或是子宫切除后的阴道穹窿脱垂三个部分。在门诊，病人常常会问脱垂的原因，造成骨盆脱垂的成因，基本上为长期的腹压增加（比如说肥胖、工作需要长期负重），骨盆肌肉、韧带结构的松弛（例如老化或是先天的韧带就比较松弛），怀孕和分娩过程使得骨盆肌肉悬吊结构被破坏等。其中年龄老化造成的萎缩松弛常是最主要的原因。由于近来人口结构老化，骨盆脱垂的问题可以说是愈来愈常见的临床问题。

骨盆脱垂的患者常会并发有其他膀胱或直肠功能异常，例如膀胱过动症、应力性尿失禁、混合性尿失禁、解尿困难、尿滞留、大便失禁，或肠阻塞与大便蓄积等。手术前应该先确认患者的解尿和排便功能是否正常，如果有膀胱或直肠功能障碍，在手术时应考量同时治疗和避免引起更严重的并发症。但是，由于严重的器官脱垂可能造成解尿困难或是尿滞留，如果放着不去治疗，很有可能会影响膀胱的功能，甚至造成肾脏水肿，时间一久，便造成器官无法回复的损坏，比如说膀胱无法正常解小便，或是肾脏失去功能。

以手术修补脱垂的骨盆脏器，首先要确认脱垂的位置。依据脱垂部位的不同，传统手术通常着重在修补、悬吊患者本身的肌肉韧带系统，或者将脱垂的阴道闭锁。病人在临床上最关心的便是手术的成功率，过去传统手术对于骨盆脏器的复位效果一般短期成功率可达90％以上，但是随着年龄老化，持续进行肌肉韧带松弛往往造成较高的晚期复发率。以最常发生的前阴道壁松弛合并膀胱脱垂为例，仅使用传统的修补手术，在五年内的复发率可能高达50％，而随着人工合成材质与腹腔镜技术的进步，许多骨盆脱垂手术可以改由微创伤口，或置入较新型的低张力式合成网片来进行。

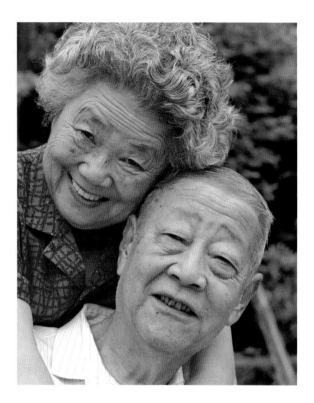

目前骨盆腔脱垂治疗新趋势，是经由阴道置入网片，这种手术方式更快、更简单、更小的伤口与有效减少复发率！不论是经由闭孔置入或是由单一创口阴道置入，这类新型的网片悬吊手术都可以在短时间内完成。同时低张力、腹膜外的手术方式也减少了腹腔内出血、输尿管损伤与术后肠阻塞的风险。但是，新的手术方式也同时存在新的挑战，网片侵蚀、术后疤痕等，都是可能的问题。所以，临床上并非每一位病患都合适使用，需要到妇女泌尿专科医生的门诊，再做进一步的评估，看患者是否适合放置人工网片。

由于人工网片置入手术，五年以上追踪的成功率都可达90％以上，与传统的修补方式比较，实在好得太多了，所以进一步的微创与低张力的悬吊都是目前治疗的新趋势。

骨盆腔脱垂手术前接受
尿流动力学检查的临床意义

黄文助医生

骨盆腔脱垂的定义是骨盆腔因支撑系统的弱化，使骨盆腔脏器脱离正常的解剖位置膨出至阴道，严重者甚至会垂出至阴道外。脱垂影响的范围包括阴道前面的膀胱（膀胱下垂）、后方的直肠（直肠膨出）及顶部的子宫（子宫下垂）。骨盆腔脱垂所引发的各种不适症状，将会影响日常的生活品质。下泌尿道功能障碍便是骨盆腔脱垂最常并发的症状之一，其中包含膀胱的储尿和解尿症状，如尿失禁、尿频、膀胱过动症、解尿困难以及尿液滞留等。

程度严重的骨盆腔脱垂患者，通常需接受骨盆腔重建手术。而在手术前，通常会建议先接受尿流动力学检查，其目的是希望在术前能对患者的膀胱功能有所了解。以下内容将针对尿流动力学检查，在脱垂手术前所扮演的角色，分别从诊断价值和治疗价值两方面做探讨。

1.骨盆腔脱垂并发术前有尿失禁

诊断价值：大约有40%的脱垂患者会并发有尿失禁的情形，而这些有尿失禁的族群中有70%～75%经尿流动力学检查被诊断出有应力性尿失禁（urodynamic stress incontinence）的情形。

治疗价值：治疗的方式可选择脱垂和尿失禁手术同时进行，或者以阶段性手术方式，即先进行脱垂手术，再评估术后尿失禁的情形，以决定是否进行尿失禁手术。同时进行脱垂和尿失禁手术固然可以一起解决两个问题，但也有可能会增加副作用，如术后的解尿困难、尿滞留以及逼尿肌过动（detrusoroveractivity）等。

2.骨盆腔脱垂并发术前有潜在性尿失禁

诊断价值： 所谓潜在性尿失禁是指在脱垂情况下，因尿道受压迫而未呈现尿失禁，但在脱垂的部位经复位后，便出现尿失禁的情形。大约有60％的脱垂患者不会有尿失禁的情形，但在骨盆腔重建术后却有36％～80％不等的几率会产生尿失禁。在术前进行尿流动力学检查时，可暂时先将脱垂的器官复位，藉此可得知是否并发有潜在性尿失禁的情形。

治疗价值： 当两者合并存在时，治疗的方式仍可选择脱垂和尿失禁手术同时进行，或者先进行脱垂手术，之后再评估术后有否尿失禁的情形。同时进行脱垂和尿失禁手术，术后出现新生性逼尿肌过动的几率将明显增加，根据先前的报告显示，其增加幅度在6％～30％之间。

3.侦测预计接受手术的患者是否有逼尿肌过动

在接受脱垂手术前做尿流动力学检查，来侦测是否并发有逼尿肌过动的情形，其诊断价值似乎有限，因为大约一半的尿频、尿急、夜尿等膀胱过动症患者，在尿流动力学检查中，是侦测不出逼尿肌过动的。尽管如此，术前的尿流动力学检查中，如果有逼尿肌过动的存在，仍可作为考量是否进行手术或可能术后造成尿肌过动症状更加恶化的参考。

4.骨盆腔脱垂并发解尿困难或尿液滞留

许多骨盆腔脱垂患者会并发有解尿困难或尿液滞留，因长期无法将膀胱有效排空，恐有导致肾脏功能受损之虞。虽然尿流动力学检查里的各项指标并无法确切地预估术后能否改善解尿困难或尿液滞留等问题，而使其治疗价值受限，但是它的诊断价值却不容忽视，因为如果发现有解尿困难或尿液滞留情形时，给予适度的膀胱训练或自我导尿等方式来有效排空膀胱，将可预防日后肾脏功能的受损。

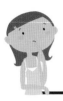

妇女泌尿道感染

王有利医生

泌尿道感染是一重要的妇女健康照护问题。妇女终其一生，有10%～20%的机会可能遭遇到泌尿道感染相关问题。泌尿道感染一般女性比男性容易发生，其比例大约是20：1，主要是因男女之间泌尿道系统解剖结构上的差异所致。女性因有较短的尿道，而且其尿道开口较接近阴道口和肛门口，因此较男性容易发生泌尿道感染。

妇女泌尿道感染的盛行率随年龄的增加而增加，1%～2%的女婴可发现有菌尿症的情形，1岁以后感染率下降至约1%且保持此低感染率至青春期。15～24岁的女性，其菌尿症发生率为2%～3%，但是60岁妇女其菌尿症发生率增加到15%，65岁以后的妇女，菌尿症再增加到约20%。80岁以后的妇女，其比率则增加到25%～50%。对年轻女性族群而言，性生活和怀孕是造成菌尿症的主要危险因子；较年长的妇女，骨盆松弛、慢性疾病和住院，则是扮演主要危险因素。

大部分的泌尿道感染是一种上行性感染，病原菌通常是由粪便中常见的细菌先在阴道出口处附着繁衍，然后再逐步移往泌尿道。宿主本身有数种重要的防御机制可用以预防泌尿道感染，停经前妇女阴道内的酸性环境可以抑制，例如大肠杆菌（E.Coli），肠内常见细菌在阴道附近的生长。正常定时解小便的稀释作用以及尿液中高浓度的尿素和尿液中的有机酸使尿液保持酸性的情境下，都对膀胱抵抗细菌有重要的作用。膀胱壁上的glycosaminoglycan（糖胺聚糖）以及尿液中的免疫球蛋白，可以阻断细菌对膀胱壁的附着。膀胱壁缺乏glycosaminoglycan（糖胺聚糖），可能在复发性泌尿道感染扮演一定的角色。

成功治疗任何种类的泌尿道感染，必须将病菌有效地从泌尿道系统铲除。对于非复杂性泌尿道感染的治疗，一般建议使用短疗程的抗生素治疗。治疗疗程一般建议以口服方式给予三天。给予更久时间的治疗不仅不会增强其疗效，反而会增加治疗的成本和并发症，但是单一剂量较三天疗程治疗则有治愈率较低的缺点。反复性感染的定义是指6个月内至少有二次或一年内至少有三次的非复杂性泌尿道感染。对于有反覆性泌尿道感染症状的患者、症状持续超过7天以上、最近曾使用过抗生素治疗或病患本身同时为糖尿病患者，这些病患除了应做尿液细菌培养外，同时在治疗方面也应给予7天的抗生素治疗。反复性感染的妇女，在治疗完全后，可给予低剂量抗生素预防泌尿道感染复发。有数种药物可供使用，包括nitrofurantoin（呋喃咀啶，每天100mg）、cephalexin（头孢氨苄，每天250mg）以及TMP-SMX每日一颗，给予的方法为每天晚上服用，持续3～8个月。此外，若妇女的反复性泌尿道感染与其性生活相关，则可给予性行为后预防性抗生素，包括nitrofurantoin（呋喃咀啶），TMPSMX（复方新诺明），nalidixic acid（吡哌酮酸），sulfonamide（磺胺剂）以及ciprofloxacin（环丙沙星）。对于停经后妇女给予荷尔蒙补充可以重新恢复其正常的阴道菌落，降低E.coli菌落生长，而使用阴道雌激素已经有证据显示可以降低有症状泌尿道感染的发生。

泌尿道感染是妇女妊娠

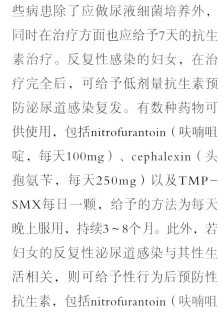

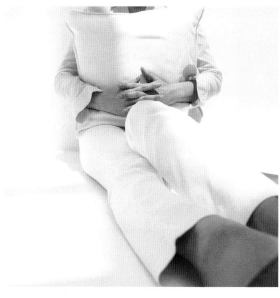

期间常见的一种并发症。妊娠期间生理性的变化，诸如输尿管蠕动减少、妊娠子宫体积增加造成输尿管的机械性阻塞以及子宫的前倾和向上挤压都会造成尿液的滞留，这些因素都会增加妊娠期间泌尿道感染的机会。怀孕妇女菌尿症的比率与非妊娠妇女相当，大约5％，所有妊娠妇女于第一次产检时皆应接受尿液镜检和尿液培养。无症状菌尿症的妊娠妇女较没有菌尿症的妇女有更高的机会会发展为肾盂肾炎（13.5％～65％比1.4％）。无症状菌尿症也与早产、低体重新生儿和孕妇贫血有关，由于会增加肾盂肾炎的发生，所有无症状菌尿症的妊娠妇女都应接受3天的抗生素治疗，并且治疗后应追踪尿液培养以确保有效消灭病菌。由于复发性菌尿症的比例极高，对于尿液培养阳性的个案，之后每次产检皆应接受尿液筛检。对于尿液培养追踪检查阴性的个案，则不需要接受进一步的治疗，但如果尿液培养结果为B群链球菌（group B streptococcus），则孕妇应于生产时接

受抗生素预防治疗，以免新生儿产生败血症。妊娠妇女如果有膀胱炎，则应和无症状菌尿症妇女接受同样的治疗。尿液培养追踪应于初步治疗完成后1～2天进行，如果尿液培养仍为阳性，则往后妊娠期间仍应接受抗生素治疗。妊娠妇女如果有急性肾盂肾炎则应住院接受静脉抗生素治疗，接着给予至少14天的口服抗生素治疗。由于会增加再次急性肾盂肾炎的风险，所以应追踪侦测菌尿症或给予预防性治疗。如果于给予静脉抗生素治疗后48小时仍没有反应，则应为病患作影像学检查，如果检查发现妊娠妇女有尿路阻塞及感染，则应紧急接受膀胱镜检查同时置入输尿管导管。输尿管导管应每6周更换一次，而且应持续接受预防性抗生素治疗至生产为止。

总之，泌尿道感染是妇女常见的病症，妇女朋友除了应保持良好的生活习惯，多喝水、勿憋尿外，若不幸发生泌尿道感染，则应接受彻底治疗，以免产生反复性感染，影响身体健康。

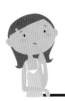

恼人的尿频该怎么解决？

林姿吟医生

常常想解小便，甚至老觉得解不干净，是很多人曾经有的经验。有些人在睡着后还一直起来跑厕所，这就是所谓尿频。以国际尿失禁防治协会认为，病人本身认为小便次数过多就是所谓尿频，并分为白天尿频和夜间尿频。一般定义为白天小便次数超过8次，晚上睡着后小便次数超过1次以上，就可称为尿频。

膀胱具有储尿和排空功能，只有在想解小便时，膀胱内压才会上升，如果储尿或排空功能有问题时，就会产生尿频的症状。根据调查，自认为有尿频症状的妇女盛行率约有21.1%，可见尿频症状确实困扰着大多数的女性。

如何知道自己的小便习惯呢？首先，应排除掉小便感染的可能性后，再请病人做解尿日记，记录每天喝水及解小便的量，如此大概可知道其喝水量和小便量是否太多、膀胱的容量如何以及小便的次数多寡，进而了解是否应该进一步检查。

引起尿频的原因

1.**泌尿道感染**：50%～80%的女性终其一生有泌尿道感染的经验，除了尿频的症状外，通常还并发有小便疼痛、尿急和下腹痛的症状。

2.**下段输尿管结石或是膀胱结石**：常常会以尿频或尿急来表现，有时觉得想排尿又无法排空，以及排尿困难的症状。尿液显示无尿路感染的症状，但尿中有明显红血球增加的现象。这时可能需要做肾脏X光摄影或肾脏超声波来确定诊断。

3.**膀胱肿瘤**：肿瘤本身使膀胱表皮产生渗透性增加的情形，因此尿中的钾离子容易渗入黏膜下，刺激感觉神经，使得病人膀胱有提早发生尿液感觉的现象，这时可能需要做膀胱镜诊断。

4.早期的放射线治疗： 因为放射线会对膀胱表皮和间质产生的炎症反应，使病人的膀胱产生纤维化，造成钾离子渗入黏膜下，刺激感觉神经，或因为膀胱间质产生纤维化，使得膀胱适应性降低和容量减少，因此容易产生在较小容量之下的尿频、尿急的感觉。

5.曾经接受过膀胱手术的病人： 通常这些症状在两周内会恢复，不需要加以治疗，但如果病人曾在手术当中伤害膀胱而且加以缝合，此种症状可能会持续，使得病人产生较长时间的尿频、急尿等症状。

6.间质性膀胱炎： 是一种常见疾病，其盛行率为0.4%～1.4%，表现症状为耻骨上疼痛、尿频、夜尿、小便检查中有少数红血球。要排除间质性膀胱炎须做膀胱镜检查，如果确定为间质性膀胱炎可使用口服药物治疗，肝素或玻尿酸膀胱灌注等方法可获得

不错的疗效。

7.膀胱过动症： 流行率为18.6%，其中以尿频症状表现占21.1%。除了尿频的症状外，常合并有尿急、急迫性尿失禁和夜尿的情形。通常发生在老年人、糖尿病、神经系统有问题，只要口服抗胆碱药物，症状可获得极大改善，使他们小便次数减少，尿频的症状便可获得改善。

8.感觉性尿急尿频症候群： 排除上述器质性或发炎性的反应之后，所留下来的一些无法用检验或检查来发现的病因，我们才能称为感觉性急尿尿频症候群。这可能是一种身心症，主要原因可能来自病人的高度压力，对于膀胱任何感觉或是涨尿都有过度的警戒心，导致病人有强烈尿频、尿急症状。这类病人需要教导他们"憋尿"技巧。

尿频的原因很多，如果有此症状时，应寻求专业医生的帮助以作鉴别诊断，针对不同原因的尿频，做早期的治疗，以提升病人的生活品质。

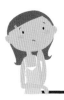

间质性膀胱炎为什么会发生？

王卜璀医生

　　张小姐，28岁，职业妇女，从一年前开始出现尿频的现象，刚开始是因为工作忙碌，没时间上厕所，被诊断为憋尿造成的膀胱炎。服用药物后，症状有改善，但又好像没有完全恢复。总是反反复复的出现下腹闷痛、尿频，甚至每半小时就急着要上一次厕所，但到了厕所却只能解出一点点小便。最近这种症状在晚上愈来愈厉害，每晚都要起床四五次。陆续看了几家诊所，每一次验尿的结果都是没有感染现象。抗生素治疗的效果也不好，尿频、夜尿和下腹痛仍然困扰着她。

　　张小姐被转诊到大医院，经过初步理学检查和尿液检验，排除了骨盆腔感染、阴道感染、细菌性膀胱炎以及膀胱恶性肿瘤的可能。尿流动力学检查显示她的膀胱容量小，灌注时大

约膨胀到220毫升的容量就喊着受不了。进一步做膀胱镜检查，发现膀胱内有典型间质性膀胱炎常出现的肾丝球状的出血斑点，麻醉下的膀胱容量也只有达到500毫升。张小姐被诊断为间质性膀胱炎，后来定期于门诊接受治疗，治疗中的解尿日志显示膀胱容量可达400毫升以上，每晚起床解尿的次数也降到两次以下。

　　间质性膀胱炎是多发于年轻和中年妇女的一种慢性膀胱病变。它的起因，目前医学界尚未完全清楚了解。可能的原因，包括了免疫功能异常、反复性感染、外伤、过敏、内分泌因素、环境因素等，患者常表现出紧张、焦虑、易怒、强迫性人格等心理现象，但是临床上很难确认这是造成疾病的原因或是疾病造成的结果。已确认的病理机转，包括膀胱黏膜的慢

性受损而引起膀胱壁的神经易受到刺激，或是膀胱壁的出血斑点。常见的临床症状主要为尿频、夜尿、血尿、下腹疼痛等。有些患者也并发有头痛、肠胃不适、或是过敏反应等。

临床上，在尿频所苦的病人中有1/4的病人属于间质性膀胱炎，往往都是辗转换了好多家医院，症状反反复复时好时坏，甚至愈来愈严重，最后才被诊断为间质性膀胱炎。主要的诊断依据为临床症状（包括反复的发作、对抗生素治疗无效）、解尿日志以及膀胱镜检查等。其中，膀胱镜检查不仅可以检查是否有肾丝球状出血、膀胱壁溃疡，同时也可以排除膀胱肿瘤的可能，而且可以知道麻醉下的膀胱容量，当作治疗的指标。

以往妇女泌尿科医生间曾经流传过一句玩笑话：间质性膀胱炎往往被当作"诊断的垃圾桶"，也就是需要排除其他各种疾病的可能，最后才被丢到这个诊断，而治疗也只是控制症状而已。然而，随着医学的进步，对于间质性膀胱炎的研究日益增加，这个神秘疾病面纱正在慢慢被揭开中，

虽然真正的致病原因目前还不完全明朗，而且可能有很多不同的病因。因此，要"完全治愈"间质性膀胱炎在目前仍然是困难的。但是，已经有很多药物和治疗方式，可以让患者的生活品质得到很大的改善了。

目前临床上治疗主要以药物治疗为主，在药物方面，有口服药和膀胱灌注药物可供选择。药物治疗，主要是让药物作用于膀胱黏膜产生保护和修复的作用以及抑制发炎反应。膀胱灌注治疗可以把药物直接灌入膀胱，同时让病人暂时性地憋尿以达到膀胱充水膨胀的目的，实际的治疗选择往往必须针对病人个别的差异以及主要的症状来做决定。

至于膀胱容量已经变得很小的病人，药物治疗的效果可能不如预期，有时候就必须用外科手术的方式来增加膀胱容量，以达到改善患者生活品质的目的。不论如何，间质性膀胱炎已不再是个"无法治疗"的疾病，有这些症状的妇女应向医生求助，安排适当的检查，做出正确的诊断和治疗。

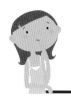

妊娠期间常见的泌尿问题

陈淑湘医生

妊娠期间因荷尔蒙的影响与子宫体积的增加，使得女性生殖泌尿道的生理机能产生改变，进而使怀孕中的妇女容易有泌尿道症状的产生。例如血液容积的增加使得肾丝球廓清速率上升，导致尿液量增加；黄体酮的大量产生，使输尿管的张力变低且蠕动减慢，容易造成尿液的滞留。此外，随着怀孕逐渐增大的子宫，可能压迫到膀胱或尿道而引起尿频或解尿困难。

以下是妊娠期间的孕妇容易产生的泌尿道问题：

一、尿频

通常发生在怀孕早期或是后期，前者是由于尿量产生的增加，后者则是因怀孕后期胎儿头部逐渐下降至骨盆腔，压迫到膀胱所造成。

二、夜尿

指的是晚上入睡后因尿意感必须起床解小便的情形，主要原因是晚间孕妇身体平躺后，会使得白天滞留在周边下肢的水分回流到心脏，进一步由肾脏排出，所以夜间尿量增加而导致夜尿。

三、尿失禁

随着怀孕周数的增加，发生尿失禁的几率也逐渐上升，其产生的可能原因如下：

1.尿液增加。

2.构造改变：子宫的压迫使膀胱颈和尿道的支持组织损伤。

3.膀胱内逼尿肌的活性不稳定度上升。

一般而言，怀孕期间的尿失禁症状大都是轻微的，而且在生产后都会

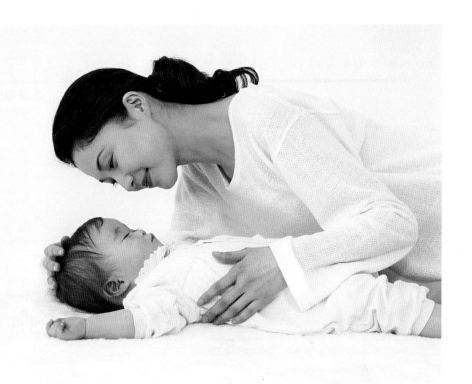

自动缓解。产后尿失禁通常在产后一周内发生，原因是因为生产过程中的肌肉、韧带或神经损伤所造成，使得腹压突然上升时（例如咳嗽、大笑、打喷嚏），尿液不自觉地漏出，大多数的产后尿失禁都是暂时性的，不需要特别做任何处置，治疗则以非侵犯性的骨盆腔底肌肉运动为主，6～12周可自然恢复。但是，大约有20%的产妇持续有尿失禁的情形，此时就必须做进一步的检查与评估。

四、肾水肿

因怀孕期间子宫变大和输尿管张力的减低，大约90%的孕妇都可能有轻度肾水肿的情形。而右侧又往往比左侧严重，肾水肿大都没有症状，但如果是泌尿道阻塞引起的肾水肿或是并发疼痛时，应接受治疗。

五、无症状的菌尿症

发生率为2%～10%，指尿液培养有致病菌，但临床上并无症状，虽无解尿症状，但必须接受7～10天的抗生素治疗，而且需定期追踪尿液培养。如果不治疗，有25%的病人可能会发展成膀胱炎或是急性肾盂肾炎。

六、下泌尿道感染与急性肾盂肾炎

发生率为1%～2%，常见的症状为尿频、解尿疼痛或急尿。一旦发生上行性的感染而造成肾脏发炎时，会有发烧、畏冷、腰痛、恶心、呕吐的症状，严重时可能有早产、永久性肾功能损伤、败血症或急性呼吸窘迫。对于下泌尿道感染，通常须服用7～10天的抗生素治疗。如果是急性肾盂肾炎，则必须住院治疗，给予静脉抗生素治疗、维持体液的平衡、监测子宫收缩和胎儿的健康状况，并观察是否有其他并发症的产生。

七、解尿困难

发生率为1/3,000～1/8,000，大都是在怀孕第12～14周时发生，且通常

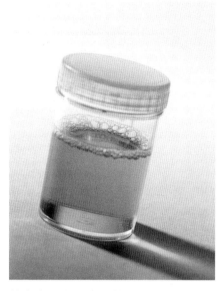

并发有子宫后屈的情形，因后屈的子宫体会将子宫颈向前推移，而压迫到膀胱与尿道交界处。虽然子宫后屈的妇女在早期妊娠可能会有压迫膀胱的情况，但大多数在妊娠3个月后，子宫便会由骨盆腔往上移至腹腔，而不再有膀胱受到压迫的问题，常见的症状为解尿困难、下腹部胀痛，通常需要自我导尿或置放导尿管，让膀胱获得休息，避免膀胱过度膨胀而造成不可逆的神经、肌肉的永久伤害。

协助高龄妇女
处理解尿困难的问题

黄文助医生

尿液的储存与排空涉及复杂的控制机转，其中包含中枢神经、周边神经、神经传递物质、膀胱逼尿肌与尿道括约肌等各部分的充分协调配合。妇女在历经青春期、怀孕、生产等不同阶段，最后进入更年期。但是，老化是一个持续、不可避免，且深深影响每个人的过程，随着年龄的老化，各个控制解尿的组成分子都可能受到影响，随之衍生出各式各样的解尿问题。根据统计，50岁以上的妇女，大约有1/3的比例深受各种排尿问题所困扰，使生活品质大受影响。

导致老年妇女解尿困难的原因有很多，其中最常见的就是泌尿道感染。随着停经后女性荷尔蒙的缺乏，泌尿道的黏膜会萎缩且变得较脆弱，泌尿道局部的免疫能力受影响，使其较易受细菌入侵，致使泌尿道受感染，而产生各种解尿不适的症状。骨盆腔脏器的支撑也会随着老化的过程而减弱不足，进而造成子宫下垂，膀胱尿道脱垂以及直肠膨出等问题。严重的脱垂有可能造成尿道的压迫而致使解尿困难，甚至出现尿液滞留等情形。另外，控制解尿的神经系统及传递物质等也会因老化而影响其间的协调性，使尿液的储存和排空功能受损，产生诸多泌尿道症状，常见的如脑中风、老年痴呆以及帕金森氏症等。随着年龄增长而出现的内科疾病也会影响膀胱的排空，如糖尿病导致的逼尿肌收缩力不足，而造成排尿困难。再者，某些药物的服用也会影响尿液的排空能力，甚至造成尿滞留等副作用。

解尿困难的问题，须因不同的成因而作不同的处置。若是因骨盆腔脱垂所致，则须视脱垂严重程度以子宫托复位下垂的骨盆腔脏器或接受骨盆腔重建手术，来改善排尿障碍。若因膀胱逼尿肌受损以致无法排空尿液，则须藉自我导尿的方式来排空膀胱，以避免反复性泌尿道感染，甚至因长期尿滞留而使肾脏功能受损。若是因服用药物所引起，试着改变药物的剂量或使用其他替代药物，都可以使排尿障碍获得改善。解尿困难虽是个棘手的问题，但并不是无法治疗的疾病，一旦出现解尿障碍，最好尽早寻求专业的医疗协助，以期能早期诊断、早期治疗，不但可避免严重后遗症的产生，也可提升生活品质，如此才能拥有健康快乐的老年生活。

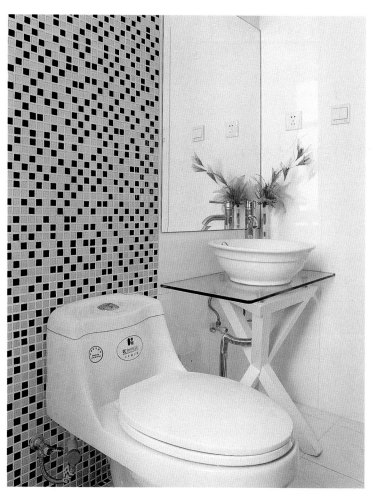

高龄妇女大便失禁的治疗方法

林姿吟医生

大便失禁在一般民众盛行率为2.8％～10％，最常见于自然生产时肛门扩约肌损伤。其表现的症状为固体或液体的大便不自主地从肛门漏出来，严重程度要看漏出频率和漏出量而定，可分为轻微、中等以及重度大便失禁。

轻微程度的大便失禁

表示曾经有液体大便漏出的经验，或偶尔有无法控制的固体大便漏出的情形，或有规则性大便失禁的情形。

中等程度的大便失禁

每个月都有大便漏出或每年都有无法控制的固体大便漏出的情形，或常常有大便失禁的情形。

重度的大便失禁

每周或更多时候常常有大便漏出的情形，或每个月常常有固体大便漏出的情形。

大便失禁常常与尿失禁症状并发，这可能与骨盆腔肌肉松弛有很大的关系，它会随着年龄增长而增加，但是年轻男性发生率比年轻女性高，而年长女性发生率却比年长男性高。这是否与生产及女性荷尔蒙的状态有关，目前尚不清楚。

另外，社会地位较低、失能的病人（如中风）、健康情形较差的病人（如抑郁症沮丧）、时常有腹泻或便秘情形，或手术后并发症，例如切除痔疮、括约肌切开术、肛门瘘管手术、括约肌整形、直肠脱垂修补等，都比较容易发生大便失禁的情形。

大便失禁的治疗，包括药物治

疗、行为治疗和手术治疗。

一、药物治疗

可使用止泻剂、三环抗抑郁剂，改变大便的浓稠度，平日多增加纤维质的摄取也会有帮助。如果是因为便秘引起的大便失禁，使用一些泻剂。

二、物理治疗

教育病人练习放松腹部肌肉同时收缩肛门括约肌，训练方式包括在肛门口放置一水球，当水球灌水涨满时，肛门括约肌可练习收缩，或者可用肌电图辅助，即可看见括约肌收缩的强度。

物理治疗的成功与否，要看病人的合作程度和病人对治疗的原动力，但是对于那些肛门部分感觉缺失以及括约肌松弛的病人，物理治疗的效果比较好。

三、手术治疗

手术治疗最主要是针对骨盆肌肉型态有异常的病人，手术合并物理治疗比使用单一种治疗方法，对于改善大便失禁的效果更好。

对于那些与便秘以及腹泻有关的大便失禁病人，使用保守疗法并且教育病人调整饮食和大便习惯，或者使用药物藉以改变大便粘稠度，有60%～90%的几率可改善。至于保守性疗法失败的病人以及骨盆肌肉松弛，或是对于肛门扩张感觉缺失的病人，可使用物理治疗的方法。藉由训练骨盆底肌肉的强度来改善大便失禁的情形，治疗的功率大约可达60%。

在妇产科门诊里，最常见还是与生产有关的括约肌损伤，这种病人通常可经由修补手术获得很好的效果，所以有大便失禁的病人，临床上还是要仔细评估，才能做出对病人最有利的治疗。

豆浆红枣南瓜羹

/原料/　红枣10克，豆浆200毫升，南瓜500克

/调料/　白糖15克

/做法/

1. 将南瓜去皮，与红枣一起装入碗中，用中火蒸15分钟。

2. 把蒸熟的南瓜、红枣分别剁成泥。

3. 锅中加入适量清水，烧开后，倒入豆浆。

4. 放入适量白糖、南瓜泥、红枣末，拌匀，煮至白糖溶化即可。

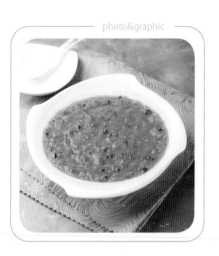

黑豆核桃乌鸡汤

/原料/　乌鸡块350克，水发黑豆80克，水发莲子30克，核桃仁30克，红枣25克，桂圆肉20克

/调料/　盐2克

/做法/

1. 砂锅中注入适量清水，倒入氽水后的乌鸡块、黑豆、莲子、核桃仁、红枣、桂圆肉，拌匀。

2. 大火煮开转小火煮3小时至食材熟软。

3. 加入盐，搅拌片刻至入味。

4. 关火，盛出煮好的汤，装入碗中即可。

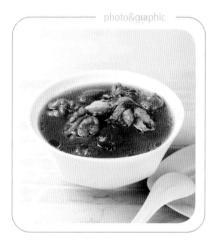

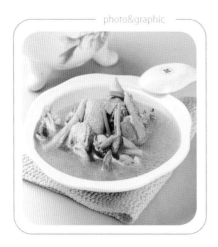

茶树菇炖老鸭

/原料/　鸭肉300克，茶树菇30克，姜片少许

/调料/　盐3克，鸡粉、料酒各适量

/做法/

1. 将茶树菇切段，鸭肉斩块汆水。
2. 锅置旺火，注油烧热，放入姜片爆香。
3. 倒入鸭块，加入料酒翻炒香。
4. 锅中注入清水煮沸，倒入茶树菇。
5. 将锅中材料及汤汁倒入砂煲中。
6. 加盖，用大火烧开，转小火炖1小时至鸭肉熟软即可。

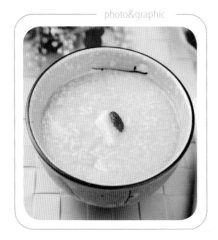

小米山药粥

/原料/　水发小米120克，山药95克

/调料/　盐2克

/做法/

1. 洗净去皮的山药切成厚块，再切条，改切成丁。
2. 砂锅中注入适量清水烧开，倒入洗好的小米，放入山药丁，搅拌匀。
3. 盖上盖，用小火煮30分钟，至食材熟透。
4. 揭开盖，放入适量盐。
5. 用勺搅拌片刻，使其入味。
6. 盛出煮好的小米粥，装入碗中即可。

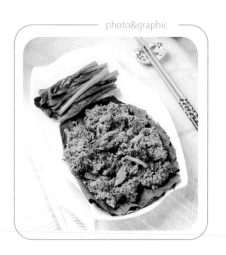

荷叶菜心蒸牛肉

/原料/　荷叶1张，菜心90克，牛肉200克，蒸肉米粉90克，葱段、姜片各少许

/调料/　豆瓣酱35克，料酒5毫升，甜面酱20克，盐2克，食用油适量

/做法/

1. 菜心切小段，牛肉切片，荷叶修整齐边。

2. 牛肉装碗，放入甜面酱、豆瓣酱、料酒、姜片、葱段、蒸肉米粉，拌匀。

3. 将牛肉铺在荷叶上，用大火蒸至入味后装盘。

4. 将菜心氽煮至断生。

5. 将菜心摆放在牛肉边，即可食用。

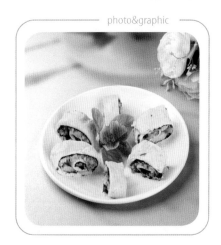

虾仁鸡蛋卷

/原料/　鸡蛋4个，紫菜25克，虾仁65克，胡萝卜55克，芹菜35克

/调料/　盐、鸡粉各2克，白糖3克，料酒4毫升，生粉、水淀粉、食用油各适量

/做法/

1. 将虾仁切碎，芹菜切末，胡萝卜切丁，加料酒、盐、白糖、鸡粉腌渍。

2. 将3个鸡蛋的蛋白加生粉制成蛋白液，用煎锅煎成蛋皮。

3. 将蛋皮铺开放入上备好的紫菜，盛入适量的馅料，摊匀制成蛋卷。

4. 将蛋卷用中火蒸熟即可。

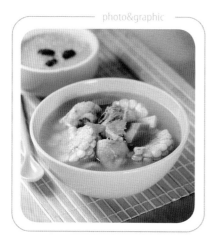

photo&graphic

玉米胡萝卜鸡肉汤

/原料/ 鸡肉块350克，玉米块170克，胡萝卜120克，姜片少许

/调料/ 盐、鸡粉各3克，料酒适量

/做法/

1. 胡萝卜切块，鸡肉汆水。
2. 砂锅注水烧开，倒入汆过水的鸡肉。
3. 放入胡萝卜、玉米块。
4. 撒入姜片，淋入料酒，拌匀。
5. 烧开后用小火煮约1小时至食材熟透即可。

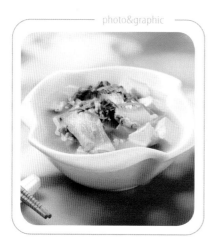

photo&graphic

豆腐香菇鲫鱼汤

/原料/ 鲫鱼段400克，豆腐180克，香菇3朵，香菜4克，姜片10克

/调料/ 盐4克

/做法/

1. 洗净食材。豆腐、香菇切块。
2. 取出电饭锅，打开盖子，通电后倒入处理干净的鲫鱼段、香菇、豆腐。
3. 加水至没过食材。
4. 盖上盖子，按下"功能"键，调至"靓汤"状态，煮30分钟。
5. 按下"取消"键，打开盖子，加入盐和香菜拌匀调味，装碗即可。·

马偕妇产科医生专长分类表

一般妇产科
王有利、吴嘉训、黄建霈、黄闵照、翁仕贤、洪芳宇

妇科癌症学科
杨育正、王功亮、张志隆、陈子健、陈桢瑞、张幸治、施川崎
翁嘉穗、庄茵婷、詹家豪

生育保健科
陈持平、江盛、林珍如

妇科泌尿学科
苏聪贤、王卜璀、黄文助、刘蕙瑄、

高危险妊娠学科
王国恭、陈治平、陈震宇、陈宜雍、王亮凯、蔡金翰

不孕症学科
李国光、胡玉铭、林明辉、翁顺隆、林时羽、李孟儒

图书在版编目（CIP）数据

妇产科常见病症防治图解/马偕医院妇产科医师团队主编.--乌鲁木齐:新疆人民卫生出版社,2015.8
ISBN 978-7-5372-6284-2

Ⅰ.①妇… Ⅱ.①马… Ⅲ.①妇产科病－常见病－防治－图解Ⅳ. ① R71-64

中国版本图书馆CIP数据核字(2015)第165451号

妇产科常见病症防治图解
FUCHANKE CHANGJIAN BINGZHENG FANGZHI TUJIE

出版发行	新疆人民出版總社 新疆人民卫生出版社
责任编辑	贺 丽
摄影摄像	深圳市金版文化发展股份有限公司
策划编辑	深圳市金版文化发展股份有限公司
封面设计	深圳市金版文化发展股份有限公司
地　　址	新疆乌鲁木齐市龙泉街196号
电　　话	0991-2824446
邮　　编	830004
网　　址	http://www.xjpsp.com
印　　刷	深圳市雅佳图印刷有限公司
经　　销	全国新华书店
开　　本	173毫米×243毫米　16开
印　　张	20
字　　数	250千字
版　　次	2016年6月第1版
印　　次	2016年6月第1次印刷
定　　价	39.80元